中药资源教育

郑 艳 主编

科学出版社
北 京

内 容 简 介

本书旨在使更多的人成为合格的中药文化传播者。全书分上篇、中篇、下篇及附录四部分。其中，上篇三章以介绍中药与中药资源教育的基础知识为主；中篇两章分别介绍我国北方和南方地区的中药资源概况及特色，并精选有代表性的中药材作为实例枚举；下篇两章注重读者能力的培养，围绕中药材采收、加工与炮制、中药资源调查、中药资源与园林设计、中国药膳等内容，将爱护中药资源、促进中药产业可持续发展思想与实践活动相结合，努力提高读者传播传统文化的理论水平与实践技能。附录介绍了植物学基础知识，收录了与中药资源相关的公约与政策法规，并列出可用于园林设计的中药资源参考名录。特别值得指出的是，本书将资源伦理学思想融入到中药资源教育之中。

本书既可作为中药资源相关专业的教材和主要教学参考书，也可作为中药资源教育的大众读物，尤其适合作为师范、农林、综合性院校的公选课教材以及中小学校科学教师和林业等资源保护部门的培训教材。

图书在版编目(CIP)数据

中药资源教育/郑艳主编. —北京：科学出版社，2010.7
ISBN 978-7-03-028224-8

I. ①中… II. ①郑… III. ①中药材–自然资源–教材 IV. ①R282

中国版本图书馆 CIP 数据核字(2010)第 128155 号

责任编辑：陈 露 孙 青/责任校对：张怡君
责任印制：刘 学/封面设计：殷 靓

科学出版社 出版
北京东黄城根北街 16 号
邮政编码：100717
http://www.sciencep.com

苏州市古得堡数码印刷有限公司印刷
排版制作：科学出版社编务公司
科学出版社发行 各地新华书店经销

*

2010 年 8 月第 一 版　　开本：B5 (720×1000)
2010 年 12 月第十一次印刷　印张：14 图版：4
印数：1—3 500　　　　　　字数：270 000

定价：45.00 元
(如有印装质量问题，我社负责调换)

《中药资源教育》
编辑委员会

主　编：郑　艳(安徽师范大学)
副主编：郭庆梅(山东中医药大学)
　　　　邹峥嵘(江西师范大学)
主　审：王良信(佳木斯大学)
编　委：(按姓氏汉语拼音排序)

陈虎彪(香港浸会大学)　　　　王　臣(哈尔滨师范大学)
程乃富(皖西学院)　　　　　　王　晖(安徽师范大学)
俞桂新(上海中医药大学)　　　王良信(佳木斯大学)
丁小余(南京师范大学)　　　　王文全(北京中医药大学)
方成武(安徽中医学院)　　　　王　钰(安徽大学)
郭庆梅(山东中医药大学)　　　王喆之(陕西师范大学)
郭玉海(中国农业大学)　　　　王添敏(辽宁中医药大学)
哈斯巴根(内蒙古师范大学)　　王振月(黑龙江中医药大学)
韩邦兴(皖西学院)　　　　　　王峥涛(上海中医药大学)
刘墨祥(扬州大学)　　　　　　魏　星(华中农业大学)
刘中权(盐城师范学院)　　　　吴玲燕(芜湖中医药高等专科学校)
马瑞君(韩山师范学院)　　　　徐兴友(河北科技师范学院)
秘树青(廊坊师范学院)　　　　张文生(北京师范大学)
施　媚(安徽师范大学)　　　　郑　帅(皖南医学院)
史海涛(海南师范大学)　　　　郑　艳(安徽师范大学)
宋秀红(廊坊职业技术学院)　　邹峥嵘(江西师范大学)
汪月霞(河南农业大学)

图版摄影：(按姓氏汉语拼音排序)

陈虎彪　俞桂新　曹　瑞　方成武　方桂林
顾长明　郭庆梅　王秋玲　王喆之　王良信
王振月　魏胜利　吴孝兵　郑　艳

序

"药食同源"源远流长。古时发现的药物，多以草本植物为主，所以古代药物著作多以"本草"为书名。纪元前后的"本草"著作多已亡佚，幸为陶弘景(纪元452~536年)著的《本草经集注》所转录，从而得以相传于世。至明代李时珍所著《本草纲目》(1596年)已收载药物1892种；清代赵学敏著《本草纲目拾遗》(1765年)补充药物716种，并附205种。近年来出版的多部著作中，1994年出版的《中国中药资源志要》记载了12 807种药用植物、药用动物和药用矿物；1998年出版的《中药辞海》收载中药材7871条，有关项目共30 000余条；1999年出版的《中华本草》收载药物8980味。

我国自古相传有"神农尝本草，一日遇七十毒"之说。历代传统医药家在医疗实践中不断总结、升华和发展成为今日的《中医学》、《中药学》。中国医药学为中华民族的繁荣昌盛作出卓越贡献，是中华民族极为宝贵的遗产和伟大宝库。

本草药物、中药，是医疗保健的物质基础，是祖国医药学瑰宝。因此，对中药资源的认识与研究，不仅仅是医药卫生工作者的重任，也是教育工作者和广大人民群众需要学习和关注的学问。

该书是一部新概念著作。全书分为基础篇、资源教育篇和教育实践篇以及附录四部分。编著者们分别是从事药用植物学、中药资源学、中药学、植物化学分类学研究，有丰富经验和多年从事教学工作的专家教授。该书设计新颖，内容丰富，既可作为中药资源相关专业的教材和主要教学参考书，也可作为中药资源教育的大众读物，尤其适合作为师范等院校的公选课教材、中小学校科学教师和林业等资源保护部门的培训教材。

愿为之序！

赵守训
2010年元旦于中国药科大学

前　言

教育鲜明的民族性和本土性决定了教育的出发点与归宿点是民族的振兴与繁荣。为顺应国内外教育形势发展的需要，并追求传统文化、民族风情与时代风貌的统一，实施中华民族灿烂文化与优良传统的相关教育，对增进民族自豪感与自信心、培养具有国际意识及国际竞争能力的复合型人才具有积极意义。

随着传统中药应用的范围和深度在许多国家（包括发达的工业化国家）迅速扩大，中药制药工业蓬勃发展起来。日益增长的中药材需求加上部分民众资源保护意识淡薄、滥采乱挖或因利益驱使，故意或盲目夸大中药药用价值，使得中药资源（尤其是野生资源）遭受严重破坏。虽然我们祖国是中医药发源地，但从幼儿园、小学到中学，我们几乎没有机会接触中医药相关系统知识。在资源匮乏成为国际社会关注焦点的今天，以传授中药及中药资源知识为目的的《中药资源教育》应运而生。

本书既可作为中药资源相关专业的教材和主要教学参考书，也可作为中药资源教育的大众读物。本书分上、中、下三篇和附录四部分。上篇三章以介绍中药与中药资源教育的基础知识为主；中篇两章分别介绍我国北方和南方地区中药资源；下篇两章突出学以致用，注重读者能力的培养，围绕中药材采收、加工与炮制、中药资源调查、中药资源与园林设计、中国药膳等内容，将爱护中药资源、促进中药产业可持续发展思想与实践活动相结合，努力提高读者传播传统文化的理论水平与实践技能。附录介绍了植物学基础知识，收录了与中药资源相关的公约与政策法规以方便读者查阅，并列出可用于园林设计的中药资源参考名录供读者选择。对"中药资源质量评价"等专业性较强并较难理解的内容，建议读者根据自身知识水平有选择地学习。特别值得指出的是，我们将资源伦理学思想融入到中药资源教育之中。

本书编撰分工如下：郑艳、王良信负责编写全书纲要；前言、上篇第一章和第二章第一、第二和第四节由郑艳编写，第三节由王钰、郑艳编写；第三章由郑艳、王良信、王峥涛、王文全、张文生、邹峥嵘共同编写；中篇由郭庆梅负责第四、第五章植物药部分的编写，施媚负责第四、第五章动物药内容的编写，第五章第四节由陈虎彪和王添敏编写；俞桂新、郭玉海、王振月、王臣、王喆之、哈斯巴根、马瑞君、史海涛、刘中权、刘墨祥、程乃富、韩邦兴、徐兴友、秘树青、宋秀红、汪月霞、魏星、邹峥嵘分别参与上海市、重庆市和天津市、东北地区、西北地区、广东省、海南省、江苏省、安徽省、河北省、河南省、湖北省、江西省等中药资源相关内容的编写；下篇第六章第一、第三节由郑艳编写，第二节由郑艳、王良信编写，第四节由郑帅、施媚编写；第七章第一、第三节由郑艳编写，第二节由方成武编写；附录Ⅰ由王晖、郑艳、王良信编写；附录Ⅱ由方成武编写；附录Ⅲ由王良信编写；附录Ⅳ由吴玲燕、王晖、史海涛、刘中权共同编写。全书最后由郑艳、王良信统稿，郭庆梅参加中篇统稿，由王良信审阅。

从 2005 年编撰思想萌芽到今天本书的正式出版，离不开毕业于北京师范大学、和我一样有着"师范"情愫、已经 73 岁的王良信教授的全力支持与帮助，王教授认真勤勉的敬业精神值得我们学习并发扬光大。本书在编写过程中还得到安徽省自然保护管理站领导的大力支持。科学出版社的陈露编辑，对本书的正式出版付出了辛苦高效的劳动。令人尊敬、年近九旬的中国药科大学赵守训教授至始至终给予编者大力支持与鼓励，并欣然为本书作序；年近八旬、中国药科大学周荣汉教授始终关心书稿编写进展并提出了许多宝贵、具体的修改意见。书稿的顺利完成离不开王峥涛教授、王文全教授、陈虎彪教授、俞桂新教授、郭庆梅教授、方成武教授、郭玉海教授、王振月教授、王喆之教授、张文生教授等一直耕耘在中药资源领域的专家学者以及所有参与编写的各位同仁的全力协助。本书所有图片均由编辑委员会提供，其中陈虎彪教授、方成武教授做了大量的工作。此外，安徽师范大学研究员巩劼、研究生许多、李小强、白梅参加了部分文献查询工作，研究生宋玉华、章晴、盛娟、李春雨、李媛媛参与附录Ⅳ动植物拉丁学名等校对工作。对以上单位领导、师长和同学们的支持与帮助谨致衷心谢忱！对本书所有引用的文献的作者表达诚挚谢意！同时，借本书正式出版发行的机会，再一次衷心感谢引领我步入生药学殿堂的我的导师、中国药科大学的徐珞珊教授和王峥涛教授！

由于编撰本书是一项尝试性的工作，它综合性强、涉及学科面广；参加本书编写的人员较多，每位编者对文稿的写作与理解不可能完全一致；加上当今知识更新迅速，因此，恳望各位专家、读者在阅读与使用过程中对书中存在的不尽如人意甚至是不妥之处提出宝贵的意见，我们当及时修正。如果本书的出版发行能引发大家对中药、中药资源等学习、研究的兴趣与重视，那正是我们编撰本书的初衷。

郑 艳

2010 年 3 月于安徽师范大学中药资源研究所

目　录

序
前言

上篇　基　础　篇

第一章　初识中药 ··· 3
　　第一节　人类宝贵的生态医药学 ·· 3
　　第二节　中药产地与地道药材 ··· 7
　　第三节　中药命名与分类 ·· 10

第二章　走近中药资源 ·· 17
　　第一节　中药资源种类构成 ··· 17
　　第二节　中药资源特征 ··· 19
　　第三节　科学技术与中药和中药资源 ···································· 21
　　第四节　我国中药材专业市场资源 ······································· 26

第三章　中药资源教育 ·· 33
　　第一节　中药资源教育的内涵与外延 ···································· 33
　　第二节　中药资源教育类型与实施途径 ································ 38
　　第三节　中药资源教育的目标和任务 ···································· 41

中篇　资源教育篇

第四章　北方地区中药资源 ··· 45
　　第一节　华北地区中药资源 ··· 45
　　第二节　东北地区中药资源 ··· 54
　　第三节　西北地区中药资源 ··· 62

第五章　南方地区中药资源 ··· 75
　　第一节　华东地区中药资源 ··· 75
　　第二节　中南地区中药资源 ··· 84
　　第三节　西南地区中药资源 ··· 94
　　第四节　港澳台地区中药资源 ·· 106

下篇　教育实践篇

第六章　中药资源教育实践活动 ··· 117
　第一节　中药材采收、加工与炮制 ·· 117
　第二节　中药资源调查与质量评价 ·· 121
　第三节　中药资源在园林设计中的应用 ···································· 135
　第四节　特殊中药资源——中国药膳 ······································ 144
第七章　爱护中药资源，追求人与自然的和谐 ······························ 153
　第一节　自然资源与资源危机 ·· 153
　第二节　中药资源保护现状与对策 ·· 156
　第三节　中药资源开发与利用 ·· 165
主要参考文献 ··· 175
附录Ⅰ　植物学基础知识 ··· 181
附录Ⅱ　相关公约与政策法规 ··· 193
附录Ⅲ　中药资源野外调查技术规程 ····································· 196
附录Ⅳ　可用于园林设计的中药资源参考名录 ····························· 200
图版

上篇 基　础　篇

　　历经五千年传承，中药创造了太多的辉煌，它以一系列重大学术成就推动了人类药学的发展。《神农本草经》是最早的药学专著，《唐本草》(新修本草)成就了世界上第一部国家药典，我们还有举世敬仰的《本草纲目》。随着疾病谱的变化和健康观念的转变，回归自然的世界性大气候已经形成，中医药也因此面临空前的历史发展机遇。

第一章 初识中药

凡具有医疗、诊断、预防疾病和保健作用的物质称为药物。中药一词是在西方近代医药学传入我国后，为区分两种药物而出现的。相对西药而言，依据中医学的理论和临床经验应用于医疗保健的药物称为中药，它是我国传统药物的总称，包含中草药、中药材、中药饮片和膏、丸、丹、散等不同剂型在内的中成药(成方制剂[①])。它们在我国范围内广泛使用并作为商品在中药市场流通。

斗转星移，中药本身在传承与延续中不断得到发展、扬弃。从春秋战国时期《黄帝内经》、东汉时期《神农本草经》、南梁《本草经集注》、南朝刘宋时代《雷公炮炙论》、唐朝《新修本草》(又名《唐本草》)和《本草拾遗》、宋代《经史证类备急本草》(又名《证类本草》)、元代《饮膳正要》和《本草衍义》，到明清时代《本草纲目》、《本草纲目拾遗》、《本草备要》、《修事指南》等一系列本草专著，无不真实反映了这一科学发展进程。本章将从中西医药学区别、中药性味功效、地道药材、中药分类等方面引领大家初步认识中药。

第一节 人类宝贵的生态医药学

有资料显示，在化学药物兴起之前，全世界所有古文明发源地的人民均依靠草医草药治病。当16世纪化学医学兴起时，欧洲人便告别了祖先传留下来的草药而走上了化学药物学之路。以发现与治疗疾病为目的，通过针对性的化学反应试验，在实验室中研制出来的西药，是较为单纯的化学药物，它与中药一起服务于人类的健康事业。

1. 中西医药学区别

当历史的车轮驶入21世纪，中药以其内在科学性和实践有效性屹立于世界药学之林，近二三十年备受世人青睐，甚至达"世界热"之态。来自德国的报告显示，一半以上德国人使用过草药、植物药，即使像美国这样以前对中草药持否定态度的国家，现在也开始逐渐认同中药。中药不仅是中华民族医药学领域的一枝奇葩，更是世界医药学的一个科学分支。中西医药学相互补充而又不可相互替代，

[①] 传统药物尚有本草、草药、中草药等多种称谓，为避免概念上的混淆，现已逐渐用中药一词统称。

两者理论与实践之间的差异主要表现在以下几个方面。

(1) 看问题角度不同

中医学依据中医药学的理论从宏观角度看问题，将人体看作一个有机整体，机体各部分相互影响，特别强调"天人合一"；西医学则从微观看问题，采用分析法，把人体视为不同零件的组合，因而西医药有微观精确性。

(2) 依靠对象不同

西医以药为依靠对象，用药对抗疾病(如用各种抗生素对抗病菌)；中医则是依靠患者自身免疫力，虽然有时也用药直接对抗某些疾病，但用药目的是调动人体这一复杂、开放的系统。

(3) 毒副作用问题

西药所用药物单体结构清楚，作用靶点单一，局部对抗性强，因而毒副作用很大；而中医倡导"食至精则有害，药至精则有毒"、"是药三分毒"，实施辨证施治，讲究"中病即止"，"效必更方"，从不主张长期大量用药，尤其强调中药科学配伍，因而毒副作用小。以含朱砂的牛黄安宫丸为例，美国人认为朱砂含汞，有毒，不合乎西药标准，因而严禁进口。但事实上牛黄安宫丸在临床上一直非常安全、有效，在中医指导下从来没有人服用该药而出现汞中毒。而受专利保护、治疗妊娠呕吐很有效的沙立度胺("反应停")却导致数以千计短肢畸形"海豹儿"的降生。

(4) 耐药性问题

与化学农药和化肥施用减少农业病虫害、增产粮食、养活更多人但却造成环境污染和生态破坏相类似，服用西药在污染和破坏人体内环境的同时，还存在耐药性问题。例如，青霉素自发明至今的80多年里，已淘汰了多代产品，使用剂量也增加了上百倍，而中药应用了几千年，并没有因耐药性而遭淘汰。究其原因，在于中医药注重整体的治疗和复方的应用，是人类宝贵生态医药学。

2. 中药药性理论

中医药学是重生态理论的经验科学，西医药学是实验科学，两者的主要区别在于理论依据不同。如何保持中药特色并与国际医药接轨，是我们必须面对的问题。而中药药性理论是中药重要的特色理论之一，了解药性理论有助于我们认知中医药。

中药药性又称性能，与疗效密切相关，是中药作用基本性质和特征的高度概括。研究中药药性的形成机制及其运用规律的理论称为中药药性理论，其基本内容包括四气、五味、升降浮沉、归经、毒性、配伍、禁忌等。

(1) 中药四气

四气又称"四性"，反映药物在影响人体阴阳盛衰、寒热变化方面的作用倾向，是说明药物作用性质的重要概念之一。"四气"最早见于《神农本草经》序录"药有酸、咸、甘、苦、辛五味,又有寒、热、温、凉四气"。《素问·至真要大论》有"寒者热之,热者寒之"的论述。"四气"具体是指药物寒、热、温、凉四种不同药性,其中寒凉与温热对立,寒和凉两种药性相近,但凉冷于寒,温和热两种药性相近,但温次于热。

中医认为寒凉药药性属阴性,具清热降火、凉血解毒、清热除蒸、泻热通肠、清热利尿、消化痰热、清肝息风等功效,多用于治疗外感热病、高热烦渴、吐血衄血、阴虚发热、热结便秘、痰热喘咳等。温热药药性属阳性,具温里散寒、暖肝散结、温肺化饮、温阳利水、补火助阳、回阳救逆等功效,多用于治疗寒伤脾胃、脘腹冷痛、疝气冷痛、寒痰喘咳、阴寒水肿、肾阳不足、阳痿不孕、四肢厥冷等。

(2) 五味

《本经》明确提出"药有酸、咸、甘、苦、辛五味"。"五味"是指药物真实滋味,包括辛、甘、酸、苦、咸五种基本滋味以及药物的作用[①]。《内经》中"辛散,酸收,甘缓,苦坚,咸软"是对五味所作的精确判断和说明。前人所说"入口则知味,入腹则知性"是指药物五味可以通过口尝而知,入腹以后则可知其药性作用。人们将药物滋味和作用联系起来,用滋味来解释药物作用,这就是最初的"滋味说"。后来,五行学说盛行,以五行配五味,"滋味说"发展为"五味说",并在《内经》中得到丰富、发展。

(3) 升降浮沉

升降浮沉属药物作用定向概念,反映药物对人体作用的趋向性,与人体气机升降出入相对应。气机升降出入是人体生命活动的基础,一旦人体气机紊乱则升降出入失常,疾病发生。病灶表现:向上,如呕吐、咳喘;向下,如泄泻、脱肛;向外,如汗出;向内,如表症不解。用来治疗上述疾病的药物就具有一定的向上、向下、向外、向内的趋向性。

升、浮药物具有升阳发表、祛风散寒、涌吐、开窍等功效,其药物作用具有向上或向外趋势。沉、降药物具有泻下、清热、利水渗湿、镇静安神、潜阳息风、消食导滞、降逆止呕、收敛固涩、止咳平喘等功效,其药物作用具有向下或向内趋势。当然,也有部分药物作用趋势不明显,如具有杀虫作用的南瓜子。还有一些药物具有双向性作用趋势,如麻黄既能发汗解表(升浮之性),又能利水消肿(沉降趋向),川芎既能"上行头目"祛风止痛,又能"下行血海"活血调经。总之,具有升浮之性的药物大多具有辛、甘(淡)味和温热之性,属阳。具有沉降之性的

[①] 除五种基本滋味外,还有淡、涩和香味;但因淡附于甘、涩附于酸、香附于辛,故仍习称"五味"。

药物大多具有酸(涩)、苦、咸和寒凉之性，属阴。药物升降浮沉是从药物作用趋势角度对药物作用进行概括归纳，与药物功效相关联，通过药物功效间接反映升降浮沉与气、味的关系。一般药物四气五味、质地轻重、炮制、配伍等均可影响药物升降浮沉。掌握药物升降浮沉药性，可以指导临床正确选择用药，根据病情因势利导，祛邪外出，恢复人体正常机能。

(4) 归经

归经属药物作用定位概念，表示药物作用的部位。其中"归"指药物作用归属部位；"经"狭义指经络，广义还包括脏腑。它以经络脏腑理论为基础，以所治病证为依据。可将药物色与味作为归经依据，如味辛、色白入肺经，味苦、色赤入心经等；或以药物质地作为归经依据，如磁石质重入肝经，桑叶质轻浮入肺经等。

归经源流最早可追溯到《内经》有关"五入"、"五走"的记载；《伤寒论》中六经辨证用药理论为归经理论的形成奠定了基础。正确应用归经理论有助于区别功效相似的药物，可方便临床辨证用药，指导合理用药，提高用药准确性。临床应用时还应注意结合其他药性。

(5) 毒性

毒性是指药物对机体产生的不良影响及损害性，有别于"毒药[①]"。西汉以前，所有能治疗疾病的药物均称为"毒药"。如今毒药是指具有一定毒性的药物，这些药物使用不当可导致中毒。《中华人民共和国药典》(2010年版)(一部)采用目前通行的中药"大毒、有毒、小毒"三级分类法。有毒中药毒性成分，如某些生物碱类、毒苷类、毒性蛋白类、萜与内酯类等，使用不当会对人体神经系统、心血管系统、呼吸系统和消化系统的某些器官和组织产生毒性，引起中毒。掌握药物毒性理论可以科学地指导临床用药，更好地为医疗保健服务。

(6) 配伍

配伍是指按病情需要和药性特点，有选择地将两味以上药物配合应用，以达到分清主次、全面兼顾病情、增强疗效、降低不良反应等目的。单味药应用(即"单行")和药与药之间的配伍关系(相须、相使、相畏、相杀、相恶和相反)合称药物"七情"，其中相须、相使可以起到协同作用，能提高药效，是临床常用的配伍方法；相畏与相杀是一个问题的两个方面，如生半夏之毒能被生姜所解、生姜能解生半夏之毒，前者称"生半夏畏生姜(相畏)"，后者称"生姜杀生半夏之毒(相杀)"；相恶是指药物配伍后可能产生拮抗作用而抵消或削弱其中一种药物的功效，用药时应注意；相反则是指药物相互作用后可以产生或增加不良反应。相恶与相反属

[①] 毒药一般是指对机体发生化学或物理作用，能损害机体、引起功能障碍、疾病甚至死亡的物质。

于配伍禁忌①，原则上临床应避免使用。

(7) 药物剂量

药物剂量又称用药量，是成人每一味药一日量，也指方剂中每味药之间比较分量(相对剂量)，无特殊说明均指干燥生药。中药剂量单位有质量、数量、容量、度量等。自1979年起，我国对中药生产剂量采用统一公制，即

$$1kg=1000g=1\,000\,000mg$$

为处方和调剂计算方便，按规定遵循以下近似值换算：

1两(16进位制)=30g；1钱=3g；1分=0.3g；1厘=0.03g

剂量大小可依据药物本身性质(如质量、质地、性味等)、剂型、配伍、患者自身状况(包括年龄、体质、性别、病程长短及病势轻重等)、季节变化等确定。

美国社会学家威廉·科克汉姆说过，一个国家的历史经验、文化、经济、政治理念、社会组织、教育水平、生活水准和对于福利的态度决定了这个国家提供卫生保健的方式方法。显然，浓缩了中华民族悠久历史和灿烂文化精华的中药，为中华民族的健康和繁衍作出了重大贡献，是人类宝贵的生态医药。

第二节　中药产地与地道药材

除部分人工制品外，中药主要来源于自然界的动物、植物和矿物，其质量与环境关系密切，即使那些广布种，药材质量也因自然生长环境不同而存在差异。我国幅员辽阔，自然地理状况十分复杂，中药材品种、质量等带有浓郁的地域性。

作为中医药精髓之一和传统质优中药材代名词，地道(道地)药材一直备受推崇。《神农本草经》所谓"土地所出，真伪新陈，并各有法"，就是重视中药材产地和地道(道地)性的佐证。目前我国市场上流通的中药材品种约有1200味，其中植物类药材中，根及根茎类250味、全草类180味、叶类60味、花类70味、果实种子类230味、藤本类50味、藻菌类20味、加工品30味；动物药约有200味，包括无脊椎动物40味、昆虫类40味、两栖和爬行类60味、兽类60味；矿物药约有80味。上述流通药材中，货真价实的地道药材约占1/6，但产量与产值却占到了全部中药材的80%以上，如宁夏枸杞子、甘肃当归、内蒙黄芪、东北人参、山西党参、四川贝母、河南牛膝、广东陈皮、安徽木瓜等。"同仁堂"之所

---

① "十八反"和"十九畏"属典型的配伍禁忌。十八反歌：本草明言十八反，半蒌贝蔹及攻乌，藻戟遂芫俱战草，诸参辛芍反藜芦。十九畏歌：硫磺原是火中精，朴硝一见便相争，水银莫与砒霜见，狼毒最怕密陀僧，巴豆性烈最为上，偏与牵牛不顺情，丁香莫与郁金见，牙硝难合京三棱，川乌草乌不顺犀，人参最怕五灵脂，肉桂善能调冷气，若逢石脂便相欺，大凡修合看顺逆，炮爁炙煿莫相依。

以历经300年而不衰，不能不归功于其"选料上乘"。例如，"大黄要选青海西宁的，白芍要用浙江杭州的，当归要用甘肃的，鹿茸采自吉林的梅花鹿，人参只进产自长白山的，党参要选山西五台山台党参，五味子讲究辽五味"，也正是这些地道药材的使用使得"同仁堂"药物疗效非同一般。

1. 地道药材概念

历代中医家在辨证施治过程中，通过长期使用、观察和比较，确定某地区所产特定药材的质量与疗效优于其他地区所产的同种类药材。这些在特定的自然条件、生态环境等诸多因素综合作用下形成的特定药用品种，经合理栽培、采收、加工、贮藏等一系列符合传统中医理论思想的步骤而成为品种优良、炮制讲究、疗效突出、带有地域性特点的某一产地适宜药材即为地道药材。

2. 著名地道药材举例

(1) 北药

主产于华北地区的地道药材习称"北药"。包括河北省、山东省、山西省和内蒙古自治区中部地区在内，分布区域为东经110°~120°、北纬25°~42°。药材名常冠以"北"字(其中也有与关药名称交叉的情况，如北五味子等)。该产区是我国暖温带地道药材的集中产区，药材栽培历史悠久。以北柴胡、北山楂、北沙参、潞党参、知母、苦杏仁、全蝎、五灵脂等较为著名。

(2) 关药

主产于东北地区的地道药材习称"关药"。包括黑龙江省、吉林省、辽宁省和内蒙古自治区的一部分在内，分布区域为东经120°~125°、北纬40°~55°。药材名多冠以"关"或"辽"字。该产区地道药材尤其珍稀特产药材品种多、用药历史悠久，极负盛名。以人参、辽细辛、关防风、刺五加、关黄柏、北五味子、关苍术、蛤蟆油、鹿茸等较为著名。

(3) 西药

主产于青藏高原、新疆地区、西安以西的广大西北地区。该地区沙漠和戈壁面积较大。复杂的地形地貌、气候条件使得该产区地道药材的种类少但蕴藏量大，特产药材相对较多，药材名常冠以"西"、"秦"等字。以西大黄、西甘草、西红花、秦艽、秦归、秦皮、伊贝母、(西)宁夏枸杞、麻黄、虫草、肉苁蓉、牛黄等较为著名。

(4) 怀药

主产于古怀庆府所辖博爱、武陟、孟县、沁阳等地区，目前也泛指河南省内的地道药材。药材名常冠以"怀"字。著名的"四大怀药"为怀地黄、怀牛膝、(怀)淮山药、怀菊花。

(5) 浙药

主产于浙闽丘陵区、宁绍平原、北部太湖流域及浙南与沿海地区，地道药材主要有"浙八味"：浙贝母、浙玄参、浙白术、温郁金、杭麦冬、杭菊花、杭白芍和元胡，此外尚有山茱萸等。

(6) 皖药

安徽省地道药材的习称。著名皖药有亳菊、亳芍、滁菊、宣木瓜和凤丹以及皖茯苓、瓜蒌(天花粉)、板蓝根、石膏等。

(7) 川药

湖北省西南部以及四川省地道药材的习称。该产区因未受到第四纪大陆冰川的侵袭，生态环境和气候条件极为优越，地道药材久负盛名，药材名常冠以"川"字，著名的有川贝母、川芎、川黄连、川牛膝、川楝皮、川黄柏、九香虫等。

(8) 云药

产于云南省的地道药材，药材名常冠以"云"字。该产区地形复杂，气候适宜，森林生态系统对云药生产具有决定性作用。著名地道药材有三七、云茯苓、云木香、重楼、竹黄、儿茶、草果等。

(9) 贵药

产于贵州省的地道药材。该产区地形崎岖，高原、山岭、河谷、丘陵和盆地相间。以天麻、黄精、白及、杜仲、五倍子、钟乳石等较为著名。

(10) 藏药

主产于青藏高原的地道药材，包括西藏大部、青海南部、四川西北部及甘肃西南部。该区域地貌复杂，山脉纵横、山势峭峻，有世界上最年轻、最高大的喜马拉雅山脉和世界最高山峰——珠穆朗玛峰，加上独特而明显的高寒气候，日照强烈、光辐射量大、水湿状况悬殊，植物区系十分丰富，既有明显的水平分布规律，又具有独特的垂直分布特征。著名的地道药材有藏红花、冬虫夏草、雪莲花、大黄、红景天、甘松、麝香等。

(11) 广药

主产于广东省、广西壮族自治区南部及海南岛的地道药材。著名的地道药材有阳春砂仁、广藿香、广防己、广陈皮、广金钱草、高良姜、化橘红、莪术、槟榔、巴戟天、广地龙等。

(12) 南药(海药)

泛指主产于热带地区的药材，包括进口药材。因历史上多从印度、缅甸、泰国、印度尼西亚等国进口，主要从南洋一带由海路运来，故古代本草曾称为"海药"。著名的南药有益智、诃子等。

第三节 中药命名与分类

为方便中药材生产与流通并满足国际交流以及全面推介中药需要，学习并了解中药命名与分类的相关基础知识十分必要。

1. 中药拉丁名

《中华人民共和国药典》规定中药采用拉丁语[①][②]命名。因国际上至今尚无统一的法规，我国药典在药材拉丁语命名上只能引用国际生药命名规则。但中药材受来源、药用部位、用药习惯、初加工等制约并不完全等同于生药；所以，结合中药特点，以国际生药命名规则为原则，中药材拉丁名命名采用以下规则：

1) 一属中只有一个品种作药用，如杜仲(Cortex Eucommiae)，或一属中有几个种作同一药材使用时，一般采用属名命名，如麻黄(Herba Ephedrae)；少数依照习惯采用种名命名，如石榴皮(Pericarpium Granati)。

2) 同属中有几个品种来源分别作不同药材使用时，则以属种名命名，如当归(Radix Angelicae Sinensis)、白芷(Radix Angelicae Dahuricae)、独活(Radix Angelicae Pubescentis)；如果某药材习惯上已采用属名作拉丁名，则一般不再改动，而把同属其他种的药材用属种名命名以示区别，如苍术(Rhizoma Atractylodis)和白术(Rhizoma Atractylodis Macrocephalae)等。

3) 药用部位包括两个不同部位时，把主要的或多数地区习用的列在前面，用et 和(或)seu(或)相连接，如大黄(Radix et Rhizoma Rhei)。

4) 拉丁名中如有形容词形容前面药用部位名词时，则列于最后，如苦杏仁(Semen Armeniacae Amarum)。

5) 少数中药的拉丁名不加药用部位，则直接以属名或种名或俗名命名；对于已有国际通用名称的，命名时尽量取得一致，以便进行国际交流，无国际通用名称的，则遵循习惯用法，如茯苓(Poria)、芦荟(Aloe)、蜂蜜(Mel)等。

趣味小知识：中药名称由来种种

因产地得名：宁杞、川芎、广皮、党参、阿胶、吴茱萸、宣木瓜等。

依形态命名：半边莲、牛膝、白头翁、佛手、马齿苋等。

---

① 拉丁语言及文字起源于古代欧洲古罗马(Roma)帝国西北称为拉丁姆(Latium)的地区，是当地拉丁部族的方言。到公元前100年左右，拉丁语成为古罗马帝国统治区的统一用语；随着古罗马的衰亡，拉丁语不再作为人们口头交际的工具，但拉丁文却与当地的土语结合发展成为今天的拉丁语系。拉丁文被广泛用于科学术语和定名(如生物学物种)，现代科学的许多术语也由拉丁文演化而来。

② 根据《中华人民共和国药典》(2010版)，中药拉丁名采用药用部位名称置前、属名和种名置后原则，如人参 Ginseng Radix (而非以往采用的 Radix Ginseng)。

依气味或滋味命名：麝香、鱼腥草、甘草、苦参等。
依颜色命名：红花、朱砂、丹参、黄芪、金银花、白芷、紫草、乌梅等。
依生长特性命名：玉竹、细辛、虎杖、斑蝥、合欢皮、浮小麦等。
依生长季节特点命名：半夏、夏枯草、忍冬等。
依生长环境命名：泽兰、沙参、车前子、桑寄生等。
依药用部位命名：全草入药的，如益母草、车前草、金钱草等；以叶入药的有大青叶、桑叶、紫苏叶、枇杷叶、艾叶等；金银花、菊花、槐花、辛夷花等以花入药；桑枝、桂枝等以茎枝入药；以种子入药的，如苏子、白芥子、莱菔子等；芦根、板蓝根等以根入药；全虫入药的有九香虫、全蝎、白僵蚕等；其他，如蛇胆、熊胆、象皮、驴皮、鹿茸、鳖甲、胎盘等。
依功用命名：如骨碎补、泽泻、太子参等。
依人名命名：如杜仲、刘寄奴、徐长卿等。
依炮制命名：神曲、地黄、生姜汁、黄芩炭等。
依典故命名：夜交藤、牵牛子等。
依谐音命名：三七、草薢、莱菔子等。
依风俗习惯命名：槟榔等。
依译音命名：曼陀罗、诃黎勒、没药等。
依收藏时间命名：陈皮、陈艾叶等。

2. 中药分类

中药分类不仅是一种认识和区分药物、掌握药物特性并方便应用的基本方法，也是医药学及一切相关学科的基础，是某种意义的特殊分类。《神农本草经》的三品分类方法是最早的中药分类方法，至《本草纲目》时逐渐废止；《本草纲目》"不分三品，惟逐各部；物以类从，目随纲举"的分类宗旨成为明、清时代分类方法的主流。从古至今，为突出中药与药物疗效密切关系的特殊目的，中药功效分类方法始终受到高度重视并被广泛采用。本节仅介绍中药的功效分类等常见的中药分类方法。

(1) 按照功效分类

中药按功效进行分类是随着中医药理论的不断完善而逐步发展起来的。根据功效和药理作用，中药有以下各类。

1) **解表药**：具有发散表邪、解除表症作用的中药。根据药物性能和临床应用等，解表药又可分为两类：辛温解表药，如紫苏、生姜、白芷、香薷等；辛凉解表药，如薄荷、菊花、柴胡、葛根、淡豆豉等。

2) **清热药**：具清解里热作用的中药。根据药物性能和热证类型，清热药又大致分为5类：清热泻火药，如石膏、栀子、黄连等；清热凉血药，如生地黄、赤芍等；清虚热药，如地骨皮、胡黄连等；清热解毒药，如金银花、蒲公英等；清热明目药，如决明子、夏枯草等。

3) 化痰止咳平喘药：具祛痰、消痰、制止或缓和咳嗽及喘息作用的中药。根据药物性能和临床应用，该类药又可分为3类：温化寒痰药，如半夏、天南星；清化热痰药，如贝母、枇杷叶、昆布等；止咳平喘药，如马兜铃、杏仁等。

4) 芳香化浊药：该类药物气味芳香，性偏温燥，具有化湿健脾作用。藿香、砂仁、白豆蔻等均是常见芳香化湿药。

5) 利水渗湿药：具通利水道、渗除水湿作用的中药。根据药物作用的特点又可分为3类：利水消肿药，如茯苓、泽泻等；利尿通淋药，如车前子、海金沙等；利湿退黄药，如茵陈、金钱草、虎杖等。

6) 泻下药：具通利大便、排除胃肠积滞或清导实热、攻逐水饮等作用的中药。根据药物性能和临床应用，泻下药又可分为3类：攻下药，如大黄、芒硝等；润下药，如蜂蜜、郁李仁等；峻下逐水药，如巴豆、大戟、甘遂等。

7) 祛风湿药：具祛除肌肉、经络、筋骨间的风湿以解除风湿痹痛作用的中药。根据应用范围，该类药物又可分为3类：祛风湿止痹痛药，如独活、威灵仙、秦艽等；舒筋活络药，如木瓜、海风藤等；祛风湿强筋骨药，如五加皮、骨碎补、续断等。

8) 温热药：也称温里药，该类药物具有回阳救逆、温里祛寒、止痛和温肺化饮等作用。干姜、桂皮、胡椒等是常用的温热药。

9) 理气药：具有行气理脾、疏肝理气、降气平喘等作用，如陈皮、香附等。

10) 止血药：具有加速凝血过程或具有消除导致血不循经的因素以达到迅速制止体内外出血的作用。根据药物性能和临床应用，该类药又可分为4类：凉血止血药，如大蓟、小蓟、地榆等；化瘀止血药，如三七、蒲黄等；收敛止血药，如白及、血余炭等；温经止血药，如艾叶、炮姜、灶心土(伏龙肝)等。

11) 活血化瘀药：具有促进血液循环、消散瘀滞等作用。常用活血化瘀药有川芎、丹参、王不留行等。

12) 芳香开窍药：具有苏醒神志的作用，用于神志不清、牙关紧闭、握拳等症的治疗。麝香、安息香、蟾酥等是常用开窍药。

13) 安神熄风药：具有镇静安神、平肝息风或平肝潜阳等作用。酸枣仁、首乌藤等为常用安神熄风药。

14) 补益药：具有补益正气、扶持虚弱的作用。根据功效和应用范围，该类药又可分为4类：补气药，如人参、党参、五味子等；补阳药，如鹿茸、蛤蚧、淫羊藿等；补血药，如当归、熟地、阿胶等；补阴药，如百合、龟板等。

15) 固涩药：也称收敛药，这类药物具有收敛固涩的作用。根据药物作用特点，固涩药分为止汗药，如麻黄根、浮小麦等；止泻药，如五倍子、禹余粮等；涩精、缩尿、止带药，如桑螵蛸、芡实等。

16) **消导药**：也称消食药，该类药物具有促进消化、增强食欲的作用。鸡内金、麦芽、山楂等是常用的消食药。

17) **涌吐药**：具有引起或促进呕吐的作用，可使人体上部，如咽喉、胸膈所滞留的痰涎、宿食、毒物等吐出，从而达到治病的目的。临床上主要用于解救食物中毒。常山、藜芦等是常用的涌吐药。

18) **驱杀虫药**：具有驱灭虫卵、杀虫止痒等作用。蛇床子、木槿皮、使君子等是常用的驱杀虫药。

(2) 按照药用部位分类

古代中医药学家十分重视中药药用部位，他们在描述药材形态特征、功效及临床应用的同时都明确指出药用部位。但将药用部位作为中药分类依据之一则是随着近代生药学、解剖学等相关学科的兴起与发展而逐步建立的。《现代本草生药学》及其续集《生药学》将中药明确地划分为皮类、木类、根茎类、根类、叶类、花类、果实类、种子类等17类。这一分类方法不断吸取现代植物分类学、解剖学、生物化学等多学科成果，更能体现新学科、新技术的不断渗透，因而内容要比传统中药分类更加丰富(表1-1)。但此分类方法仅适合来源于蕨类以上高等植物的中药分类，并不包括以低等植物入药的植物药及动物药和矿物药，因此，应结合其他分类方法以补充和完善。

(3) 按照自然属性分类

按此分类方法，中药包括植物药、动物药和矿物药3类。

植物药分类参见本书"附录Ⅰ 植物学基础知识"。至于动物药分类，古代主

表1-1 中药的药用部位分类系统

类别	举例
根类	人参、牛膝、丹参、葛根、何首乌、麦冬、郁金等
根茎类	黄精、生姜、天麻、百合、白术、川芎、山药、藁本等
果实类	大枣、山楂、无花果、瓜蒌、五味子、丝瓜络、枳实、花椒等
种子类	车前子、白果、龙眼肉、桃仁、决明子、葶苈子、薏苡仁、酸枣仁等
花类	辛夷、金银花、松花粉、夏枯草、红花、番红花、蜡梅花、菊花等
叶类	艾叶、苦丁茶、枇杷叶、侧柏叶、紫苏叶等
木类	沉香、苏木、降香等
皮类	杜仲、牡丹皮、地骨皮、黄柏等
茎藤类	大血藤、鸡血藤、石斛、肉苁蓉、灯芯草、关木通、锁阳、钩藤等
全草类	藿香、瓦松、绞股蓝、垂盆草、半边莲、鱼腥草、淫羊藿、墨旱莲等
树脂类	安息香、松香等

要根据动物表面特征、某些习性特点或药用部位进行。例如，《本草经集注》将动物药归为"虫兽类"；《唐本草》将动物药分为人、兽、禽、虫、鱼五部。到了明代，李时珍的《本草纲目》将动物药由虫到兽、由无脊椎动物到脊椎动物、由低级到高级排列，分为虫、鳞、介、禽、兽、人六部，已初具进化论思想。现代动物中药分类在传承传统分类的基础上，采用自然分类系统，《中国药用动物志》收载的890种动物药就是按动物自然分类系统(门、纲、目、科等级)进行分类排列。例如：

乌梢蛇 *Zaocys dhumnades*：隶属脊椎动物门 Vertebrata、爬行纲 Reptilia、有鳞目 Squamata、游蛇科 Colubrtidae。除去内脏的干燥蛇体入药。性平味甘。具祛风活络、镇痉功效。

古代本草一般按自然属性或功效进行矿物药分类。《神农本草经》的三品分类法中将矿物药置诸药之首，归为"玉石部"，其中上品有云母、滑石等，中品有雄黄、水银等，下品有铅丹、石灰等。李时珍著《本草纲目》较为详细地归纳整理了矿物药，将绝大多数矿物药归入"金石部"，部分归入水部、火部和土部等。随着西方医学的传入、自然科学的兴起与发展，现代矿物药根据晶形和晶轴之间的相互关系(晶系)、化学元素等进行分类。《中国中药资源志要》采用阳离子分类法，收载了药用矿物12类，原矿物80种。例如：

朱砂：为硫化物类矿物辰砂族辰砂。性微寒，味甘。具清心镇惊、安神解毒功效。

3. 关于民族药

广义中药资源涵盖传统中药(traditional Chinese medicine，TCM)、民族药(ethnic drug)和民间药(folk drug)。民间药通常是指以经验用药为主，无统一加工炮制工艺，局部地区的草药医生或民间用来防治疾病的天然药物及其加工品，它是中药资源应用的初级阶段；弄清其理论基础后，民间药常被归入中药或民族药的范畴(如草珊瑚现已归入中药)。民族药则是指我国除汉族以外，各少数民族使用的天然药物及其加工品。民族药多数具有独特的医药理论体系，如藏药、蒙药、维吾尔药、傣药、壮药、苗药、瑶药、彝药、侗药、土家族药、回药等。

(1) 藏药

通过长期实践，并受中医药、印度医药和波斯医药影响，藏医药学形成了具有鲜明民族特色的独特医药体系。《月王药诊》(公元720年)收载藏药780种；被誉为藏族《本草纲目》的《晶珠本草》(公元1840年)收载藏药2294种；《藏药标准》收载藏药227种。目前，藏药有3000多种，其中植物药约2600种，动物药约160种，矿物药约80种。

(2) 蒙药

内蒙古自治区、东北和西北的蒙古族集聚地广泛使用蒙医药，它受中医药、藏医药和印度医药影响较大，已形成独特的医药体系。18世纪《识药晶鉴》收载蒙药 200 种、《药物识别》收载蒙药 678 种，19 世纪《本草图鉴》收载蒙药 879 种。《蒙药标准》收载药材和成药 522 种。我国现有蒙药 2220 多种，其中民族专用的特色药物约 260 种。

(3) 傣药

早在 2500 年前《贝叶经》中就记载了傣药，它受佛教影响较大，兼蓄兄弟民族医药优点，形成了具有自身特色的医药体系。傣族世居西双版纳，热带雨林特殊的自然环境赋予了傣药鲜明的地方特色，用药部位独特，如药用狗血、野孔雀毛、熊毛、蜘蛛壳等。傣药约有 1200 种，《西双版纳傣药志》收载 520 种。

第二章 走近中药资源

作为中医药发祥地，中华民族发现、发掘及保护利用中药资源历史悠久。《诗经》是我国现存最早有药物记载的文献，其中叙述了葛、苓、芩、芍药、蒿等50多种药用植物的采集、性状、产地等。《神农本草经》载药365种并附功能主治，很多药物还记载了生长地、识别特征与方法。当今世界最伟大的药物著作之一——《本草纲目》载药1892种、图1109幅。为全面弄清我国使用了几千年的中药资源情况，我国已进行多次中药资源调查和普查[①]。

第一节 中药资源种类构成

我国横跨热带、亚热带和温带，季风气候显著。疆内平原、高山、高原、丘陵和盆地等相互交错，长江、黄河贯穿，河流与湖泊星罗棋布。如此优越的自然条件造就了我国丰富的中药资源。

中药资源(resources of Chinese medicinal materials)是指一定地区或范围内分布的各种药用动植物和矿物及其蕴藏量的总和，包括自然资源和非自然资源两部分，其中野生药用动植物资源属于再生性自然资源，约占自然资源的99%，药用矿物属于非再生性的自然资源，约占自然资源的1%；非自然资源包括栽培、饲养甚至利用现代生物技术等方法获得的药用动植物个体和产生的含活性有效物质的中药原料和产品。植物药资源和动物药资源也合称生物药资源，为可更新资源(renewable resource)；矿物药资源称非生物药资源，为不可更新资源(non-renewable resource)。

本节将结合全国中药资源普查的统计结果介绍中药资源的种类构成。根据中药的自然属性，我国中药资源的种类构成包括药用植物(medicinal plant)、药用动物(medicinal animal)和药用矿物(mineral drug)，即人们习惯上称谓的植物药资源、动物药资源和矿物药资源。

1. 植物药资源

我国药用植物计11 000余种(包括1000多亚种、变种和变型)，占中药资源总

---

① 有关我国中药资源调查的历史参见第六章第二节相关内容。

构成的 80%以上。它们隶属 380 多科、2300 多属，囊括了低等的藻类植物、菌类植物、地衣植物和高等的苔藓植物、蕨类植物、裸子植物和被子植物[①](表 2-1)。

表 2-1　我国药用植物种类

植物类别	科属情况	备注
藻类植物	40 余科、50 余属、100 余种	多见于海水、淡水，少数分布于潮湿土壤、岩石或树皮。其中，绿藻、红藻、褐藻三门占全部藻类的近 90%
菌类植物	40 余科、100 余属、近 300 种	主要集中在担子菌纲和子囊菌纲
地衣植物	9 科、15 属、50 余种	大多数是喜光植物，要求空气清洁新鲜
苔藓植物	20 余科、30 余属、40 余种	分布于阴湿环境
蕨类植物	近 50 科、100 余属、450 余种	分布于阴湿环境，长江以南种类较多，云南种类最多
裸子植物	10 科、近 30 属、120 余种	以松科植物为多，全国各地有分布
被子植物	200 余科、近 2 000 属、约 10 000 种	种类最多，约占 90%，常用种类较多的有 54 科

2. 动物药资源

我国药用动物资源约占中药资源总构成的 12%，包括 400 多科、近 900 属、约 1600 种。各类药用动物种类统计结果见表 2-2。

表 2-2　我国药用动物种类

动物类别	分布门类	数量	备注
无脊椎动物	腔肠动物门	20 种	海洋动物，分布于沿海各省
近 200 科、	环节动物门	30 种	海水、淡水、陆生均有分布
360 余属、	棘皮动物门	近 40 种	海洋动物，分布于沿海各省
600 余种	软体动物门	50 余科、近 100 属、约 200 种	海水、淡水、陆生均有分布
(约占 40%)	节肢动物门	约 110 科、190 属、310 种	海水、淡水、陆生均有分布
脊椎动物	鱼类	100 余科、230 余属、约 400 种	海洋鱼类 260 余种，淡水鱼类 140 余种
210 余科、	两栖类	近 20 科、14 属、近 40 种	蛇类 5 科 60 余种，龟鳖类 6 科近 20 种，
500 余属、	爬行类	约 20 科、45 属、约 120 种	蜥蜴类 5 科 30 余种
近 1000 种	鸟类	40 科、100 余属、近 200 种	
(约占 60%)	哺乳类	45 科、120 余属、200 余种	

---

① 鉴于藻菌类植物自身独特的生物学及药材性状，又将其单独归为"藻菌类"。

3. 矿物药资源

药用矿物资源约占中药资源构成的1%，包括金属与非金属单质、化合物以及化石类。《中国中药资源志要》采用阳离子分类法，收载了药用矿物12类，原矿物80种。各类矿物药统计结果见表2-3。

表2-3 我国药用矿物种类

类别	硅化合物	钙化合物	铁化合物	镁化合物	铜化合物	钠化合物	砷化合物	钾化合物	汞化合物	有色金属	化石	其他
种类	16	13	7	7	6	6	4	2	2	7	4	6

历经长期的自然选择和物种进化，各种生物因自身适应性而生存于一定的地理环境中。这种适应性不仅和气候(如温度、湿度、光照、降水等)有关，还和土壤条件等相关。在生物进化和环境变迁等因素的影响下所产生的不同类型的生物群落与种群构成了中药资源的生物基础。环境中物质、非物质以及各种生物因子等都将对中药资源的构成产生动态影响。正是生物的多样性与环境的复杂性成就了中药资源自身的种种特征。

第二节 中药资源特征

作为一类特殊的自然资源，中药资源除具有自然资源的一般特征外[①]，还具有自身的基本属性与社会属性，其特征表现有以下几个方面。

1. 整体性与层次性

中药资源是自然资源的有机组成部分。药用生物通常是森林、草原、农田等生态系统中的组成成分，它们与其他生物相依相存而共同发展。保护好森林、草原等生物资源，也就是保护了中药资源；而中药资源的开发利用会对其他生物资源产生一定影响。所有这些体现的是中药资源的整体性。

与这种整体性相对应，从中药资源内在的基因、蛋白质、化学成分至药用部位，或从一株植株、一只动物到一个种群、一个群落再到一个生态系统乃至整个生态圈，或从地域分布、自然节律到自然演替等时空变化，无一不反映了中药资源的层次性。

---

① 有关自然资源的详细特征参见第七章第一节。

2. 解体性与再生性

对野生资源的盲目采挖与破坏，资源保护与管理的落后再加上自然灾害等的影响超出了物种的承受能力，生物个体繁衍后代的能力将受到影响，从而导致种群个体数量的减少和优良种质资源的日趋衰退，部分种类甚至绝灭。种类的解体，即资源的解体，种类绝灭之后资源就不可能再生。这一现象被称为中药资源的解体性(或称降解性)。

与此同时，为满足日益增长的中药资源需求，人类通过封山育林等修复手段或利用现代科学技术进行中药资源的增殖，这种中药资源主体(药用动植物)所具有的可自然更新和可人为扩大繁殖能力的特性，称为中药资源的再生性。值得指出的是，资源的再生、增殖不是盲目、无限制的；利用中药资源就要合理掌握资源再生的特点、保护资源不断更新的能力，资源的开发和利用必须与资源的再生、增殖、换代、补偿的能力相适应。

3. 地域性与地道(道地)性

中药资源的另一个突出特点就是它具有明显的地域性。我国地域辽阔，得天独厚的地理位置、气候条件为各种药用动植物的生长繁衍提供了适宜的环境，不同地域范围的药用动植物种类组成各异。矿物药资源虽属非再生资源，但地壳的演变与特定地区和岩层内生成的矿石和化石密切相关，因而其分布也存在地域性特点。产于特定地区的优质中药材代表——地道药材，突出的就是鲜明的地域性[①]。

4. 可用性与多用性

药用动植物的不同器官、不同部位往往含有不同的化学成分，可以治疗不同的疾病。因此，它们在保护环境和维持生态平衡的同时，还可直接入药或作为制药工业的原料。中药资源除供药用外，还可用于食品、保健品、日用化工、轻工、农林、园艺等诸方面。中药资源的可用性与多用性为其多部位、多层次、多目标的综合开发利用提供了科学依据。此外，药用种类的分布往往遍及同一气候带的不同国家。以银杏的开发利用为例，不同国家可以对相同或近似的药用种类各自进行着多方面、不同深度的学术和技术探索。因此，中药资源的这种国际多用性要求我们对中药资源的现状和前景要了然于心。研究中药资源既要立足国内、更要面向国际，同时制定更加合理的开发利用对策。

---

① 相关内容参见第一章第二节。

5. 中药资源的社会特征

中药资源可以防病治病的特殊功能赋予了中药资源一定的社会属性，其质量的好坏与人类的健康关联。同时，和人类社会一样，中药资源也是地球生态系统的组成部分，它的保护、开发与利用会影响生态环境，影响人类社会的经济活动甚至人类社会的生存和发展。因体质的不同、常见病的不同、聚居地的不同和各地中药资源分布的不同等，各民族利用中药资源防病治病的经验也各不相同，并随着时间的推移逐渐发展成为各民族独特的医药理论体系和用药习俗。民族医药是我国少数民族人民在抗御疾病过程中形成的集体智慧结晶，民族药资源更是中药资源的重要组成部分。因此，中药资源具有鲜明的文化属性和民族属性，是一类特殊的、具有较高经济价值的特殊商品，商品性是体现中药资源社会特征的一种重要方式。随着中药现代化和国际化进程的加快，中药资源的社会属性更加突出。如何借鉴资源伦理学思想，帮助人们养成良好的道德行为并能甄别"哪些资源开发利用的行为是道德的，可为之；哪些不符合资源伦理规范，不可为"，进而影响人类资源开发、利用和保护中药资源的活动，最终为建设资源节约型、环境友好型社会提供思想保障，应该是深入研究中药资源社会特征的重要课题之一。

第三节 科学技术与中药和中药资源

在科学技术日新月异的今天，信息高速公路的飞速发展使地球成为名副其实的"地球村"。中药资源生态学(resources ecology of Chinese medicinal materials)、中药资源经理学(resource management of Chinese medicinal materials)等新名词[①]层出不穷，中药资源的研究内容(如中药资源的分布特征及其形成条件与机制、调查与动态监测、定向培育、质量评价、开发与可持续利用、科学管理等)也因此有了新变化。在传统方法的基础上，了解并掌握一些现代科学技术会使我们面对中药资源的新机遇与挑战时更加从容。

---

① 中药资源生态学：属中药资源学和现代生态学的交叉学科，其成立进一步丰富和发展了生态学理论，促进了中药资源的生态学研究。"中药资源自身的生态学理论方法研究，中药资源生态适宜性评价方法和指标的建立，中药材质量与生态环境的相关性分析方法，影响中药材质量的生态主导因子、限制因子筛选的方法，中药资源的生态学研究的尺度问题，微生态、小气候问题，影响中药材质量的生态主导因子的综合作用及动态变化规律研究，取样的科学性、代表性问题"等是该学科当前理论研究中的热点和难点问题。中药资源经理学：研究中药资源的科学管理和合理开发利用的科学。其目的是掌握中药资源的动态规律，用经济效益的优化技术合理安排中药资源的采摘加工和综合开发利用；研究如何在现有资源条件下合理安排中药商品生产，在满足高经济效益、低成本的同时又满足社会对中药的需求。

1. 中药质量分析技术

具有生物活性的一系列化学成分构成了中药药效的物质基础。中药质量标准不仅要反映其优良的性状特征，还应反映有效成分含量的高低。根据分析测试原理和性质等划分的常见中药材质量分析技术见表2-4。

表2-4　常见中药材质量分析技术一览表

名　称		运　用　举　例
经典理化方法		测定中药材的杂质量、水分、灰分、浸出物、重金属含量；中药制剂的相对密度、崩解时限、旋光度等；利用其所含成分的特殊化学性质进行显微化学反应
光谱分析技术	紫外光谱法	同品种中药材的紫外光谱不同，相同品种之间有着良好的重现性和特征性，可用于中药材的真伪鉴别
	红外光谱法	牛黄真伪鉴别；进口血竭掺伪的定量鉴别等
	核磁共振技术	天麻及其伪品的鉴别
色谱技术	薄层色谱技术(TLC)	简便易行，直观可靠，已成为中药质量评价的主要方法。但误差较大且影响因素较多，其定量分析的准确性和可靠性存在着争论
	气相色谱技术(GC)	多用于含挥发性组分的芳香中药及制剂的定量分析，与质谱(MS)的联用检测，使GC在中药质量研究中进入了更高的层次
	高效液相色谱技术(HPLC)	具有适用范围广泛、高效、快速、灵敏和重现性好等特点，成为中药质量研究和定量分析研究的首选
	聚丙烯酰胺电泳技术(PAGE)	操作过程中存在较多的影响因素，结果的重现性较差
	超临界流体萃取技术(SFC)	具有GC的分离效率和HPLC的某些优势，是分析难挥发、不耐热的大分子化合物和生物试样的有效方法
计算机辅助技术		与数学结合，建立了计算机分光光度分析方法。其中，导数紫外光谱在中药质量研究中应用较多
外表特征法		除考虑矿物形状、色泽、气味外，还应包括矿物条痕(粉末颜色)、光泽、透明度(指厚度0.03mm切片的透明程度)、硬度(以10种标准矿物作为对比的刻画硬度)、解理和断口(依一定结晶方向破裂及无一定方向的破裂面)、密度、韧性等
显微法		按透明度不同，对透明者利用透射偏光显微镜(简称偏光显微镜)、对不透明者则利用反射偏光显微镜观察其形态、光学性质和测试某些必要的物理参数。对很细小和胶态药用矿物还可借助电子显微镜进行观察

续表

名　　称	运　用　举　例
X射线分析方法	为研究结晶矿物的重要手段之一。研究表明用该技术分析进行药用矿物质量评价并将该应用扩展至含矿物类的中药复方的质量评价是可行的。矿物药绝大多数由晶质矿物组成，因此，采用X射线分析法鉴定和研究矿物药，对提高矿物药研究水平十分必要
热分析法	测量物质(包括其反应产物)在等速变温条件下物理性能与温度关系的一类技术。矿物受热后，其热能、质量、电、磁、光、声、几何尺寸等都会发生相应变化；研究这些变化可鉴别某些矿物、提供矿物的性能参数，为矿物药的鉴别、炮制、应用研究、质量评价等提供科学依据。具体方法有差热分析法和热重法、热电法、热磁法等。差热法与热重法相配合用来研究物质的性质、动静态变化，对鉴别定名及确定某组分含量等，比用单一方法要有利和精确得多
化学分析法	用来研究物质成分及其化学性质的各种化学分析方法和仪器分析方法均可在矿物药研究中加以应用，但要针对不同目的合理选用。常见的有简易化学试验、光谱分析、极谱分析、火焰光度法、物相分析等

2. 3S技术

3S技术是全球定位系统(global positioning system, GPS)、地理信息系统(geographical information system, GIS)和遥感(remote sensing, RS)三大空间科学技术的简称，因每个概念的英文中都有S而得名。其中，GPS能快速定位和准确获取数据；GIS具有空间查询、分析和综合处理能力；RS能够大面积获取地物信息特征。相对于资源调查采取的野外样方调查、现场调查、路线调查等传统技术而言，以GPS、GIS、RS为核心的3S技术称为新技术。近年来，包括3S技术在内的多学科组合技术在中药资源调查中的应用，给中药资源调查方法带来了质的飞跃。此外，基于3S技术的中药资源生长势监测、病虫害动态预警监测等对保证中药资源质量意义重大。

3. 航天育种技术

航天育种亦称太空育种(space mutation breeding)，是指利用返回式卫星等返回式航天器所能达到的空间环境对植物(种子)的诱变作用，以产生有益变异，在地面选育新种质、新材料，培育新品种的植物育种新技术。我国农作物种子首次太空之旅始于1987年8月5日。随着我国第九颗返回式科学试验卫星的成功发射，一批水稻和青椒等农作物种子被送向了遥遥天际。当时搭载作物种子的目的并不是想育种，只是想看看空间环境对植物遗传性是否有影响。但是，试验却发现上过天的种子中产生了一些意外的遗传变异，因此人们开始考虑利用这种方式进行农作物航天育种。于是，自1987年以来，在国家"863"计划和重点攻关等项目资助下，我国科学工作者利用返回式卫星、神舟飞船和高空气球先后进行了21

次农作物种子等生物材料的空间搭载试验,共涉及70多种植物的1000多个品种。经过多年的地面种植筛选,我国已育成60多个农作物优异新品系并进入省级以上品种区域试验。其中,已通过国家或省级审定的新品种或新组合20个。航天育种在农作物育种上的成功值得中药资源育种借鉴。

4. 生物技术

生物技术(biotechnology)是以生命科学为基础,利用生物体系和工程学原理生产生物制品与创造新物种的一门综合技术。换言之,就是利用生物有机体或其组成部分(器官、组织、细胞等)发展新工艺或制造新产品的一种科学技术。它是在分子生物学和细胞生物学基础上结合现代工程学的方法与原理而发展起来的一门综合性科学技术,涉及细胞工程技术、生物分子工程技术、基因技术(如克隆技术)以及包括电或机械信息的生物耦合技术和模拟生物或生物系统、组织、器官功能结构的仿生技术等。

近年来生物技术已渗透到农业、环保、工业等研究领域,并取得了巨大的进展,如在农业生产中已育成多种抗病、抗虫和高产的农作物新品种;在环境保护中培育成能降解工业污染物的微生物;在食品工业中利用发酵技术生产酶、氨基酸和维生素制品。西药利用转基因微生物生产干扰素、胰岛素、生长因子等几十种新药物和疫苗。但在中药资源中的应用还十分有限,除在细胞工程和发酵工程方面有一定进展外,基因工程等其他几个工程尚处于起步阶段。

现代生物技术在解决资源紧缺、保存中药种质资源和促进中药产业可持续发展中起着重要的作用,它们使中药资源的工厂化生产成为可能。在政府相关部门的积极倡导与大力支持下,我国药用动植物野生转家养的科学研究和技术推广工作近年来取得了突破性进展,解决了人参、灵芝、天麻、甘草、三七、麻黄等数十种重要药用植物栽培的关键技术并转入规模化生产;马鹿、梅花鹿、熊等药用动物的饲养已获得成功并形成了一套活体采集药材的技术;冬虫夏草菌丝粉工厂化发酵生产获得成功并已投入批量生产;利用组织培养技术[①]已经实现紫草药用成分的试验性生产;利用生物技术成功地培育出丹参多倍体等药用植物的优良栽培品种;人参、三七、鹿茸、熊胆粉等药材实现了全部由家种家养生产。这些为中药走向国际提供了一定的物质保障。

---

① 人们对中药组织培养存在争议。一般认为在组织培养过程中,组培苗继代多代(3代以上)会出现0.003%的单个性状变异(两个以上性状同时发生变异的罕见)。以保存、快繁中药资源为目的的组织培养应提倡利用"体细胞胚-大量的小植株"途径并及时除去变异株,甚至在必要时应进行药用成分等的检测以达到控制变异的目的。组织培养结合超低温技术是药用植物种质资源保存的有效方法之一,采用该技术使其种质在试管内得到保存。我国中药离体培养和试管繁殖研究始于20世纪60年代,迄今已有200多种药用植物经过离体培养获得试管植株。

细胞工程技术的相关名词解释：

组织培养(tissue culture)：是指在无菌条件下，利用药用植物的外植体(explant)，包括植物的器官(如茎尖、根尖、叶片、花、果实、种子)、组织(如花药、花粉、胚芽)、细胞等在合适的人工控制条件下经培育长成一株完整植株的过程。它的基本原理是利用细胞是生物有机体的基本结构单位，细胞在生理发育上具有潜在的全能性。在药用植物组培中广谱培养基为 MS 培养基。植物组织培养中用来进行无菌培养的离体材料，可以是器官、组织、细胞和原生质体等。

离体无性繁殖(propagation in vitro)：利用离体培养技术，将来自优良植株的外植体(茎尖、腋芽、叶片等器官、组织和细胞)进行离体培养，在短期内获得大批遗传性状一致个体的方法，也称微繁(micropropagation)、快速繁殖(rapid clone propagation)。

愈伤组织(calli/callus)：是在植物受伤后，或在植物组织培养中由外植体组织增生的细胞产生的一团不定型的、疏散排列的薄壁组织。

体细胞胚或胚状体(somatic embryo)：离体培养下未经受精过程、但经过了胚胎发育过程所形成的胚类似物(不管培养的细胞是体细胞还是生殖细胞)统称为体细胞胚或胚状体。

5. 信息技术

任何资源的存在和变化都是有条件的。直接建立在知识和信息生产、分配和使用基础上的"知识经济"使得信息技术(information technology)备受人类社会重视。大到宇宙空间，小到微观世界，每时每刻都有信息不断地发出、传递。信息(information)分为自然信息、生物信息、机器信息和人类信息 4 类，它们普遍存在于自然界、人类社会和人们的思维之中。

随着计算机及网络通信技术的飞速发展，国际互联网(Internet)为我们提供了一种全新、迅捷的信息交流和信息检索途径。伴随信息化社会的到来，作为信息载体国际互联网发展迅速，现已成为世界上规模最大、信息资源最丰富的计算机网络。我们可以利用计算机及互联网信息建立中医药资源分类、栽培、利用等数据信息库技术平台。例如，雅虎(www.yahoo.com) 是一个非常优秀和流行的 Internet 搜寻工具，分中文版和英文版，它将不同的网页分门别类，进入主页后，在搜寻框中输入药学，可找到很多与药学相关的中英文信息，包括新产品、网址、药学杂志、药学组织、研究所以及信息库等。除雅虎外，新浪(www.sina.com)、搜狐(www.sohu.com)等都能够查到与中药资源等有关的信息资料。与现代计算机技术以及互联网信息不断普及同步，数据库技术逐渐被广泛应用于中医药信息的保存和查询。加速中医药信息的全球性传播、共享和利用，已成为中医药现代化和信息化发展的关键所在。

医疗保健事业的迅猛发展使得人类社会对中药资源的需求不断增加。我国是世界上使用和出口中药资源量最多的国家。但人们在开发利用中药资源时往往注重眼前利益，淡化甚至不顾及生态伦理而使得有限的中药资源雪上加霜。了解、掌握并及时更新与中药资源相关的科学知识是确保中药与国际接轨、实现中药产业化及现代化的需要。

第四节 我国中药材专业市场资源

与社会经济发展同步，中药资源流通的主渠道——中药材市场也逐渐成长并走向成熟。20世纪90年代初，我国中药材市场发展迅猛，自发形成了100多个中药材市场。专业的中药材市场对搞活药材流通、发展地方经济起着积极和重要的作用。为规范药材贸易，经过国家多部门多年的共同努力，116个非法药品集贸市场被取缔，17个标准化、规范化的国家级中药材专业市场在1996年获得国家中医药管理局、卫生部、国家工商行政管理局批准并保留至今。其中，华北和东北地区各1家、西北地区2家、华东和西南地区各3家、中南地区7家。以下是这17家中药材专业市场的经营规模及特点简介。

1. 河北省安国市中药材专业市场

位于北京、天津、石家庄3城市中心地带的河北省安国市，古称祁州，早在北宋即开始中药材交易，至今已有千余年历史。便捷的交通使得安国素有"草到安国方成药，药经祁州始生香"之美誉，并成为北方最大的中药材集散地。历经1980年、1985年和1992年的几次改扩建，1000余座风格迥异的药商楼群使安国城"药味十足"，建成的"东方药城"位于城区北侧。药市占地2000亩[①]、建筑面积达60万m^2、可容纳常驻客商3万余人、8000多个固定摊位。迄今东方药城已拥有国内外坐商360多家，上市品种2000多种，药材日吞吐量达300t多，贸易辐射全国30个省(直辖市、自治区)和韩国、日本等20多个国家与地区，年成交额30多亿元。

2. 黑龙江省哈尔滨市三棵树中药材专业市场

该市场是东北三省以及内蒙古自治区唯一一家中药材专业市场，由黑龙江省齐泰医药股份有限公司于1993年投资兴建。三棵树药市位于哈尔滨市太平区南直路485号，与哈尔滨东站、哈同公路毗邻，加上新开通的二环快速干道，交通运输十分便利。经多年的建设发展，它已成为具有东北高寒地区药材交易特色、我国北方中药材重要的经营集散地、关药的重要流通场所。现代化的、布局合理的新楼(4层)总建筑面积达27 000m^2多，4处交易大厅可容纳近千商户，中草药种植

---

① 1亩≈667m^2。

科研中心、电子商务网络中心、质检中心、仓贮中心及商业服务业、银行等配套机构和设施一应俱全。场内交易品种已达 580 余种，其中大宗药材达 100 余种。

3. 甘肃省兰州市黄河中药材专业市场

位于兰州市 40km 风景线中段的兰州黄河药市，北滨河路从药市门前穿过，交通便利，区位优势明显。为响应国家西部大开发的战略部署，投资约 6000 万元新建的药市占地 100 亩，建筑面积约 5 万 m^2。目前市场营业面积 1 万 m^2，经营户 216 家，经营地产药材 300 多种，影响力和辐射面已由西北地区逐步扩散至全国乃至东南亚，经济效益和社会效益良好。全新的经营理念、有效的市场区域划分，使地摊式经营方式彻底向精品化、规模化转换。黄河药市现已构建了"汇集全国，供应八方"的经营网络，成为甘、宁、青、新、藏、蒙等西部地区最重要的中药材专业市场。

4. 陕西省西安市万寿路中药材专业市场

新中国成立前，西安市就一直是我国重要的药材集散地。原药市位于东天桥农贸市场内，1984 年随农贸市场迁至康复路。1991 年，在市场不断壮大的情况下，药市又迁至万寿路。多年来，西安市万寿路药市以其优越的地理位置、灵活的经营方式吸引了大批药商，成为全国(尤其是西北)的药材集散中心。该药市占地面积 60 亩，建筑面积达 49 590m^2，有固定、临时摊位 1500 余个，市场经营品种达 600 多种，并以零售外埠中药材为主，日成交额 150 多万元，其销售辐射新疆、甘肃、青海、宁夏等西北各省(自治区)。

5. 安徽省亳州中药材专业市场

位于安徽省西北部的亳州市，是一座具有 3000 多年历史的历史文化名城，这里不仅是中医鼻祖华佗，一代圣君商汤，集政治家、军事家、文学家于一身的曹操，代父从军的孝烈将军花木兰的故乡，更是我国中医药文化的重要发祥地之一，享有"中华药都"美誉。悠久的历史、灿烂的文化使得亳州自古就商贾云集，车水马龙。亳州药市始于宋代，而今药市更加兴旺。1994 年，亳州建成全国最大的中药材交易中心；1996 年 7 月，经国家中医药管理局、卫生部、国家工商行政管理局验收合格。药市交易中心占地 300 多亩，建筑面积 10 万 m^2，其中办公主楼建筑面积逾 7000m^2，交易大厅经营面积达 32 000m^2，有 6000 多个经营摊位。目前亳州中药材日上市量高达 6000t，上市品种 2600 余种，日客流量 5 万~6 万人，中药材年成交额约 100 亿元。

6. 山东省鄄城县舜王城中药材专业市场

20世纪60年代，在山东省鄄城县舜王的出生地自发形成了如今的舜王城中药材专业市场。它位于风光旖旎的古黄河南岸，南邻牡丹之乡菏泽市，东接旅游胜地水泊梁山。虽说建在乡村，但距舜王城仅15km、菏泽市19km、京九铁路鄄城站3km，106国道和220国道以及高速公路也在药市附近，交通十分便利。40年来，在鄄城县政府及有关部门的支持和管理下，药市逐步繁荣兴旺，并于1996年顺利通过国家中医药管理局、卫生部、国家工商行政管理局的检查验收。现在的药市占地12万 m^2，建筑面积达8万 m^2，其中交易大棚面积4000m^2，营业门市面积4100m^2，库房面积1600m^2，可同时容纳固定摊位2000多个。市场日上市中药材1000多个品种、日均成交额130多万元、年成交额3亿多元，销售辐射全国20多个省(直辖市)和香港、台湾地区以及韩国、越南、日本等国家。

7. 江西省樟树中药材专业市场

拥有1700余年药业史、享有"药不过樟树不灵，药不到樟树不齐"美誉的江西省樟树中药交易市场在新中国成立初期就被国务院认定为全国十大药材市场之一。它地处赣中腹地，京九、浙赣铁路、105国道、赣粤高速公路和赣江等纵横樟树，水陆交通十分便捷。因历史原因药市曾一度萧条。改革开放后，在各级领导及有关部门的重视与支持下，药市于1991年5月动工修建、1992年11月竣工投入使用。古老的药市如今重现生机并于1996年9月获批跻身于全国17家中药材专业市场的行列。药市占地41 700m^2，建筑面积达30 090m^2，场内有中药材店面360间、固定摊位440个，仓贮面积达7880m^2、交易面积19 800m^2，可容纳12 000人进行交易。新药市启用以来，有16个省(市)的药商在场内经营，销售辐射全国21个省(市)，年成交额1.2亿元；进一步建设中的药市建筑面积达190 000m^2、经营店面1200个、综合服务大厅9000m^2，可同时容纳1500个中药材经营户入市经营。

8. 四川省成都荷花池中药材专业市场

由荷花池市场药材交易区和五块石中药材市场合并而成的四川省成都市荷花池中药材专业市场设在成都火车北站的荷花池加工贸易区内，与川陕、成灌、成彭公路紧密相连，交通便利。该药市始于唐代，在改革开放的今天依然保持勃勃生机。大量的川产药材汇集成都并销往全国及东南亚地区，1996年7月它成为全国大型的中药材专业市场。中药材交易区占地近100亩，建筑面积32 100m^2，共有营业房间、摊位2500余个，经营中药材达1800多种，其中川药1300余种，年成交量达20万t，成交金额约12亿元，是一个以经营川产药材为主的中药材专业市场。

9. 重庆市解放西路中药材专业市场

重庆自古就是川、云、贵、陕诸省药材荟萃之地，是西南地区传统的药材集散地。由渝中区储奇门羊子坝中药市场和朝天门综合交易市场药材厅合并而来的重庆市解放西路中药材专业市场，地处重庆市渝中区解放西路88号，东距重庆港2km，西距重庆火车站和重庆汽车站 1.5km，北距全市最繁华的商业闹市区解放碑1km，交通十分便利。药市前身因场地狭小、规模不大而严重制约了市场发展。1993年由市中药材公司投资兴建了重庆解放西路中药材专业市场，1994年1月正式开业，1996年7月通过国家级验收，成为全国17家中药材专业市场之一。现在的药市占地2500m^2，大型室内交易市场大楼(6层)建筑面积达 10 000m^2，内设摊位360余个、写字间50套，其中1层为贵重和名特药材交易大厅，2~4层为一般药材交易厅，5~6层为写字间及市场管理办公室。药市年成交额上亿元。

10. 云南省昆明市菊花园中药材专业市场

20世纪70年代自发形成的昆明市菊花园中药材市场于1991年得以规范，1996年通过国家审批、验收而成为云南省唯一的国家级中药材专业市场，经营户来自四川、安徽、湖北、甘肃及东北等10余个省(自治区)，经营者达800余人，经营中药材3000余种，其中滇药占50%，日成交量10t。目前，该药市致力于加强云南特色药材的推广，走规模化、集约化、创新化和高质量的经营之路，力争立足云南、面向全国、辐射东南亚。

11. 河南省禹州中药材专业市场

河南省禹州为我国中医药发祥地之一，中药材种植、采集和加工历史悠久，并以加工精良、遵古炮制著称于世，"药不到禹州不香，医不见药王不妙"便是佐证。禹州中药材专业市场又称"中华药城"，西靠郑平(郑州—平顶山)公路，南临许洛(许昌—洛阳)公路，距郑州火车站78km，距京广铁路许昌站37km，距郑州航空港不足50km，交通网络四通八达。始于唐朝的药市在明朝时就已成为全国四大药材集散地之一，乾隆年间达到鼎盛，清末民初由于战乱而逐渐萧条，改革开放后又开始恢复。1984年部分药行使用老字号率先开业，仅2年就迅速发展到200余家。1996年9月被国家中医药管理局、卫生部、国家工商行政管理局定为全国17个中药材专业市场之一。由中心交易大厅、经商楼、服务小区、公共设施4部分组成的禹州药市占地300亩。其中，交易大厅占地30亩，建筑面积21 000m^2，可容纳摊位5000个，3楼以上的经商楼2000余间。目前，药市经营中药材达1000余种，年成交额达2亿~3亿元。

12. 湖北省蕲州中药材专业市场

地处大别山南麓、长江中游北岸的古城蕲州是我国明代伟大医药学家李时珍的故乡，沪蓉高速公路横穿全境，距京九铁路蕲春站仅 15km，水陆交通十分便利。蕲州中药材专业市场又称"李时珍中药材专业市场"，位于时珍大道东头、雨湖之畔，与驰名中外的李时珍纪念馆隔湖相望。蕲州药市始于宋朝，在明代达到鼎盛，享有"人往圣乡朝医圣，药到蕲州方见奇"之说。设立于 1991 年的蕲州中药材专业市场于 1996 年经国家批准而成为全国 17 家中药材专业市场之一。药市占地 102 亩，建筑面积达 25 000m^2，分八大区域、210 间大小营业厅，有 328 户中药材经营户，上市品种达 1000 多种，销售辐射全国 20 多个省(自治区、直辖市)，年销售额近 3 亿元，是长江中下游重要的中药材集散地。

13. 湖南省邵东县廉桥中药材专业市场

享有"南国药都"之称的廉桥中药材专业市场源于隋唐，坐落于湖南省邵阳市邵东县廉桥镇，地处湘中腹地，东临长沙，娄邵铁路与 320 国道平行穿镇而过，现已从一个传统的地域性贸易市场发展成为享誉全国的现代化大型专业市场。现在的药市集全国各地名优药材之大成，拥有国营、集体、个体药材栈、公司 800 余家，经营场地分布于廉桥镇的 6 条街道，经营面积约 40 000m^2，经营品种 1000 余种，市场交投活跃，年成交额逾 10 亿元。

14. 湖南省岳阳市花板桥中药材专业市场

位于湖南省岳阳市岳阳区花板桥路、金鹗路、东环路交汇处的花板桥中药材专业场，距 107 国道 5km，距火车站 2km，距城陵矶外贸码头 8km，交通十分便利。药市创办于 1992 年 8 月，1994 年 5 月第二期工程竣工并投入使用，是国家首批验收颁证的中药材专业市场之一。药市占地 8200m^2，总建筑面积 35 000m^2，封闭式门店和仓库 600 多间。市场现有来自全国 20 多个省(自治区、直辖市)的经营户 480 多户，经营品种 1220 多种，年成交额近 3 亿元。1998 年，市场进一步扩建和完善，扩建面积 80 000m^2，目前可容纳商户 1500 户，年成交额逾 8 亿元。

15. 广西玉林中药材专业市场

广西壮族自治区的玉林市地处广西东南、广州和南宁之间。位于玉林市中秀路的玉林中药材专业市场建于 1988 年，占地 28 亩，建筑面积 17 500m^2，经营户 1000 多户，从业人员达 3000 多人，以经营肉桂、砂仁、田七、巴戟天、绞股蓝等广东、广西的地道药材为主，同时兼营南北药材，经营品种达 900 余种，年成交额约 7 亿元。该药市是我国西南地区传统的中药材集散地，药材转口远销港澳地区，购销网络辐射全国及东南亚地区。

16. 广东省广州清平中药材专业市场

作为我国南方重要的中药材交易市场之一，广州清平中药材市场是海内外药商云集之地和中药材进出口重地，特别是药市南段改建后尽显繁华，新建药材经营大楼的1层、2层为药材市场；全国地道药材单项经营的直销招牌，如春砂仁、田七、青天葵、怀山药、枸杞子、天麻、雪蛤羔、吉林红参以及美国花旗参、高丽参等地道、名牌高级保健滋补品牌琳琅满目。药市同时与多家药材产地、加工厂、其他药市业务联系密切，能提供最新的行情信息。在出口方面，与有一定规模的专业出口公司保持常年的业务合作，为海外商客提供完善的采购、仓贮、加工、包装、运输、报关等出口配套服务，业务遍及中国香港和台湾、美国、马来西亚、大洋洲等地区和国家。

17. 广东省普宁中药材专业市场

地处闽、粤、赣交通枢纽的普宁市位于广东省潮汕平原西缘，是岭南著名的"侨乡"、"果乡"和重要商品集散地。普宁中药材专业市场位于普宁市长春路繁荣的商贸区，毗邻全国闻名的流沙纺织品市场和卷烟调剂中心，南通324国道，西达1930省道，北连池尾工业大道，道路纵横交错，交通十分方便。早在明清年间，普宁药市就是粤东地区中药材集散地。1996年7月成为国家批准的17家中药材专业市场之一。药市拥有门店式铺位324间、摊位式铺位86间，日均上市品种达700多种，中药材销售辐射全国18个省(自治区、直辖市)，并远销港澳、日本、韩国、东南亚、北美等地区和国家，年贸易成交额逾8.5亿元。该药市不仅是一个以生产基地为依托的传统中药材集散地，更是南药走向全国、走向世界的最大窗口。

如今，中药材市场的规模变化直接影响中药材原料供需变化，进而影响供求关系。我国已经加入世界贸易组织(World Trade Organization, WTO)，而WTO强调成员国间的贸易平等，一些国家对我国中药出口设置的关税与非关税壁垒将因此被取消或大大削弱，全球中药需求增长明显，中药拓展国际市场的机会也随之大大增加。部分国内外风险投资基金也将原本投向IT行业的资金部分转投生物制药、中医保健等行业，大规模资本正在进入中药材种植和经营领域。我国中药及相关产业在激烈的市场竞争中迎来了发展的春天。

在机遇和挑战并存的情况下，中药资源的发展应该走怎样的创新之路？经济学中的"木桶原理"(指一只桶的盛水量是由最短的那块木板所决定)对我们应该有所启示。因为在经济活动中，竞争由众多要素构成，如财力资源、物力资源、人力资源、技术资源、管理资源甚至信誉、形象资本等形成的抽象资源等，只要其中的任何一项落后，竞争格局就可能发生改变。而中药资源发展的这只"桶"上最短的"木板"当属人力资源，这是诸多竞争要素中起决定作用的要素。拥有一支懂得资源伦理、掌握中药资源相关知识的新型人才队伍不仅是令中医药在国际竞争中立于不败之地的保证，更是中医药事业可持续发展的需要。在中药资源发展的战略方面，建立中药材规范化种植生产基地以创立资源品牌、以中药现代化带动中药资源产业化的发展、调整中医药产业结构以提高中药资源的利用率等也离不开人才的培养及贮备。在这种大背景下，实施中药资源教育势在必行。

第三章 中药资源教育

随着我国国际影响力的不断提升,中医药国际合作与交流的全方位、多层次、宽领域格局已初步形成,中医药的传播已遍及160多个国家和地区。但中医药现代化研究与国际先进水平之间的差距使得它至今未能真正进入国际医药主流市场。要想实现中医药的国际化,中药现代化至关重要。

随着全社会对普及中医药知识重视度的提高,中药资源教育应运而生并且担负着重要的历史使命。如何适应中药现代化需要,培养相应的高级研究型科学技术人才,探索相应的教育模式,使更多的人成为合格的中药文化传播者,成为我们面临的新问题。本章将围绕这一新任务,尝试明晰中药资源教育的内涵与外延、类型与实施途径、目标与任务。

第一节 中药资源教育的内涵与外延

中医药事业在迅速发展的同时也面临着前所未有的挑战。我国不仅是中药资源大国,更是人口大国,但是从人均占有量看则是资源穷国。中药资源是中药与国际接轨、实现中药产业化与现代化不可替代的物质基础。如果我们继续采取掠夺式开发,则必将导致生态环境恶化、使更多不可再生的中药资源枯竭。1972年,斯德哥尔摩人类环境会议强调利用跨学科的方式在各级正规和非正规教育中、在校内外教育中进行环境教育,从而引发了全球环境教育运动。随着中药资源紧缺问题日益突出、全社会对普及中医药知识重视度的提高等,借鉴环境教育经验,树立科学资源观并全面开展中药资源教育应是大势所趋。

1. 中药资源教育

广义资源教育(resources education)是对普通大众进行有关资源保护以及合理开发利用意识、理念和法制知识的教育;狭义资源教育与资源教学一致,是按照一定教育目的,有针对性地对学生及资源工作者所进行的有关资源科学知识、技能、技巧的专业教育[①]。

科学发展观的核心是"以人为本",关键是"可持续发展"。因此,结合资源

---

① 《中国资源百科全书》中"资源教育"实际上指的是狭义的资源教育,即资源教学。

教育与教学,中药资源教育可以定义为建立在现代教育理论基础之上,在科学发展观和可持续发展理论指导下,以中药资源为核心而进行的资源教育活动。它面向社会、面对大众,以提高全民自觉保护、珍爱中药资源并充分利用中药资源意识为目的,通过教育,使民众认识中药与中药资源、了解中药资源学[①]并掌握相关的技能与技巧。

实施中药资源教育应高度重视并大力发展无公害工农业生产,努力改善资源保护地的经济状况,提高人民的生活水平;努力提高全民科学文化素养,将保护自然资源、自觉遵守法律法规的行为变为人们自主与自愿的行为,尤其注重提高行政管理部门人员的人文素质[②],将中药资源(尤其是野生中药资源)的保护社会化。

在信息化社会高速发展、国际一体化加速的今天,以针灸、中药等为代表的中医药学正为人们所津津乐道。过去仅在中国、日本、韩国及部分东南亚国家展开研究的中药资源如今也逐渐受到西方发达国家的重视,成为许多国家(包括一些发达国家)研究和追逐的目标。开展中药资源教育,不仅能够进一步提高中医药学在全球范围的科学普及,促进我国传统医学的健康发展,促进全社会科学管理和合理利用中药资源,促进生命科学等相关学科的共同发展,培养与中药资源相关的教育类人才,而且还能最大限度地进行环境保护,实现人与自然的和谐相处,实现中药资源的可持续发展。

2. 科学发展观、可持续发展观与中药资源教育

科学发展观是以人为本、实现人与社会全面发展的社会发展观,是可持续发展观在我国的具体应用。它更加贴近我国实际,更精确地表达了我们自己的观点,是可持续发展思想的进一步深化。

联合国国际人口与发展会议于1994年通过的行动纲领明确了"可持续发展问题的中心是人";在突出人在可持续发展过程中的地位和作用的同时,应充分认识和妥善处理人口、资源、环境与发展之间的关系,强调可持续发展应确保当代和后世所有人公平享受福利并促使人口、资源、环境等协调一致以达到互动平衡。人口、资源、环境、经济、社会等全方位可持续发展中,人口与资源可持续发展是重要制约因子。可持续发展思想的形成与世界人口急剧膨胀、资源耗竭日趋严

---

① 作为中药领域一门古老而又年轻的边缘学科,中药资源学综合了本草学、生物学、生态学、地理学、化学、药理学等多学科知识,研究中药资源的种类构成、数量、地理分布、时(间)空(间)变化、合理开发利用和科学管理等。其目的在于正本清源,并依据中医药理论开发中药新药、进行中药材规范化种植、探究中药资源的动态分布规律等,最终合理开发利用中药资源,为人类健康事业提供质优量足的原材料。

② 人文素质是指人对自然、社会、人生的理解和表达,表现为人的世界观、对自然的热爱和对人类是否充满激情。一个人文素质健全的人必然是情操高尚、热爱自然与生活和充满激情的人。

重密切相关。为使中药资源永续利用，我们必须以科学发展观为指导，实施中药资源可持续利用教育。

中药资源的可持续发展受自然环境与社会环境中多种因素制约，可持续利用则受人类社会的政治、经济和科学技术水平以及文化和道德等方面的影响。随着生活水平的提高，人类的医疗保健意识不断增强，世界范围内越来越多的人乐于接受中医药文化。中医药事业的快速发展和人们文化上的认同所导致的对中药资源需求的增长更是迅猛。社会需求是导致资源过度利用或破坏的根本因素。因此，满足社会对中药资源质量和数量的需求是实现资源可持续利用的关键。这就要求我们调动各种积极因素，将科学保护与科学利用有机地结合起来，保护药用物种及其栖息地，利用先进科学技术手段实施资源再生产，有计划、有步骤地开展一系列的科学研究。例如，研究中药资源生产区划；资源天然更新与人工更新；重要药用动植物地理分布、生态环境、药材产量与质量的关系；医药工业原料药材的综合利用；重要药用动植物化学成分积累动态、生物合成条件及增产因子；应用化学分类学(chemotaxonomy)、民族植物学(ethnobotany)、民族药物学(ethnopharmacology)的基本概念和方法扩大与寻找新药源；重视从本草、多品种中药和地区用药中寻找与开发紧缺药材、进口药材替代品及类效品新品种与新资源；运用现代科学技术进行种质资源(germplasm resource)保护；用3S技术进行中药资源定位观测等。

科学的可持续消费观与可持续资源观在中药资源教育中占有同等重要的位置。可持续消费包含适度消费、绿色消费和精神层面消费三方面，以提供服务及相关产品来满足人类的基本需求，提高人类的生活质量、减少自然资源和有毒材料的使用量并最终不危及后代的需求为目标。教育并培养具有高度责任感和使命感的消费主体对实现可持续消费至关重要。可持续消费作为中药资源教育的一部分，在尊重自然、提倡节俭的前提下，引导受教育者将这种新的消费文化与中药资源的合理利用结合起来，并结合人性的特点和需求使人类消费中药资源时更趋理性，帮助人类在开发利用中药资源的过程中进入高尚的消费境界。

3. 中药资源教育的社会性

中药资源教育是面向全社会的教育活动，它不但能够使教育对象了解博大精深的中药资源，掌握相关的中药资源理论、知识和技能，而且可以调整人与自然的关系，实现中药资源的可持续利用。只有将中药资源教育深入开展到领导层、社会民众和企事业单位，提高全民环境保护和资源保护的意识，才可能真正有效地保护、开发和利用中药资源。

人与自然和谐共处，保护自然是为了更好地利用自然。中药资源教育与社会经济发展呈正相关。现代社会的高速发展已使得某些自然资源远远不能满足人类需求。因此可以通过传授科学的管理方法实现中药资源的可持续利用。当掠夺式开发造成中药资源紧缺或进入濒危状态时，那些紧缺或濒危的中药资源经济价值明显提高，这时就需要强化中药资源教育，并在实施教育时兼顾中药资源的经济效益，明确中药资源"量值变化—资源保护—经济价值"的相关性，帮助人们提高资源保护意识，坚定可持续利用理念。与资源匮乏相反，部分药用资源过剩也值得关注。过量种植导致药材卖不出去，造成不必要的资源浪费，挫伤广大药农种植养殖积极性，甚至可能因药材供应能力的不稳定等而产生较为严重的社会问题，进而影响宏观调控系统的建立。所有这些现象，均与以人为本、可持续发展的科学资源观相悖。

要实现中药资源服务于全人类的目标，产业化、商业化是资源经济发展的必由之路。有人形象地将中药资源经济比作和"菜篮子"、"米袋子"并列的"药筐子"。如何实施宏观调控，充分发挥中药材产区的地理优势、资源优势及产业优势，着力发展中药资源经济，是将我国中药资源产业发展成为具有国际竞争力，同时生态效益、经济效益、社会效益良好的新兴产业的关键。中药资源教育的普及可以推动中药资源产业链的形成、构建产供销、农工商、内外贸、经科教等一体化的科学生产经营体系并形成社会经济新的增长点，从而使中药资源创造出更高的社会价值。

4. 中药资源教育与环境教育

基于现代教育观理论的环境教育，是为了让人类更好地了解和认识人类与环境间的相互关系而实施的技能和认识方面的教育，最终目标是帮助受教育者理解人类和环境间的和谐关系，唤起他们的环境保护意识、树立正确的环境价值观，同时了解并掌握解决环境问题的基本知识与技能。环境教育的一个重要理念就是可持续发展教育，它主张在教育的过程中提高受教育者的人文素质并培养他们的创造力。环境教育教授的不仅仅是书本知识和技能，而且扩展到社会与文化的伦理范畴，涉及思维方式、行为方式、生产与生活方式教育，其创新性和动态性非常显著。

众所周知，中药资源的可持续发展受社会环境和自然环境中的多种因素制约。严格地讲，中药资源教育也是某种程度的环境教育，是利用中药资源赖以生存的自然环境并结合所处的社会环境进行的一种综合教育活动。它可以帮助受教育者了解人类对待中药资源环境的态度，培养他们正确的价值观和行为习惯。通过对中药资源相关理论的学习与实践，认识中药资源赖以生存的复杂环境，了解中药资源环境与人类的密切关系并掌握相关的基本知识、技能，最终愉快地融入自然和社会环境中去体验绿色健康的生活方式。

5. 中药资源教育与法律法规

除了提高全民的中药资源知识与技能水平、正确认识人与中药资源的关系之外，中药资源教育还具有法制性的内涵。我们希望通过相关的法制教育，能够使受教育者树立起爱护中药资源和保护中药资源的法制观念。中药资源法制教育应遵守以下原则：

第一，教育的内容应贴近社会与生活实际。

以受教育者身心成长的特点和接受能力为根本，在遵循法制教育普遍规律的同时，突出中药资源教育的特点，采取多种多样的形式，用鲜活的语言和典型的案例提升教育的吸引力和感染力，因势利导，避免法制教育枯燥化。

第二，有针对、有目的地将中药资源教育与法制实践教育相结合。

实施教育应使受教育者更多、更好地了解并参与中药资源的实践活动，引导他们在实践中提高自身法制修养、熟悉相关中药资源法律法规，真正做到"实践出真知"。

中药资源法制教育是在保护与合理利用资源的基础上，协调诸如人与自然、个人与集体、眼前利益与长远利益等关系，在传授中药资源分类、识别和运用等基本知识和技能的同时也传授中药资源产业化相关的法律法规，告诫人们如何在法制社会实施中药资源产业化建设、研究并开发中药资源而更好地为全人类服务。多角度、宽领域、高效的法制教育格局离不开公众的积极参与。目前，世界性国际公约有《国际植物保护公约》、《濒危野生动植物物种国际贸易公约》、《生物多样性公约》等。各国也都出台了本国的动植物、矿物资源保护的法律法规。我国出台了《国家重点保护植物名录》、《野生药材资源保护管理条例》、《中华人民共和国野生动物保护法》、《中华人民共和国矿产资源法》、《中华人民共和国野生植物保护条例》等一系列法律法规，从合理合法的角度指导人们如何进行与中药资源相关的社会活动。例如，虎骨、犀角不准入药是从长远利益和全人类利益的角度实施濒危动物等中药资源保护；严格管制罂粟、砒霜等有毒、有害药品是为了保障人类正常的生产生活秩序等。要追究那些以"药用"为借口、违反法律规定、滥用违禁药品的个人和单位的行政甚至民事和刑事责任。相关生物资源保护的国际公约、政策和法规参见附录Ⅱ。

法律法规是科学应用中药资源的基础。任何人不得以任何理由破坏人与自然的和谐、以全人类利益换取一己私利。与中药资源相关的法律法规也应该在研究和应用中药资源的过程中得到不断地完善。

总之，中药资源教育涉及方方面面。甚至当您孤身一人置身野外，因伤病而失去行动能力乃至生命受到威胁时，骨折、扭伤、有毒动物叮咬、腹泻、中毒等意外出现时，中药资源教育传递的基本知识与技能或许能助您野外生存一臂之力。

因此，实施中药资源教育利国又利民。

第二节　中药资源教育类型与实施途径

百年大计，教育为本。在"可持续发展"成为全球社会经济活动主题的今天，中药资源教育应基于宏观教育的理念，以经济可持续发展、谋求社会全面进步为前提，培养受教育者对待中药资源的积极态度和保护资源的意识。中药资源教育包括系统教育、科普教育和学校教育3种类型，并由不同组织机构通过不同途径得到实施。

1. 中药资源系统教育

中药资源系统教育[①]是指以国家法律和政策为支撑，在全社会范围内以中药资源为核心建立一个科学、持续且完善的体系，通过体系化的教育，实现中药资源知识与技能的普及和应用，实现中药资源可持续利用。它包含国家及地方职能部门资源教育和全民中药资源系统教育。具体实施途径如下所述。

(1) 在行业管理工作中进行中药资源教育

我国国家和地方职能部门都具有相应行业管理职能。涉及中药经营、管理以及中药资源保护和开发的主要部门包括：环境保护部、卫生部、农业部、国家食品与药品监督管理局和国家林业局等。这些国家机关和相应的地级管理机构形成完善的中药资源保护和开发利用管理体系，对我国中药资源可持续利用作出重要贡献。但我们也应看到，因职能部门认识不足、可持续发展观念淡薄、采取措施不力等所造成的资源浪费也同时存在。

要提高全民中药资源保护意识，必须首先提高相关职能部门的意识。因此，这些行业主管部门是我们实施中药资源系统教育的重点对象之一，在这些部门履行职能过程中应渗透与本行业资源保护相关的中药资源系统教育。

(2) 全民中药资源教育

随着中药资源系统教育的深入，人们认识到中药资源保护和可持续利用不再仅仅是领导干部和政府职能部门的事情，而应该成为我国每一位公民自觉自愿的行动。

全民教育是中药资源教育的另一种重要形式，旨在培养全民中药资源保护意识，强调中药资源科学知识的掌握，将全社会分散的、不全面的、自发的中药资源保护意识，提高到共同的、科学的、自觉的水平。国家组织是全民中药

---

① 严格来说，系统教育很难称得上是中药资源教育的专属方法，因为每个学科教育都必然具备包含其他教育方法在内的系统教育方法。但为进一步强调系统教育对中药资源教育的意义，我们在此将它单独列出。

资源教育的主体，资源宣传和资源教育是教育的形式，中药资源知识和保护资源的技能是教育的内容。在实施全民中药资源教育时，必须注重"实践重于观念、民众行为重于政府行为、自觉性重于政策性、教育性重于宣传性、素质培养重于知识传授"。各级管理部门在认真制定、严格实施相关管理法律法规的过程中，应重视普法宣传和教育工作，并由此增加民众对相关法律法规的了解，增强他们的自觉性。

2. 中药资源科普教育

中药资源科普教育是指以认识中药资源、合理开发保护自然中药资源为目的，促进物质财富增长，传授中药资源合理开发利用和保护的知识，提高全民科学意识和资源保护意识的教育活动。它包括中药资源教育的普及和中药资源教育的科普形式两方面内容。

中药资源科普教育关乎中华民族优秀传统中医药文化的复兴。随着中药事业的迅猛发展，中药资源科普教育的重要性日益突出，内容更加丰富。中药资源相关知识的普及和广泛运用将有利于保护人类社会的生物多样性和文化多样性。中药资源科普教育可通过以下途径实施。

(1) 学校主导型模式

各级各类学校通过设置与中药资源相关的选修课、活动课、科技兴趣小组等，设置一些中药资源科学考察活动，如采收药材、参观医药企业中药制剂生产流程等活动，以探究式学习方法激发青少年的学习兴趣。用这种形式多样的科普教育与学校科学教育相融合的方式还可以帮助缓解目前学校教育中存在的问题，如学习科学课兴趣低、教师教学方法单调、教科书存在局限性等。

(2) 社会与学校互动模式

由校外教育机构、学术团体与学校、科研等单位建立与中药资源相关的科技教育合作，为中药资源爱好者组织相应活动，如举办综合或专业科技夏(冬)令营、组织青少年学科竞赛活动、组织各种科技参观、考察和实验活动等；为有志探索和研究中药资源科学的优秀青少年科技爱好者提供向著名专家咨询学习的机会，激发他们探索科学的兴趣并掌握初步的科学研究方法。结合真假药材鉴别、中药加工和炮制过程等展示，拓展各中医药博物馆、各中医院校和科研院所陈列馆的科普功能，最大限度地激发公众兴趣。

(3) 网络化模式

信息技术的引入大大增加了受教育者自主学习的机会，各种科普教育资源也将借助互联网更加方便地进入学校并由此促进科学学习的内容和方式的科普化。这种网络化模式的科普教育方式，不仅能够提高受教育者对科学工作的兴趣，而且还能培养他们独立思考的能力。有关学校和企事业单位可以借助互联网络，利用自身资源优势,建立中药资源科普教育网站以推动中药资源科普教育工作。

(4) 部门联合型模式

科普工作与人们日常的生活、学习与工作密不可分。科普内容丰富、复杂,涉及面广。与中药资源保护有关的各个行业管理部门之间的联合,可以促进全社会宣传工作的展开。利用博物馆、各种媒体、通俗读物、宣传栏等进行中药资源知识普及,培养受教育者"天人合一"、"中药资源有限"以及"可持续发展"等的理念。

3. 中药资源学校教育

由专职人员和专门机构承担的有目的、有系统、有组织的学校教育,是以影响受教育者身心发展为直接目标的社会活动。它是人一生中所受教育最重要的组成部分,可在某种意义上决定个人社会化的水平和性质。

中药资源教育的有效实施,离不开学校教育这一重要阵地。中药资源学校教育是指人们通过在校学习获得认识、开发利用和保护中药资源所必需的技能和知识的过程。它是中药资源教育类型的核心部分,由义务教育阶段中药资源教育、高中专阶段中药资源教育和高等院校中药资源教育3个部分组成。

1) 义务教育阶段。根据中小学生理解能力和接受能力的不同,对小学至初中各年级学生进行中药资源普及教育。此阶段侧重中药资源知识的普及、积累传承、夯实基础。可将中医药相关知识编入教材,选择历史上为人类健康事业作出重大贡献的中医药标志性事件(如第一本药学专著、第一本国家药典等),并遴选推动中医药发展的名医(如张仲景、李时珍、孙思邈等),同时结合著名中医药古籍中具有代表性、文笔叙述精彩的段落(如《伤寒杂病论·序》中关于张仲景习医撰书之感人背景的交代,《千金要方·大医精诚》中关于医德医风的深刻论述),以及有关中医药的成语、诗词(如病入膏肓、汗流浃背)深入浅出地介绍中药资源相关知识,激发同学的爱国热情和学习兴趣。

2) 高中阶段。此阶段是世界观和价值观形成的重要阶段,宜进一步将中药资源学与生物学、地理学等学科结合在一起,培养学生对中药资源学的兴趣,在为他们的健康成长尽可能多地提供中医药用药经验的同时,引导优秀学生将来从事中药资源学的学习和研究。

3) 高等教育阶段。作为中药资源学校教育的最高阶段,它承载着更为重要的责任和使命。如何面对21世纪的形势发展,如何解决目前我国中药及相关研究存在的科技含量过低以及产品缺乏规范、可靠的量化标准等问题,最终培养合格的中药资源相关高级人才,为实现中药现代化服务,是高等教育需要解决的重要问题。

上述教育内容可通过以下途径实施。

1) 课堂教学。各级学校应根据各自培养目标和要求，制订合理的中药资源教学计划，使学生掌握相关基础理论和基本技能，成为合格的中药资源保护者、行业从业者。中小学校结合生物、自然或科学等课程进行中药资源教育，提高学生的学习兴趣和综合素质；引导非医药专业的大中专院校以设置选修课等形式讲授中药资源保护等内容来开展中药资源教育。

2) 实践教学。充分利用实践教学"提高学生的综合素质、培养学生的创新精神和实践能力"的特殊作用，根据各级学校教学培养目标，建立和完善教学、科研和生产相结合的多功能实验室和校内外实习基地，探索实验教学与科研课程相结合的新型实验教学模式，利用校内外科技活动，因地制宜地设计与开展形式多样的教学实践活动，以提高学生创新和实践能力。例如，通过组织学生对校园、居住城市或当地的自然保护区内的药用植物种类、分布进行系统调查并正确记录等实践活动，培养学生的学习兴趣和动手能力。

第三节　中药资源教育的目标和任务

中药资源教育是以提高受教育者全面科学素养为宗旨，兼顾他们的志趣和潜能差异与发展需要，以中药资源为核心，以解决中药资源问题、实现中药资源可持续利用为目的，以教育为手段而展开的一种社会实践活动过程，并逐渐形成知识与技能、过程与方法、情感态度与价值观的三位一体的教育教学体系。

它的总体目标如下：

引导人们关注并了解中药与中药资源；培养民众正确的中药资源观、提高对中药资源的保护意识和有效参与能力；普及中药资源及其保护的知识与技能；鼓励以可持续发展的科学思想为指导，使中药资源服务于人类。

显而易见，中药资源教育是实现中药资源保护这一目标的一种教育，是培养人们具有中药资源保护所必需的技能和态度的过程。针对不同受教育者所处的不同时期，中药资源教育具有不同的任务：当教育对象是大、中、小学生时则进行学校教育；对象为政府有关职能部门、企事业单位职工时则进行系统教育等；最终通过中药资源教育使受教育者在情感、知识、意识、态度、行为等各方面得到全面提升。因此，中药资源教育一方面能使受教育者对自己与中药资源相互关系有崭新的、敏锐的理解；另一方面可以通过教育培养出中药资源保护所需要的各种专业人才。具体而言，它包括以下几方面：

1) 通过情感教育使受教育者亲近大自然、欣赏大自然，并达到"回归自然、天人合一"的思想境界；

2) 通过知识教育使受教育者了解中药资源相关知识、中药资源与人类关系以及人类活动将对中药资源产生的影响等问题，并了解相关的中药资源保护法律、法规及其与资源可持续发展与利用的关系；

3) 通过意识教育使受教育者了解中药资源环境对自身健康的影响，并激发受教育者自我保护意识与自觉保护中药资源的强烈愿望；

4) 通过态度教育使受教育者遵纪守法，并树立中药资源环境价值观和可持续发展观，进而养成促进社会可持续发展的责任感和主动精神；

5) 通过行为教育使受教育者积极主动地参与中药资源的保护活动，并用良好的生活方式和行为方式取代那些破坏中药资源的不良行为习惯；

6) 通过体验学习中药资源的乐趣及参与一系列实践活动，培养受教育者的创新精神、合作意识与实践能力；

7) 通过教育、学习，将世界最新科学技术、最新科学理念等融入祖国传统文化中，使受教育者树立"传统文化也应适时、适度地更新"的观念；

8) 通过以上各种类型的教育活动，使受教育者走出对中药资源认识的误区，更加热爱祖国传统文化，增强民族责任心、增加民族自豪感。

为配合完成中药资源教育的上述各项任务，"搞好中药资源相关学科的建设、构建反映学科特色的教材体系"、"培养从事中药资源教学的合格师资"等是当前亟待解决的问题。

本着"全民性、整体性、终身性"与"主动参与、解决问题"的中药资源教育实施原则，以多学科模式、跨学科模式[①]作为中药资源教育的主要课程模式来辅助实现中药资源的成功保护。因此，在实际教育教学中，要让受教育者有更多时间和更大空间在"实践中学"，并形成对中药资源的整体认识，享受自主探究式学习的成功喜悦；使受教育者充分发挥受教育者的主观能动性，在自主探索、合作交流过程中获得中药资源的相关知识及基本的方法和经验。

---

① 多学科模式也称渗透式模式，即将中药资源教育内容渗透到不同学科之中，通过各门学科课程化整为零地实施中药资源教育。这种课程模式使学习者在各学科的学习中获得相应中药资源保护知识、技能和情感，无须专门的师资和时间，教育成本较低。跨学科模式又称单一学科课程模式，即从各学科中选取与中药资源相关的概念、内容合为一体组成一门独立的课程，它能在一定程度上弥补多学科课程模式中内容零散、缺乏系统等不足，使教育更富针对性与系统性，有利于课程的综合评价。

中篇　资源教育篇

　　中药资源的分布具有显著地域性。我国古代医药学家十分关注药物功效与产地的关系，"一方风土养万民，是亦一方地土出方药也"、"草木昆虫各有相宜地产，气味功力自异寻常"、"诸药所生，皆有境界"等说法均可作为佐证。在一定的地貌、土壤、植被、气候等自然条件的综合作用下，中药资源的种类以及它们与生态环境的关系(包括生活的群落、生长的密度、出现的频度等)，往往因所处分布区中的区位不同而有所变化。药用资源都有一定的分布区域，且在最适的生态环境中生长优良。为避免超越生态适宜区的"南药北移"、"北药南栽"等违背客观规律的盲目生产，克服中药材生产中存在的"就地生产、就地供应"、追求"小而全"的小农经济模式等问题，按国家、省(自治区、直辖市)、地(市)、县不同行政区域范围进行的中药区划[①]应运而生。本章将依据中药区划以及全国行政区划，分别介绍我国北方和南方地区的中药资源。

---

　　① 中药区划(Chinese medicinal material delimitation)是在中药资源调查的基础上，对中药资源的自然分布规律及开发利用前景、中药生产的地域特点等进行系统研究；依据中药资源开发和中药生产的自然条件及社会经济条件的特点，按区内相似性和区际差异性等原则，将国土及海域划分为多个区域(包括不同级别的区域)，并明确各区域中药资源的开发和中药生产的优势及其地域性特点，进而提出中药生产发展方向和建设途径。中药区划的基本目的是按照中药资源形成和发展的自然规律、中药资源与中药生产的地域分布规律、中药生产的客观经济规律等因地制宜地指导中药资源的开发和中药生产。

第四章 北方地区中药资源

本章所述的北方地区是指我国华北、东北和西北各省区。其中，华北地区包括北京市、天津市、河北省、山西省、内蒙古自治区，东北地区包括黑龙江省、吉林省、辽宁省，西北地区包括陕西省、甘肃省、青海省、宁夏回族自治区、新疆维吾尔自治区。

第一节 华北地区中药资源

华北地区地跨中温带、暖温带，属于中温带、暖温带大陆性季风气候。区域内四季分明，春季干旱，多风沙；夏季气温较高、多雨；秋季天高气爽，但持续时间较短；冬季较长，气温寒冷而干燥，盛行西北风。本区降水量少于东北区，但降水比东北区集中，降水量从沿海向西北方向递减，而年平均温度则由北向南递增。本区地势西北高、东南低，由高原、山地、丘陵和平原呈阶梯状向海岸方向排列。北为内蒙古高原，西为黄土高原，南依黄河，东临渤海。暖温带落叶阔叶林区的地带性土壤为褐色土和棕色森林土，黄土高原上则分布有黑垆土。除石质山地外，本区地表覆盖物质主要是黄土。

1. 中药资源概况

华北地区人口稠密，城市众多，种植业发达，工业基础雄厚，城乡交通便利，稠密的交通网络辐射全国。中药资源开发利用早，历史上涌现出了众多著名的医药学家，药材栽培历史悠久，中药加工业兴旺发达，中药商品市场活跃。河北安国市古称祁州，其中药材交易始于北宋，盛于明清，已有千年历史，素有"草到安国方成药，药经祁州始生香"之说，目前是全国著名的中药材集散中心。北京曾是六朝古都，现在是全国政治经济文化中心，带动和促进了华北地区中医药事业的繁荣与发展，中医药文化底蕴异常深厚。我国地道药材中的"北药"和"西药"多产于此区域。该地区植被结构复杂、种类众多，是全国中药资源比较丰富的地区之一。

据调查，北京市中药资源种类接近1000种，其中植物类有900种，动物类有60种，矿物类有10多种，其他类有4种；北京主产的药用植物有黄芩、知母、苍术、酸枣、益母草、玉竹、瞿麦、柴胡、地黄等。天津市中药资源有700多种，其中植物类有600多种，动物类有近百种，矿物类有9种，其他类有4种，燕山及太行山麓的盘山是集中分布区；常见药用植物有黄芪、车前、小蓟、益母草、白术、酸枣、菘蓝、茵陈、地黄、牛膝等，渤海分布的药用植物有海藻、昆布，药用动物有石决明、牡蛎、海螵蛸等。天津市静海县种植的枸杞始自1910年，其产品以"津血杞"销往外地并出口；近年来大量引种栽培银杏、山楂、核桃、山杏(杏仁)等，渐渐形成了天津特色。

河北省中药资源种类有1700余种，其中植物类有1400余种，动物类有240余种，矿物类有30余种，资源种类较多的地区是保定、石家庄和邢台等地；河北有承德所产的热河黄芪、易县的西陵知母、邢台的酸枣仁、安国的祁白芷、祁紫苑，此外还有防风、杏、菘蓝、柴胡、远志、薏苡、苍术、白芷、桔梗、藁本、丹参、枸杞等。

山西省中药资源种类有1100多种，其中植物类有950多种，动物类有130多种，矿物类有30种，主要分布于晋东南及雁北等地；山西著名的地道药材有党参、黄芪、柴胡、远志、款冬花，其中主产于长治(秦代称上党郡，隋代称潞州)一带的党参称上党参、潞党参，长治一带被誉为"党参之乡"；吕梁山、五台山野生党参资源比较丰富，产于山西五台山一带者称台党参，为野生党参中的珍品；山西所产恒山黄芪或北芪在国际上享有盛誉，恒山所在的浑源县被称为"黄芪之乡"。山西特色中药材有杏、小茴香、连翘、麻黄、秦艽、防风、猪苓、知母、苍术、苦参、甘遂等，动物来源药材有五灵脂、鹿茸、麝香、土鳖虫等。

内蒙古自治区中药资源种类达1300余种，其中植物类有1000余种，动物类约有240种，矿物类约有30种，主要分布于大兴安岭、阴山及贺兰山区。内蒙古自治区的著名地道药材有甘草、黄芪、赤芍、苦杏仁、小茴香、郁李仁等，还有黄芩、银柴胡、防风、锁阳、苦参、杏、肉苁蓉、地榆、升麻、木贼、柽柳、鹿茸、麝香等；鄂尔多斯市所产的"梁外甘草"、锡林郭勒盟和乌兰察布市所产的"内蒙古黄芪"中外驰名。药用动物有牛、羊、马、刺猬、蝙蝠、鹿、野兔、香鼬、狼、岩羊、秃鹫、狐、马麝等。此外，蒙古族的传统医药学曾吸收了藏、汉等民族及古印度医药理论的精华，形成了独立的医药体系，在我国民族医药中占有重要地位，蒙医常用药有450余种，蒙医专用药260余种，特有的药用植物有角蒿、白龙昌菜(脓疮草)、山沉香(羽叶丁香)、白刺果、蒙古莸、沙芥、沙冬青、铁杆蒿等，极具开发利用价值。

2. 药材举例

(1) 酸枣仁

为鼠李科植物酸枣 *Ziziphus jujuba* Mill. var. *spinosa* (Bunge) Hu ex H. F. Chou 的干燥成熟种子。补肝、宁心、敛汗、生津。用于虚烦不眠、惊悸多梦、体虚多汗、津伤口渴。

【本草考证】 《名医别录》："生河东(今山西、河北等地)川泽，八月采实，阴干。"《本草图经》："今近京及西北州郡皆有之，野生多在坡坂及城垒间……花似枣花，八月结实，紫红色，似枣而圆小，味酸"。

【植物形态与药材性状】 托叶刺有2种：一种为针形刺，长约2cm；另一种为反曲刺，长约5mm。果近球形，成熟时深红色，味酸，核两端钝。4月中旬前后萌芽，花期6月或7月，果期8月或9月，10月下旬开始落叶。

药材呈扁圆形或椭圆形，长5~9mm，宽5~7mm，厚约3mm，表面紫红色或紫褐色，平滑有光泽，有的有裂纹。一面较平坦，中央有一条隆起线或纵纹，另一面稍凸起。种皮较脆，胚乳白色，子叶2，呈黄白色，富油性。气微，味淡。以粒大饱满、完整、有光泽、外皮紫红色、无核壳者为佳。

【化学成分】 含酸枣仁皂苷A和酸枣仁皂苷B，白桦脂酸、白脂醇、齐墩果酸；黄酮类成分当药素，$2''\text{-}O\text{-}\beta\text{-}D\text{-}$葡萄糖吡喃当药素；还含阿魏酸、油酸、植物甾醇、脂肪油、胡萝卜苷、维生素等。

【生境、分布与采收加工】 酸枣耐旱、耐瘠薄、适应性强，根系庞大，常生于向阳或干燥山坡、丘陵、岗地或平原。野生酸枣分布于辽宁、内蒙古、河北、山东、山西、陕西、甘肃、宁夏、新疆、江苏、安徽等地。药材主产于河北、陕西、辽宁、河南等省。河北邢台及辽宁朝阳所产量大且质优。酸枣适于荒山野地开发种植。种子繁殖，育苗移栽，2年或3年后适时进行整形修剪，9月下旬采收成熟果实，采后除去果皮、果肉及核壳，收集种子，晒干。

【开发、利用与资源保护】 除种仁入药外，酸枣的花还具有明目和愈合创伤的作用，其花粉是高级补品，具有软化血管，增大肺活量，增强造血机能和免疫能力的作用；酸枣的叶片可作饲料和茶叶，还可提取芦丁；酸枣的树皮、根皮及托叶刺具有收敛止血功能，可用于治疗便血崩漏，高血压等症；果核壳可用以制造活性炭；果肉虽薄但含有大量维生素C，有"天然维生素丸"之称，可鲜食或作果酱、酿酒，加工成酸枣汁、酸枣粉、酸枣酒等饮料或食品，被称为21世纪的第3代果类；另外，酸枣常用做砧木嫁接大枣。

加强人工驯化栽培等科研工作，选育酸枣品种，进一步建立优质酸枣园，形成一整套酸枣野生变家栽的栽培管理技术是当前开发利用酸枣资源的主要任务。

(2) 党参

为桔梗科植物党参 *Codonopsis pilosula* (Franch.) Nannf.、素花党参 *Codonopsis pilosula* Nann f. var. *modesta* (Nannf.) L.T.Shen 或川党参 *Codonopsis tangshen* Oliv. 的干燥根。补中益气，健脾益肺。用于脾肺虚弱，气短心悸，食少倦怠，虚喘咳嗽，内热消渴。

【本草考证】 党参之名始见于《本草从新》，谓："参须上党者佳。今真党参久已难得，肆中所市党参，种类甚多，皆不堪用。唯防党性味和平足贵，根有狮子盘头者真，硬纹者伪也。"《本草纲目拾遗》："翁有良辨误云：'党参功用，代人参，皮色黄，而横纹有类乎防风，故名防党'。"《植物名实图考》记载："党参，山西多产。长根至二三尺，蔓生，叶不对，节大如手指，野生者根有白汁，秋开花如沙参，花色青白，土人种之为利。"

【植物形态与药材性状】 多年生缠绕草本，有白色乳汁。根肥大，肉质，呈长圆柱形，顶端有膨大根头，具多数瘤状茎痕。茎长而多分枝；叶互生，叶片卵形至倒卵形，长1~7cm，宽0.8~5.5cm，先端钝或尖，基部截形或浅心形，全缘或微波状，上面绿色，被粗伏毛，下面粉绿色，被疏柔毛。花单生；花萼5裂；花冠钟形，淡黄绿色，内面有紫斑，先端5裂，裂片三角形；雄蕊5；子房半下位，3室，柱头3裂。蒴果圆锥形，种子细小。花期8月或9月，果期9月或10月。

素花党参与党参的主要区别在于：全体近于光滑无毛；花萼裂片较小。

川党参 与前两种的区别在于：茎下部的叶基部楔形或圆钝，稀心脏形，上面几无毛；花萼仅紧贴生于子房最下部，子房下位。

党参药材呈长圆柱形，稍弯曲，长10~35cm，直径0.4~2cm。表面黄棕色至灰棕色，根头部有多数疣状突起的茎痕及芽，每个茎痕的顶端呈凹下圆点状，习称"狮子盘头"；根头下有致密的环状横纹，几达全长的一半，栽培品环纹少或无；全体有纵皱纹及散在的横长皮孔，支根断落处常有黑褐色胶状物。质稍硬或略带韧性，断面稍平坦，有裂隙或放射状纹理，皮部淡黄白色至淡棕色，木部淡黄色。有特殊香气，味微甜。

素花党参药材长10~35cm，直径0.5~2.5cm。表面黄白色至灰白色，根头下有致密的环状横纹，达全长一半以上。断面裂隙较多，皮部灰白色至淡棕色，木部淡黄色。

川党参药材长10~45cm，直径0.5~2cm。表面灰黄色至黄棕色，有明显不规则的纵沟。顶端有较稀的横纹，大条者亦称"狮子盘头"，但茎痕较少，小条者根头部较小，称"泥鳅头"。质较软而结实，断面裂隙较少。皮部黄白色，木部淡黄色。

药材以条粗壮、质柔润、气味浓、嚼之无渣者为佳。

【化学成分】党参含三萜类化合物蒲公英萜醇、蒲公英萜醇乙酸酯、木栓酮、齐墩果酸等，植物甾醇类，如α-菠甾醇及其葡萄糖苷；多糖，挥发油，苍术内酯Ⅱ、Ⅲ、党参苷Ⅰ、党参内酯和党参酸等。还含有17种氨基酸，14种无机元素。

【生境、分布与采收加工】党参生于海拔1500~3100m的山地林边及灌丛中。素花党参生于海拔1500~3200m的山地林边、林下及灌丛中。川党参生于海拔1000~2300m的山地林边及灌丛中。党参主产于山西、陕西、甘肃、四川及东北各地。潞党参(栽培品)主产于山西。素花党参(又称西党参)主产于甘肃文县，四川南坪、松潘等地。川党参主产于四川、湖北及陕西南部。以种子繁殖。果实黄白色，种子浅褐色时，带蔓割下，晒干脱粒。及时播种，春播于3月下旬至4月上旬、中旬进行，秋播于9月中旬至10月中旬进行。幼苗期喜荫蔽，定植后第二年则喜光。采收加工：秋季地上部分黄枯后，采挖全根，除去地上部分及须根，洗净泥土，晒至半干，反复揉搓3次或4次，晒至七八成干时，捆成小把，晒干。

【开发、利用与资源保护】 党参为补益药，含有人体必需的氨基酸、微量元素、多糖等。有较高的营养保健价值，常被制成党参酒、党参饮料等。近几年栽培党参逐渐成为药材党参的主要来源，野生资源得到了保护。除党参外，管花党参、灰毛党参、球花党参以及新疆党参已经普遍应用并形成大宗药材商品。另外还有很多种类未形成商品，但在一定范围内生产、采集和使用。

(3) 知母

为百合科植物知母 Anemarrhena asphodeloides Bge. 的干燥根茎。不去皮者称毛知母，去皮者称为光知母或知母肉。清热泻火、生津润燥。用于外感热病，高热烦渴，肺热燥咳，骨蒸潮热，内热消渴，肠燥便秘等。

【本草考证】 始载于《神农本草经》，列为中品。"知母性寒，味苦，主热中消渴，除邪气，肢体浮肿，下水，补不足，益气……生川谷。"《本草经集注》："知母今出彭城，形似菖蒲而柔润，叶至难死，掘出随生，须枯乃止。"《植物名实图考》："今药肆所售，根外黄、肉白、长数寸。"

【植物形态与药材性状】 多年生草本；根状茎横生，粗壮，被黄褐色纤维，为残存的叶鞘所覆盖。叶基生，禾叶状条形，长30~50cm，宽3~6mm。花葶长于叶片，总状花序较长，每节着数花，花被片6，淡紫红色；雄蕊3；子房卵形。蒴果。

药材毛知母呈长条状，微弯曲，略扁，长3~15cm，直径0.8~1.5cm。一端较粗，一端较细，少有分枝，顶端有残留的浅黄色叶痕及茎痕，习称"金包头"。表面黄棕色至棕色，上面有陷下的纵沟，具有紧密排列的环节，节上密生黄棕色的残存叶基，由两侧向根茎上方集中；下面较皱缩，并有凹陷或突起的点状根痕，黄绒毛少或无。质硬、易折断，断面黄白色，散生维管束小点(筋脉点)。无臭，味略甘而微苦，嚼之带黏性。知母肉表面白色，有扭曲的纵沟，有的可见叶痕和根痕。均以断面黄白色，条粗长，质坚实者为佳。

【化学成分】 知母含皂苷类成分约6%，包括知母皂苷 A-I、A-II、A-III、A-IV、B-I、B-II，其皂苷元包括菝葜皂苷元、马尔可皂苷元和新吉托皂苷元，结合的糖有 α-葡萄糖和 α-半乳糖等；黄酮类化合物有芒果苷、新芒果苷；知母多糖(anemaran)A、B、C、D，烟酸，胆碱和多种微量元素等，微量元素中以铁、锌的含量最高。

【生境、分布与采收加工】 知母是喜光植物，生于向阳山坡、丘陵及草原和杂草丛中。分布于吉林、辽宁、河北、北京、天津、山西、内蒙古、陕西、甘肃、宁夏等地，目前知母药源主要是华北地区，产量较大的省(自治区)有河北和内蒙古。近年来，已有大面积栽培，其中以河北易县为地道药材产地，药材习称"西陵知母"。知母喜温暖，适应性很强，耐寒、耐旱。对土壤要求不严，但在土质疏松、肥沃、排水良好的腐殖质土和沙质土壤上生长较好。种子繁殖或分株繁殖。种子繁殖播种前一般要进行种子催芽，分直播和育苗移栽两种，可春季、雨季和秋季播种与移栽。分株繁殖于秋季植株枯萎时或翌春解冻后返青前进行，刨出 2 年生以上根茎(野生植株或人工种植株)，分段切开，每段长 5~8cm，带有两三个芽，作为种栽。知母用种子繁殖的需生长 3 年收获，分根繁殖的需生长 2 年收获。秋季、春季收获皆可。将根状茎刨出后去掉地上部分，洗净泥土，晒干或烘干，干后去掉须根，即为毛知母。或者趁鲜剥去外皮，再晒干或烘干为光知母(知母肉)。一般 3~4kg 鲜根可加工 1kg 干货。

【开发、利用与资源保护】 知母目前主要是根茎药用，而须根接近整个产量的 1/3，丢弃比较可惜。有人对其成分进行过考察，结果与根茎比较近似，建议进一步开发利用。知母叶可作为牛羊等牲畜的饲料。知母生命力强，耐干旱，具有很好的水土保持作用。

目前，知母的药材商品在流通中购销基本平衡，但是知母野生资源保护已成为一个比较迫切的问题。

(4) 柴胡

为伞形科植物柴胡 *Bupleurum chinense* DC.或狭叶柴胡 *B. scorzonerifolium* Willd. 的干燥根。按性状不同，分别习称"北柴胡"及"南柴胡"。和解表里，疏肝，升阳。用于感冒发热，寒热往来，胸胁胀痛，月经不调，子宫脱垂，脱肛。

【本草考证】 始载于《神农本草经》，列为上品。《本草图经》："今关、陕、江湖间，近道皆有之，以银州者为胜。二月生苗，甚香，茎青紫，叶似竹叶，稍紫……七月开黄花……根赤色，似前胡而强。芦头有赤毛如鼠尾，独窠长者好。二月八月采根。"

【植物形态与药材性状】 多年生草本，高 50~85cm。主根较粗，坚硬，有少数侧根，棕褐色。茎两、三枝丛生，稀单一，上部分枝，略呈"之"字形弯曲。叶互生，披针形至椭圆形，平行脉。复伞形花序；花瓣 5，黄色，先端向内弯曲；雄蕊 5；子房椭圆形。双悬果长卵形至椭圆形，长 2.5~3mm，棕色，果棱明显，棱槽中具油管 3 条，很少为 4 条，合生面有油管 4 条。花期 7~9 月，果期 8~10 月。

狭叶柴胡，与上种的主要区别是叶线形，花序多而小。

北柴胡呈圆柱形或长圆锥形，长 6~15cm，直径 3~8mm。根头膨大，顶端残留 3~15 个茎基或短纤维状叶基，下部分枝。表面黑褐色或浅棕色，具纵皱纹、支根痕及皮孔。质硬而韧，不易折断，断面显纤维性，皮部浅棕色，木部黄白色。气微香，味微苦。

南柴胡的根较细，圆锥形，顶端有多数纤维状叶残基，下部多不分枝或稍分枝。表面红棕色或黑棕色，靠近根头处多具细密环纹。质稍软，易折断，断面略平坦，不显纤维性。具败油气。

药材以条粗长、残留苗茎短(北柴胡不超过 1cm，南柴胡不超过 1.5cm)、须根少者为佳。北柴胡质量较好。

【化学成分】 根中主要含有柴胡皂苷，其次有植物甾醇、挥发油、香豆素和脂肪酸类等成分。

【生境、分布与采收加工】 柴胡多生于向阳山坡、林缘、林中隙地、草丛及沟旁等地。在我国东北、华北、西北、华东、华中等地的大部分地区有分布。20世纪 80 年代前，柴胡入药以野生品为主，进入 80 年代后，以栽培柴胡为主。目前，山西、河北、甘肃、河南、陕西等地均有大面积栽培。

柴胡喜温暖湿润气候，耐寒、耐旱、怕涝。在向阳、平缓、排水良好、pH6~7的沙质壤土及土层深厚的腐殖质土上生长良好。用种子繁殖，可直播或育苗移栽。为提高发芽率，将种子用 30~40℃的温水浸种一天，捞出后与细湿沙按 1∶3 的比例混合，在 20~30℃下催芽，当大部分种子裂口露出白尖时即可播种。柴胡一般生长两年以上开始采收，当秋季植株枯萎时，先割去茎叶，挖出根，抖净泥土，搓去叶柄残留物，洗净，晒至八成干时捆成小把，再晒至全干。

【开发、利用与资源保护】 除根供药用外，在生产中有些中药制药企业用全草或地上部分的原料生产柴胡片或柴胡注射液。由于商品柴胡长期依靠野生资源，使得资源蕴藏量急剧下降，应加强野生资源保护，开展野生抚育研究，促进天然更新和资源的可持续发展，并进行柴胡栽培管理方面的研究，以保证产品质量。

(5) 黄芪

为豆科植物蒙古黄芪 Astragalus membranaceus (Fisch.) Bge. var. mongholicus (Bge.)Hsiao 或膜荚黄芪 Astragalus membranaceus (Fisch.) Bge.的干燥根。补气固表、利尿、脱毒、排脓、敛疮生肌。用于气虚乏力、食少便溏、中气下陷、久泻脱肛、便血崩漏、表虚自汗、气虚水肿、痈疽难溃、久溃不敛、血虚萎黄、内热消渴。

【本草考证】 黄芪原名黄耆，始载于《神农本草经》，陶弘景："黄耆第一出陇西洮阳，色黄白，甜美，今亦难得。"列为上品。《本草别说》中有"黄耆本出绵上者良，故名绵黄耆……今《本草图经》所绘宪州者，即绵上，地相邻尔。"《本草蒙筌》载："绵耆出山西沁州绵上，此品极佳……"，《本草纲目》载："耆，长也。黄耆色黄，为补药之长，故名。"

【植物形态与药材性状】 膜荚黄芪为多年生草本，茎直立，株高 50~80cm。奇数羽状复叶互生；小叶 6~13 对，小叶片椭圆形或长卵圆形，先端钝尖，截形或具短尖头，全缘，下面被白色长柔毛；托叶披针形或三角形。总状花序腋生；

花萼钟形，萼齿 5；花冠蝶形，淡黄色；雄蕊 10，2 体(9+1)；子房被疏柔毛。荚果膜质膨胀，半卵圆形，种子五六枚，肾形，黑色。花期 5 月或 6 月，果期 7 月或 8 月。蒙古黄芪形态极似膜荚黄芪，主要区别为蒙古黄芪小叶较多，12~18 对，较小，小叶片通常为椭圆形。子房及荚果均光滑无毛。

药材黄芪圆柱形，极少有分枝，上粗下细，长 30~90cm，直径 1~3.5cm，表面灰黄色或淡褐色，有纵皱纹及横向皮孔。栓皮易剥落，皮部黄白色，较疏松；木部菊花纹理状，老根中心偶有枯朽状，黑褐色或呈空洞。气微，味微甜，嚼之有豆腥味。以根条粗长、断面色黄白、味甜、有粉性者为佳。

【化学成分】 主要含有三萜皂苷、黄酮类及多糖，此外还含有氨基酸和微量元素等。

【生境、分布与采收加工】 黄芪多生长在海拔 800~1300m 的向阳山坡草地或林缘树丛间。主要分布于我国西北、华北和东北等地，膜荚黄芪产于东北、华北及西北。蒙古黄芪产于山西、河北、黑龙江和内蒙古。以山西、内蒙古栽培的蒙古黄芪质量为佳。

黄芪喜凉爽气候，耐旱、怕涝、忌高温，有较强的耐寒性。在土层深厚、透气透水性好、地下水位低的微酸性沙质土壤上生长良好。幼苗期要求土壤湿润，两年生以上植株抗旱能力强。土壤黏重，根生长缓慢常畸形；土壤沙性大，根纤维木质化，粉质少；土层薄，根多横生，分枝多，呈鸡爪形，质量差。

种子繁殖，在荚果黄熟、种子变绿褐时采收；播种前将种子在碾米机上快磨或将种子与 2 倍的细沙拌匀，置于石碾下碾动，能提高种子的发芽率。黄芪生长 3 年或 4 年采挖质量最好。于秋季地上部植株枯萎时，将根挖出，除去泥土，剪掉芦头，晒至七八成干时，剪去侧根及须根，分等级后捆成小捆阴干。

【开发、利用与资源保护】 除供药用外，黄芪还被用来开发化妆品；其幼茎叶可制成黄芪茶，有增强机体免疫力的作用；茎叶可开发成家畜饲料；茎叶中提取的香豆素可开发助产剂。历史上商品黄芪以野生为主，但由于长期大量、无序采挖，目前野生资源几近枯竭，成规模的野生黄芪资源已十分少见，因此应在黄芪产区进行规范化栽培，或在其自然分布区或适生区进行人工补种，辅助人工管理，进行野生抚育，促进黄芪的自然更新。

(6) 牛黄

为脊索动物门哺乳纲牛科动物牛 *Bos taurus domesticus* Gmelin 干燥的胆结石。习称"天然牛黄"。在胆囊中产生的称"胆黄"，在胆管中产生的称"管黄"。可清心凉肝，豁痰开窍，清热解毒。用于热病神昏，中风痰迷，惊痫抽搐，癫痫发狂，咽喉肿痛，口舌生疮，痈肿疔疮。

【本草考证】 始载于《神农本草经》，列为上品。《本草纲目》曰："牛之黄，牛之病也。……其病在心及肝胆之间，凝结成黄。"牛黄是牛的胆结石，而且牛在十二生肖中被称为"丑",牛黄又是十分的珍贵稀有,所以在李时珍的《本草纲目》中牛黄又名"丑宝"。

【药材性状】 ①天然牛黄:胆黄多呈卵形、类球形、三角形表面金黄色至棕黄色,深浅不一,较细腻而稍有光泽,有的外部挂有一层黑色光亮的薄膜,习称"乌金衣",有的粗糙,有裂纹。体轻,质极脆,易分层剥离,断面色较浅,可见紧密的同心环层纹,有的夹有白心。管黄呈管状,或为破碎的小片,表面粗糙有裂纹及小突起。表面红棕色或黄棕色,断面有较少的层纹,有的中空。气清香,味苦而后甜,有明显的清香凉感,嚼之易碎,不黏牙。以完整、色棕黄、质酥脆、断面层纹清晰而细腻者为佳。②人造牛黄:有人工牛黄、培植牛黄和体外培育牛黄3种,多数呈粉末状,也有制成不规则球形或方形的;浅棕黄色或金黄色;质轻松。其水溶液亦能使指甲染成黄色。气微清香而略腥,味微甜而苦,入口后无清凉感。

【化学成分】 ①天然牛黄:主要含有8%的胆汁酸类、72%~76.5%胆红素类及肽类、蛋白质类等成分,还含有类胡萝卜素,胆甾醇,麦角甾醇和无机元素等。②人工牛黄:由牛胆粉、猪去氧胆酸、牛磺酸、胆红素、胆酸、胆固醇、微量元素等人工配制。不含有天然牛黄中以结合形式存在的胆红素、胆汁酸、胆固醇等,其胆酸含量高于天然牛黄,胆红素含量低于天然牛黄。③培植牛黄:主要含有胆红素钙、胆汁酸、蛋白质,此外还含有数种氨基酸以及钙、镁、铁、铜、锰等微量元素。其胆红素比天然牛黄低,胆酸含量比天然牛黄的高。④体外培育牛黄:主要化学成分为胆色素、胆酸、胆固醇、磷脂、肽类、氨基酸以及微量元素等。

【生境、分布与采收加工】 ①天然牛黄:全国各地屠宰场均有生产,主产于北京、河北、天津、新疆、青海、西藏、内蒙古、河南、广西、辽宁、吉林、黑龙江,以西北、西南、东北等地产量较大。全年均可收集,杀牛时取出肝脏,注意检查胆囊。如果发现肝管及胆管等有结石,立即取出,去净附着的薄膜,包好,置于阴凉处阴干,切忌风吹、日晒、火烘,以防变质。此外其他各地屠宰场也有收集牛黄的习惯。②人造牛黄:主产于天津、北京及河北。人工牛黄是参照天然牛黄的已知成分配制而成的。体外培植牛黄是用新鲜的牛胆汁或猪胆汁做母液,加入去氧胆酸、胆酸、复合胆红素钙等制成。培育牛黄是根据天然牛黄生成的原因和机制,利用人工的方法促进胆结石的生成,取黄方法与培植手术相同。可以再次埋入核体,作第2次培植。核体从牛胆囊中取出后,先除去胆汁黏液等,然后用硫黄熏蒸,最后烘干(温度控制在50~60℃)或阴干。上述加工方法所得牛黄为碎片状,研粉后即可制药。

【开发、利用与资源保护】 牛黄是传统名贵中药材。目前在我国4500种中成药中,约有650种含有牛黄,每年牛黄需求量约200t。我国每年自产的天然牛黄还不足1t。我国用的牛黄,过去主要依赖进口。2002年起,为防止疯牛病通过用药途径传入我国，国家决定禁止进口牛源性材料制备中成药，此后天然牛黄资源更为匮乏。近20年，基本上都是用人工牛黄和培育牛黄。其中培育牛黄质量等同于天然牛黄，而远优于人工牛黄。

此外由于近年来天然牛黄价格不断攀升，为了提高天然牛黄的产量，各地屠宰场宰牛前应对牛进行详细检查，发现病牛，应做记号；宰后注意观察，如果发现有牛黄，不论大小，均应立即取出，以增加产量，进一步保证市场的供应。

第二节 东北地区中药资源

东北地区地域辽阔，纵横均在1000km以上，包括辽宁、吉林、黑龙江3省，是我国纬度最高、气候最冷，受海洋季风影响的自然区域。该区位于我国东北部，属寒温带和温带湿润、半湿润地区，其基本特征是冬季寒冷而漫长，夏季温暖、湿润而短促，春季多大风，秋季风速较春季小。降水集中在夏季，大部分地区年降水量为400~700mm，长白山地区东南侧可达1000mm。山地、丘陵和平原地貌类型齐全，水系发达。黑龙江内蒙古一线是东北-西南走向的大兴安岭，黑龙江北部是东-西走向的小兴安岭、黑龙江、吉林东部、辽宁西北部是西南-东北走向的长白山，中部为东北平原，平原东、北、西三面环山，南面与辽河下游平原连成一体，地理上合称松辽平原；从辽宁中部开始一直往东都是丘陵地带。全区分布较广的地带性土壤有寒温带的漂灰土，温带的暗棕壤、黑土和黑钙土。区内森林植被以针叶林与针阔叶混交林为主，林下灌木和草本植物茂盛。有维管束植物约2670种，约占全国总数的1/10，其中树木种类少，但数量多，是中国森林面积最大的区域。

1. 中药资源概况

东北地区南北气温差异和东西降水差异较大。在自然景观上，最主要的特征是冷湿性森林与草甸草原，而三面环山平原中的地表结构又不同程度地加强了气候的冷湿性和地域内部的地理分异。东北地区中药资源种类丰富，药用植物资源的特点是地道品种和珍贵、稀有种类多，蕴藏量和产量大，长白山系是我国药用资源的"三大宝库"之一。我国地道药材"关药"多产于此区域，主要有关黄柏、刺五加、五味子、关升麻、牛蒡子、桔梗、地榆、朝鲜淫羊藿、辽细辛、槲寄生、赤芍、草乌、关木通、平贝母、关龙胆以及熊胆、蛤蟆油等，蕴藏量分别占全国同品种蕴藏量的50%以上。该区域中药材种植业发达，经过300多年的发展，人参种植业已有相当的规模，产量占全国人参总产量的95%以上。本区鹿的饲养及鹿茸的生产在全国也占有重要地位。

以省而论，黑龙江省中药资源种类850种，其中，药用植物810种、药用动物 34 种、药用矿物及其他约 4 种，主要集中于大、小兴安岭地区。黑龙江省的防风、黄柏、刺五加、满山红等药材产量居全国首位，人参、苍术、龙胆等居全国第二，五味子、玉竹等位居全国第三。在大兴安岭细叶杜香、越橘、兴安百里香、黄芩、山杏、金莲花、紫菀、山丹百合、一轮贝母等药材往往形成大片群落，资源极其丰富。柴胡、兴安柴胡、龙胆、三花龙胆、秦艽、桔梗等药材分布广而数量大。栽培药用植物有党参、平贝母、菘蓝、荆芥、黄芪、牛蒡、红花等。药用动物有马鹿、黑熊、驼鹿、麝、野猪和蛤士蟆等。人工饲养的药用动物有鹿(马鹿、梅花鹿)、乌鸡和蝎等。药用矿物有龙骨、龙齿、麦饭石、大青盐、芒硝、花蕊石等。

吉林省东部为长白山山地，西部主要为松辽平原，中药资源丰富，中药资源种类 1780 多种，其中，药用植物 1400 多种、药用动物 320 多种、药用矿物 60 多种，是全国人参、鹿茸、五味子的主产区。野生和栽培的药材以低山丘陵为多，如浑江、通化、延边及白城等地。长白山有丰富的药用植物资源，被誉为中国三大中药材基因库之一。紧邻长白山的抚松是野生和家种药材的源头，集安为著名的边条参栽培地。此外，还有桔梗、高山红景天、细辛、黄芪、淫羊藿、黄花乌头、关龙胆、麝香、豹骨、熊胆和蛤士蟆油等药材。

辽宁省中药资源种类 1680 种，其中，药用植物 190 科、1200 多种、药用动物约 180 科、380 种，药用矿物 60 多种。东部山区资源丰富，种类较多的是本溪、丹东、抚顺等地。辽宁省盛产的地道药材有辽细辛、北五味子、关龙胆、辽藁本、平贝母、鹿茸等，大宗药材有黄芩、黄芪、党参、紫草、酸枣仁、白鲜皮、山里红等。

2. 药材举例

(1) 人参

为五加科植物人参 *Panax ginseng* C.A.Mey. 的干燥根及根茎。大补元气，复脉固脱，补脾益肺，生津，安神。用于体虚欲脱，肢冷脉微，脾虚食少，肺虚喘咳，津伤口渴，惊悸失眠，阳痿宫冷；心力衰竭，心原性休克。

【本草考证】 始载于《神农本草经》，列为上品。梁代陶弘景引用高丽人作"人参赞"曰："三桠五叶，背阳向阴，欲来求我，椵树相寻。"李时珍谓："上党，今潞州也。民以人参为地方害，不复采取。今所用者皆是辽参。"又谓："人参因根如人形而得名。"

【植物形态与药材性状】 多年生草本。主根肉质，圆柱形或纺锤形，须根细长。根状茎(芦头)短，上有茎痕(芦碗)和芽苞；茎单生，直立，高 40~60cm。叶为掌状复叶，2~6 枚轮生于茎顶，依年龄而异：一年生者 1 枚三出复叶，二年生者只 1 枚五出复叶，3 年生者生 2 枚五出复叶，以后每年递增一叶最多可达 6 枚复叶，小叶 5 片，中部的 1 片最大，卵形或椭圆形，长 3~12cm，宽 1~4cm，基部楔形，先端渐尖，边缘有细尖锯齿，上面沿中脉疏被刚毛。伞形花序顶生，花小；花萼钟形，具 5 齿；花瓣 5，淡黄绿色；雄蕊 5；子房下位，2 室，花柱 1，柱头 2 裂。浆果状核果扁球形或肾形，成熟时鲜红色；种子 2 枚，扁圆形，黄白色。

生晒参主根呈纺锤形或圆柱形。表面灰黄色，上部或全体有疏浅断续的粗横纹及明显的纵皱纹，下部有侧根 2 条或 3 条，并有多数细长的须根，须根上常有不明显的细小疣状突起。根茎(芦头)多拘挛而弯曲，具不定根(艼)和稀疏的凹窝状茎痕(芦碗)。质较硬，断面淡黄白色，显粉性，形成层环纹棕黄色，皮部有黄棕色的点状树脂道及放射状裂隙。香气特异，味微苦、甘。生晒参以条粗、质硬、完整者为佳。

【化学成分】 含有人参皂苷(主要为四环三萜的达玛脂烷型和五环三萜的齐墩果烷型)、挥发油、酚类、肽类、多糖、氨基酸、有机酸、维生素、脂肪、甾醇、胆碱、微量元素等多种成分。

【生境、分布与采收加工】 人参多生于以红松为主的针阔混交林或落叶阔叶林下，郁闭度 0.7~0.8。野生人参主要分布于东北长白山地区和与其毗邻的朝鲜。栽培人参的产区是东北三省，以吉林靖宇县、抚松县、长白县为地道产区。人参耐寒性强，土壤以排水良好、疏松、肥沃、腐殖质层深厚的棕色森林土或山地灰化棕色森林土为宜，pH5.5~6.2。种子繁殖，留种田要隔离种植，采用单透棚遮阴，3 年生全部摘蕾，4 年或 5 年生留种，及时疏花疏果，每株保留 25~30 个，在种子成熟前 1 个月土壤含水量应保持在 50%左右。果实变为鲜红色时及时采摘；播种前种子要进行处理：种子用冷水浸泡 24h，与 3 倍沙土混拌，经过 3 或 4 个月，种子裂口率达 80%~90%时，可用于秋播或移入窖内冷藏。育苗移栽。人参通常 3 年开花，5 年或 6 年结果。栽培的人参以 5 年或 6 年收获为宜，在 8 月下旬至 9 月中旬果实变红时进行采收。按照加工方法和产品药效，可加工成生晒参、红参和糖参。

【开发、利用与资源保护】 人参被人们称为"百草之王"，是闻名遐迩的"东北三宝"(人参、貂皮、鹿茸)之一，是驰名中外、老幼皆知的名贵药材。人参除制成各种名贵、特效的中成药和保健药外，还是轻工、食品工业的原料，如人参糖、人参饼干、人参蜂王浆、人参茶、人参酒等。人参的茎、叶、花果中可提取多种人参皂苷，还可作为人参烟、人参香皂、人参牙膏、人参护肤品、人参洗发露等轻化工原料。人参是古老的孑遗植物，现在人参的资源处于濒危状态，被列为国家一级保护植物，长白山等自然保护区已进行保护。

(2) 细辛

为马兜铃科植物北细辛 *Asarum heterotropoides* Fr. Schmidt var. *mandshuricum* (Maxim.) Kitag.、汉城细辛 *Asarum sieboldii* Miq. var. *seoulense* Nakai 或华细辛

Asarum sieboldii Miq. 的干燥根及根茎。前两种习称"辽细辛"。祛风散寒，通窍止痛，温肺化饮。用于风寒感冒、头痛、牙痛、鼻塞鼻渊、风湿痹痛和痰饮喘咳。

【本草考证】《名医别录》记载："细辛生华阴山谷，二月、八月采根阴干。"陶弘景谓："今用东阳临海者，形段及好，而烈不及华阴，高丽者。用之去头节。"《本草图经》记载："细辛生华山山谷，今处处有之，然他处所出者，不及华州者真……今人多以杜衡当之。"

【植物形态与药材性状】多年生草本，有细长芳香的根状茎，先端生叶一两片。花单生叶腋，贴近地面，常紫色，钟形。果为假浆果，半球形。花期5月，果期6月。北细辛：多数十棵扎成为一小把，常卷缩成团。根茎横生呈不规则圆柱形，具短分枝，长1~10cm，直径2~4mm；表面灰棕色，粗糙，具环形节，节间长2~3mm，分枝顶端有碗状的茎痕；根细长，密生节上，长10~20cm，直径1mm，表面灰黄色，平滑或具纵皱纹，质脆易折断，断面黄白色；气辛香，味辛辣、麻舌；栽培品的根茎多分枝，长5~15cm，直径2~6mm；根长15~40cm，直径1mm或2mm。汉城细辛根茎直径1~5mm，节间长0.1~1cm。华细辛与北细辛相似，唯根茎长5~20cm，直径1mm或2mm，节间长0.2~1cm。均以根长、色灰黄、干燥、香气浓、味辛辣而麻舌者为佳。

【化学成分】含挥发油，油中主要成分为甲基丁香酚，另含黄樟醚、α-蒎烯、β-蒎烯、细辛醚、榄香素等成分。

【生境、分布与采收加工】 细辛以东北所产北细辛为佳，也是辽宁省著名的地道药材之一。华细辛主产于陕西、河南、山东、浙江、湖北、湖南、四川及华东各省，以陕西华阴产者质优，最为地道。北细辛属阴生植物，喜湿润，喜肥，喜阴，怕强光，以土层稍厚、有机质丰富的腐殖质土为宜，pH6.5~7，土壤含水量40%~60%为佳。种子繁殖。采收的种子用清水洗净，稍晾干后及时播种，或将采收的种子与5倍湿沙土拌匀，保持一定湿度，选地势较高、不积水且通风良好的地点层积贮藏，待种子的胚完成后熟时再播种。还可用带芽孢的根茎进行分株繁殖。夏季果熟期或初秋采挖，除净地上部分和泥沙，晾晒至五六成干时扎成小把并稍堆压，使之平整，阴干。

【开发、利用与资源保护】 我国细辛属植物有30余种，除《中华人民共和国药典》规定的作细辛用的三种原植物外，其他同属植物中也含有相似的化学成分。因此，对细辛属的植物进行药用资源开发具有重要意义。另外，细辛类药材应在条件适宜的地方进行大面积引种，满足市场的需要。

(3) 五味子

为木兰科植物五味子 *Schisandra chinensis* (Turcz.) Baill. 的干燥成熟果实。收敛固涩，益气生津，补肾宁心。用于久嗽虚喘，梦遗滑精，遗尿尿频，久泻不止，自汗，盗汗，津伤口渴，短气脉虚，内热消渴，心悸失眠。

【本草考证】 《本草纲目》谓:"五味今有南北之分,南产者色红,北产者色黑,入滋补药必用北产者乃良。"

【植物形态与药材性状】 落叶木质藤本,茎长4~8m,小枝灰褐色。单叶互生,叶倒卵形至椭圆形,边缘疏生腺状细齿,上面光滑,无毛。花单性,雌雄异株,单生或簇生于叶腋,花被片6~9,乳白色或粉红色。浆果球形,聚合成穗状,成熟时呈紫红色。花期5月或6月,果期6~9月。

干燥果实略呈球形或扁球形,直径5~8m。外皮鲜红色、紫红色或暗红色。显油润,有不整齐的皱缩。果肉柔软,常数个粘连一起;内含种子一两枚,肾形、棕黄色、有光泽、坚硬,种仁白色。果肉气微弱而特殊,味酸。种子破碎后有香气,味辛而苦。以果皮紫红色、粒大、肉厚、有油性及光泽者为佳。

【化学成分】 果实含有木质素类成分:五味子素、去氧五味子素、新五味子素、五味子醇等;新木质素类成分:挥发油,包括柠檬醛、α-依兰烯等。种子含五味子素、五味子醇甲等。

【生境、分布与采收加工】 五味子野生于针阔混交林中,山沟、溪流两岸的小乔木及灌木丛间,缠绕于其他树木上。分布于黑龙江、吉林、辽宁、河北、山西、陕西、宁夏、山东、甘肃、湖南、湖北、安徽、内蒙古、江西、四川等地。主产于东北、河北、山西、陕西、宁夏、山东及内蒙古等省(自治区)。以东北三省产者质量最佳,习称"北五味子",又称"辽五味子"。近年栽培面积不断扩大。喜湿润环境,但不耐涝,耐寒,需适度荫蔽,幼苗期尤忌烈日照射。适宜在富含腐殖质的沙质土壤上栽培。8月下旬至10月上旬,果实由红色变为紫红色时采收,晒干或蒸后晒干、烘干。烘时温度应控制在50℃左右,以防止挥发油散失及果实变焦,以手捏有弹性,松手后能恢复原状为佳。

【开发、利用与资源保护】 北五味子是常用名贵中药材,除药用外,还可用来制酒和保健饮料。种子含多种木脂素类成分,为治肝炎的新药;种子含油38.3%,其中油酸、亚油酸占90%以上,是很好的药用油脂,亦可制皂和润滑油等。根、茎、叶可制成茶,茎叶和种子可提取芳香油,供调制其他香精;五味子茎及同属植物的茎中含有与果实相同的成分,以7月的含量最高。因此,可对果实未成熟以前的雄株或同属植物茎进行资源开发利用研究。近年来,野生五味子资源遭到严重破坏,因此,应在产区采取保护管理措施。现东北各省种植面积和区域不断扩大,其中以辽宁省种植面积最大。

(4) 龙胆

为龙胆科植物条叶龙胆 *Gentiana manshurica* Kitag、龙胆 *G. scabra* Bunge、三花龙胆 *G. triflora* Pall. 或坚龙胆 *G. rigescens* Franch. ex Hemsl. 的干燥根及根茎。前3种习称"龙胆"或"关龙胆",后者称"坚龙胆"。清热燥湿,泻肝胆火。用于湿热黄疸、阴肿阴痒、带下、强中、湿疹瘙痒、目赤、耳聋、胁痛、口苦和惊风抽搐。

【本草考证】 龙胆始载于《神农本草经》，列为上品。《名医别录》载："生齐朐山谷及冤句(今山东菏泽)。"陶弘景注云："今出近道，以吴兴(今浙江吴县)者为胜，根状似牛膝，其味甚苦，故以胆为名。"

【植物形态与药材性状】 龙胆为多年生草本，高30~60cm。根茎短，其上丛生多数细长的根，长可达30cm。茎直立，单一粗糙。叶对生，基部叶甚小，中部和上部叶卵形或卵状披针形，长2.5~8cm，宽0.4~3.5cm，先端急尖或长渐尖，基部心形或圆形，表面暗绿色，下面色淡，边缘外卷，粗糙；叶脉3~5条。花多数，簇生于枝顶和叶腋，无花梗；苞片披针形，花萼钟形，先端5裂；花冠深蓝色至蓝色，先端5裂，裂片之间有褶状三角形副冠片；雄蕊5；雌蕊1。蒴果长圆形，种子多数，表面具网纹，两端具宽翅。花期8月或9月，果期9月或10月。

条叶龙胆与龙胆不同点在于：叶条形或线状披针形，叶缘反卷。花一两朵生于茎顶，花冠裂片三角形，先端急尖，褶斜三角形。

三花龙胆与上两种不同点在于：全株绿色，不带紫色；叶线状披针形或披针形，叶缘及脉光滑；花3朵，稀5朵；花冠裂片先端钝，褶极小。

坚龙胆与前3种不同点在于：根近棕黄色，无横纹；茎常带紫棕色；叶片倒卵形至倒卵状披针形，全缘光滑；花紫红色；种子不具翅。

龙胆根茎呈不规则的块状，长1~3cm，直径0.3~1cm；表面暗灰棕色或深棕色，上端有茎痕或残留茎基，周围和下端着生多数细长的根。根圆柱形，略扭曲，长10~20cm，直径2~5mm；表面淡黄色或黄棕色，上部多有显著的横皱纹，下部较细，有纵皱纹及支根痕。质脆，易折断，断面略平坦，皮部黄白色或淡黄棕色，木部色较浅，呈点状环列。气微，味甚苦。坚龙胆表面无横皱纹，外皮膜质，易脱落，木部黄白色，易与皮部分离。坚龙胆以身干、根条粗长、色黄、半透明、残茎少，无杂质，无霉变者为佳。

【化学成分】 龙胆主要含有环烯醚萜及裂环环烯醚萜苷类苦味成分，主要有龙胆苦苷、当药苦苷及当药苷；地上部分含龙胆次碱和龙胆碱。

【生境、分布与采收加工】 生于山坡草地、湿草地、林下和灌丛中，前3种主要分布于海拔100~1100m。坚龙胆分布于海拔1100~3000m。条叶龙胆和龙胆主要分布于内蒙古、黑龙江、吉林、辽宁、河南、湖北、湖南、江西、安徽、江苏、浙江、广东和广西；三花龙胆主要分布于内蒙古、黑龙江、辽宁、吉林和河北；坚龙胆主要分布于云南、四川、贵州、湖南和广西。关龙胆地道产区为东北三省和内蒙古，而坚龙胆地道产区为云南、贵州和四川。主要用种子繁殖，一般选取3年生以上的健壮植株留种，果皮由绿色变为黄色时割下，用木棒敲打，种子落下晒5天或6天后贮存，翌年4月播种前应先作催芽处理。也可选生长3年以上的根茎进行分根繁殖或扦插繁殖。采收方法：龙胆一般3年收获，春秋两季采挖，洗净，干燥。

【开发、利用与资源保护】 有研究发现地上部分的龙胆苦苷含量较多，可以开发利用。龙胆除药用外，在国外还用于保健品、软饮料以及护发美发等方面。由于长期采挖野生资源已严重减少，已列入国家三级重点保护野生药材物种，关龙胆在东北已栽培多年，但由于周期长，目前仍不能满足药用需要。坚龙胆目前主要靠野生，蕴藏量锐减。应进行坚龙胆野生变家种、优良种质资源选育等研究，扩大栽培药材供应，保护野生资源。

(5) 防风

为伞形科植物防风 *Saposhnikovia divaricata* (Turcz.) Schischk. 的干燥根。解表祛风，胜湿，止痉。用于感冒头痛，风疹瘙痒，破伤风。

【本草考证】 始载于《神农本草经》，列为上品。《本草经集注》："今第一出彭城兰陵，即近琅琊者，郁州百市亦得之，次出襄阳、义阳县界，亦可用。即近上蔡者唯实而脂润，头节坚如蚯蚓头者为好。"《唐本草》："防风今出齐州，龙山最善，淄州、兖州、青州者亦佳。叶似牡蒿、附子苗等。"李时珍谓："防者，御也。其功疗风最要，故名。"《药物出产辨》："产黑龙江洮南县为最多。"

【植物形态与药材性状】 多年生草本，高30~80cm。根粗壮，长圆柱形，茎基密生褐色纤维状的叶柄残基。茎单生，二歧分枝。顶生叶具扩展叶鞘。复伞形花序顶生；花小，白色。双悬果椭圆状卵形，幼嫩时具疣状突起，无翼，有棱。花期8月或9月，果期9月或10月。

药材呈圆锥形或纺锤形，稍弯曲，长20~30cm，根头部直径约1cm，中部直径1~1.5cm。表面灰黄色或灰棕色。根头部有密集的细环节，习称"蚯蚓头"，节上有棕色粗毛，顶端有茎的残痕。质松而软，易折断，断面不平坦，木部淡黄色，皮部黄棕色有裂隙，射线呈放射状。气微香，味微甘。以条粗壮、皮细而紧、断面有棕色环、中心色淡黄者为佳。

【化学成分】 防风主要含挥发油和色原酮，尚含甘露醇、苦味苷等成分。

【生境、分布与采收加工】 生于丘陵地带山坡草丛中或田边、路旁。分布于黑龙江、吉林、辽宁、内蒙古、河北、山东、河南、陕西、山西、湖南等地。现全国各地均有栽培。黑龙江、吉林、辽宁、内蒙古(东部)所产品质最佳，其中以黑龙江杜尔伯特产量最大。防风喜凉爽气候，耐寒，耐干旱。地势高燥的向阳土地，疏松、肥沃、土层深厚、排水良好的沙质土壤最适宜。用种子、根插繁殖。种子繁殖：春播在3月下旬至4月中旬；秋播在9月或10月进行。根插繁殖：在收获时或早春，取粗根条，按行株距 50cm×15cm 移栽。也可将种根于冬季按行株距10cm×50cm 假植育苗，待翌年早春有一两片叶子时移栽定植。采收加工：春秋两季挖根，除去茎基、须根及泥沙，晒至八九成干，捆成小把，再晒干。

【开发、利用与资源保护】 防风为大宗常用药材之一。我国所产防风是以采挖野生防风为主，由于长期以来对防风野生资源没有合理保护，致使其野生资源逐年减少，质量下降，应采取有效的保护措施。黑龙江、吉林等省已建立规范化、集约化种植基地。

(6) 鹿茸

为脊索动物门哺乳纲鹿科动物梅花鹿 Cervus nippon Temminck 或马鹿 Cervus elaphus Linnaeus 的雄鹿未骨化密生茸毛的幼角。前者习称"花鹿茸"，后者习称"马鹿茸"。壮肾阳、益精血、强筋骨、调冲任、脱疮毒。用于阳痿滑精，宫冷不孕、羸瘦、神疲、畏寒、眩晕、耳鸣耳聋、腰脊冷痛、筋骨痿软、崩漏带下，阴疽不敛。

【本草考证】 出自《神农本草经》，列为中品，"主漏下恶血，寒热惊痫，益气强志，生齿不老。"《名医别录》载："四月、五月解角时取，阴干，使时燥。"

【动物形态与药材性状】 花鹿茸：分枝较少，呈圆柱状，多具一个侧枝(二杠)，有的具两个侧枝(三叉)。三叉主枝略细于二杠，且略弓。均外皮红棕色或棕色，布有黄色或灰白色细毛茸。上端毛密，下端毛疏。三叉茸毛比二杠少且粗。

均以粗大、挺圆、顶端丰满、质嫩、毛细、皮红棕色、有细润光泽者为佳。

马鹿茸：形状和花鹿茸相似，但体形均较花鹿茸粗大。分枝亦较多，侧枝 1 个(单门)、2 个(莲花)、3 个(三叉)、4 个(四叉)或更多，其中以莲花、三叉为主。按产地分为"西马鹿茸"和"东马鹿茸"。

四川产的马鹿茸分叉较多，一般为四叉、五叉和六叉；毛长而密。

【化学成分】 主要含有氨基酸，占总干重的一半以上，有甘氨酸、赖氨酸、精氨酸等 17 种以上的氨基酸；以及磷脂类、脂肪酸类、胆甾醇类、多胺等成分和 26 种微量元素。

【生境、分布与采收加工】 ①梅花鹿茸：梅花鹿属典型的林缘动物，栖息于混交林、山地草原和森林边缘地带，晨昏在林间草地采食。目前，野生者极少或已绝迹，多为家养。主产于吉林、辽宁、黑龙江、河北、四川等省，销往全国。近年来其他地区也有开始饲养的，但量尚少，仅供本地应用。②马鹿茸：马鹿栖息于海拔不高、范围较大的针阔混交林。野生或饲养。主产于黑龙江、吉林、内蒙古、新疆、青海、四川等省(自治区)，东北所产者称"东马茸"，品质最优；西北产者称"西马茸"，品质次之。鹿茸必须在其骨化前采收。采收时间一般在鹿茸的生长阶段，分锯茸和砍茸两种方法。锯茸：一般从 3 岁的鹿开始锯取，第一次多在清明后锯头茬茸，采后两个月锯二茬茸；6 月下旬至 7 月下旬锯三茬茸。锯下的鹿茸用钉扎口，进行排血、洗茸、煮烫和干燥等加工步骤。马鹿茸煮烫时不要求排血，煮烫和干燥时间较长。砍茸：一般用于老鹿、病鹿或伤残鹿。将鹿头砍下，再将茸连脑盖骨锯下，刮净残肉，绷紧脑皮，进行煮烫、阴干等加工步骤。

【开发、利用与资源保护】 鹿属濒临灭绝状态的稀有珍贵野生药材，鹿茸、鹿鞭、鹿蹄筋、鹿心血、鹿胎膏等鹿产品都具有很好的保健和药用价值。改革开放以来，我国有计划地开辟牧场，科学驯化养殖梅花鹿和马鹿。现在主要有五大类型产品，即酒类、药品类、食品类、化妆品类和其他副产品类，极大地方便了人们的消费，满足了不同消费群体的需求，促进了养鹿业的发展。

第三节　西北地区中药资源

西北地区位于我国内陆，四周多高山，来自海洋的湿润气流很少能够到达，为我国最干旱的地区。地跨北亚热带(秦岭南坡以南)和暖温带两个大的气候带，在暖温带中，又可以分为干旱中温带、干旱南温带和高原温带3个气候带。本区位于我国地势的第一、第二阶梯，境内大部分属于干荒漠，东西两侧边缘地区属于荒漠草原，境内有一些高山。地形以高原盆地为主；跨黄土高原和内蒙古高原，塔里木盆地和准噶尔盆地。土壤以暗栗钙土和淡栗褐土为主。本区是我国降水量最少、相对湿度最低、蒸发量最大的区域，在大部分地区年降水量不足200mm。境内高大山地的迎风坡面可以获得较多的降水，形成荒漠中的"湿岛"，高山上孕育了众多的冰川积雪，山坡上还有绿色的草原和苍翠的森林，发源于高山冰雪区的河流，在山前平原又形成了大片绿洲沃野。秦岭为我国中部重要山脉，其主峰太白山为我国东部的最高峰之一。

1. 中药资源概况

西北地区地域广阔，面积约占我国总面积的1/4强，但地广人稀，交通不便，经济相对落后，生态环境和野生资源破坏严重，人与生态环境的矛盾比较突出。从东到西，即从半干旱区过渡到干旱区，资源分布也呈现相应的变化。该区植物群落结构简单、优势种突出，种类相对较少，但蕴藏量大，特产药用植物突出，如甘草占全国蕴藏总量的90%以上，麻黄占全国蕴藏总量的80%以上。本区南部的陕南、甘南地区的生态环境与华中、西南地区的相似，从而使区内的药材具有南北过渡的特点。在本区的南部，尤其是陕西省南部，中药资源开发利用早，药材种植业比较发达，药材的引种、驯化有一定的发展，在历史上曾涌现过众多的著名医药学家，中医药文化底蕴非常深厚。该区栽培的药用植物种类少、质量好、产量大，如枸杞、红花、伊贝母、黄芪及银柴胡等。民族药和民间药，在西北干旱区域比较丰富。维吾尔族居住在天山南北，常用维药有360种，大部分为干旱区域的特有植物，如新疆阿魏、阿里红、索索葡萄、黑种草、阿育魏、香青兰、异叶香青兰、洋甘菊、硬尖神香草、泡囊草、骆驼蓬、苦豆子、雪荷花、阿月浑子、一枝蒿、驱虫斑鸠菊、菊苣、刺糖、孜然等。

陕西省中药材资源十分丰富。据不完全统计，陕西省中药资源有3000多种，其中药用植物约 2280 种，药用动物约 310 种，药用矿物 40 种；汉中、安康、商洛及渭南等地是资源较多的地区。秦巴山地是陕西三大自然生态区之一，药用植物有 1500 多种；汉中盆地和关中平原具有栽培中药的悠久历史。主产的地道药材天麻、杜仲、山茱萸、葛根、丹参、柴胡、猪苓、地黄、黄芩、黄芪、延胡索、甘草、沙苑子、连翘、绞股蓝、秦艽、秦皮、乌头、西洋参、金银花等处于全国优势地位，其中柴胡、沙苑子、延胡索、天麻、杜仲等药材的市场占有率均为 50%~80%，而山茱萸、黄芩、延胡索等的市场占有率均在 30%以上。还有麻黄、防己、远志、薯蓣、酸枣仁、党参、黄精、淫羊藿和巫山淫羊藿等特色药材。

甘肃省是全国中药材主要产区之一，共有中药资源约 1500 种，其中药用植物约 1270 种，药用动物约 210 种，药用矿物 40 多种；有野生药材 950 多种，资源多分于陇南和甘南等地。其中著名的地道药材有岷当归、秦艽、大黄、红芪、肉苁蓉、甘草、羌活、党参、黄芪、锁阳、麻黄、远志、猪苓、知母、九节菖蒲、枸杞、黄芩等。甘肃省是多民族聚居区，藏医药是其重要的组成部分。民间药有倒卵叶五加、红毛五加、糙叶五加和异叶青兰等。

青海省特殊的生态环境使其拥有许多独特的中药资源，总数为 1660 种，药用植物约 1460 种，药用动物 150 多种，药用矿物 40 多种；资源以玉树藏族自治州较丰富，种类较多的还有贵德、门源、互助、循化等地。冬虫夏草为青海省名贵特产并享誉海内外；"西宁大黄"和"铨水大黄"在历史上著名，现以"双鹿牌"商标出口欧洲；还有黄芪、甘草、麝香、雪莲等地道药材；而红景天、甘松、藏茵陈、杜鹃、沙棘、贝母、羌活、猪苓、发菜、锁阳、秦艽、肉苁蓉、梅花鹿、大鲵、硼砂、芒硝和石膏等为特色药材。常用藏药还有杜鹃属、绿绒蒿属、红景天属、报春花属、龙胆属、獐牙菜和花锚属等多种植物。

宁夏回族自治区中药材开发利用历史悠久，共有中药资源约 1100 种，其中药用植物 910 多种，药用动物 180 多种，药用矿物 5 种；该区固原和银川等地的药用种类相对较多，六盘山和贺兰山是资源较集中的地域。贺兰山有药用植物 310 种，六盘山有药用植物 420 多种。主产的药用植物有枸杞、甘草、麻黄、银柴胡、锁阳、秦艽、党参、柴胡、白鲜皮、大黄、升麻、远志等；贮量较大的有甘草、麻黄、苦豆子、地榆、柴胡、黄芩和芦根等；多数品种贮量较小，如贝母、罗布麻、北豆根、延胡索、七叶一枝花、藜芦等。

新疆维吾尔自治区共有药用资源近 1920 种，其中药用植物约 1720 种，药用动物 150 余种，药用矿物类 40 多种；资源较多的是伊犁、塔城、昌吉等地。著名的地道药材有阿魏、紫草、伊贝母、麻黄、赤芍、锁阳、雪莲、鹿茸、羚羊角等；特色药材有甘草、红花、肉苁蓉、牛蒡、款冬花、枸杞、秦艽、杏仁、罗布麻、芦根等；维药有阿里红、一枝蒿、驱虫斑鸠菊、唇香草、海狸香、苦豆子、菊苣、睡莲、新草等。

2. 药材举例

(1) 甘草

为豆科植物甘草 *Glycyrrhiza uralensis* Fisch.、胀果甘草 *G. inflata* Bat. 或光果甘草 *G. glabra* L. 的干燥根及根茎。补脾益气、清热解毒、祛痰止咳、缓急止痛、调和诸药。用于脾胃虚弱、倦怠无力、心悸气短、咳嗽痰多、脘腹、四肢挛急疼痛、痈肿疮毒，缓解药物毒性、烈性。甘草是我国临床应用非常广泛的一味传统中药材，应用历史悠久，名扬海内外，亦是世界各国药典收载的药材。

【本草考证】 我国利用甘草治疗疾病始于战国时期，距今已有 2500 多年的历史。始载于《神农本草经》，列为上品。历代本草及名医对甘草论述甚多，梁代陶弘景在《本草经集注》云："今出蜀汉中，悉从汶山诸地中来。赤皮断理，看之坚实者，是抱罕草，最佳。此草最为众药之主，……，是以能安和草石而解诸毒也。"《本草纲目》载："今出河东西界。"《药物出产辨》曰："产内蒙古，俗称王爷地。"近代主产内蒙古、甘肃、宁夏以及新疆等地。

【植物形态与药材性状】 甘草为多年生草本；高 30~80cm，根和根状茎粗壮，红棕色。茎直立，枝稍曲折，被白色柔毛和刺毛状腺体。奇数羽状复叶互生；小叶 7~17 片，卵形或阔卵形，长 2~5cm，宽 1~3cm，两面有短柔毛和腺体。总状花序腋生，花密集；花萼钟状，外面被短柔毛和刺毛状腺体；花冠深紫色，蝶形，长 1.4~2.5cm。荚果扁平，呈镰刀状或环状弯曲，密生刺毛状腺体；每荚有种子 6~8 粒，肾形。花期 6 月或 7 月，果期 7~9 月。胀果甘草常密被淡黄褐色鳞片状腺体，无腺毛；小叶 3~7 片，卵形至矩圆形，边缘波状；总状花序常与叶等长；荚果短小而直，膨胀，无腺毛；种子数目较少，花期 7 月或 8 月。光果甘草果实扁而直，长圆形，无毛；种子数目较少，花期 6~8 月。

药材甘草根呈圆柱形，长 25~100cm，直径 0.6~3.5cm。外皮松紧不一，表面红棕色或灰棕色。根茎呈圆柱形，表面有芽痕，断面中部有髓。气微、味甜而特殊。以外皮细紧、色红棕、质坚实、体重、断面黄白色、粉性足、味甜者为佳。

胀果甘草根粗壮，木质性强，有的有分枝，表面灰棕色或灰褐色，粗糙。质坚硬，木纤维多，粉性差。根茎不定芽多而粗大。

光果甘草根及根茎质地较坚实，有的有分枝，外皮大多灰棕色，不粗糙，皮孔细小而不明显。

【化学成分】 主要包括三萜类和黄酮类两大类化合物，三萜类主要含甘草甜素(主要是甘草酸的钾、钙盐)、甘草次酸(甘草酸苷元)、乌拉尔甘草皂苷、甘草皂苷、异甘草次酸、甘草萜醇、甘草内酯、齐墩果酸等 60 余种成分。黄酮类主要含甘草苷、甘草苷元、异甘草苷、异甘草苷元、新甘草苷、新异甘草苷、光果甘草苷、光果甘草苷元、异光果甘草苷、异光果甘草苷元、甘草黄酮 A、甘草查耳酮

A 及 B 等 160 余种成分。另外还有多糖、香豆素类、氨基酸类、生物碱、雌性激素、有机酸等成分。

【生境、分布与采收加工】 甘草(乌拉尔甘草)是我国甘草资源分布最广泛的一种，从东北的黑龙江、辽宁、吉林，华北的河北、山西、内蒙古，西北的陕西、甘肃、宁夏、青海直到新疆的拜城均有分布，主产区在宁夏、甘肃及内蒙古。以内蒙古伊克昭盟杭锦旗、巴彦淖尔盟的磴口以及甘肃、宁夏的阿拉善旗一带所产的甘草药材品质最佳，是地道药材"西草(西北草)"的产区，而内蒙古东部赤峰所产的甘草药材一般被称为"东草"。光果甘草主要分布于新疆、青海及甘肃西部。胀果甘草主要分布于新疆南部、东部及甘肃酒泉、金塔一带。人工种植的甘草药材主要在内蒙古、宁夏、甘肃、吉林、山西和新疆等省(自治区)，陕西、河北、辽宁、黑龙江和青海等省也有种植。

甘草喜光照充足、雨量较少、夏季酷热、冬季严寒、昼夜温差大的生态条件。甘草地下根及根茎系统发达，主根深一般为 1.5m 以下，深者可达 8~9m。野生甘草群落常伴生罗布麻、胡杨、旱苇、沙蒿、麻黄等植物。沙质土壤，酸碱度以中性或微碱性为宜。繁殖方式有种子繁殖和根茎繁殖。种子繁殖需要进行催芽处理，处理方法为机械碾磨法、温水浸种法、湿沙埋藏法和硫酸处理法；播种分春播、夏播和秋播，可以直播或育苗移栽。根茎繁殖是直径为 0.5~0.8cm 的根茎剪成 10~15cm 长、带有 2 个或 3 个芽眼的小段，按株行距 15cm×30cm，开 8~10cm 深的沟，播种覆土压实。人工种植的甘草一般生长 3 年或 4 年后，于秋季地上茎叶枯萎时采挖，除去残茎、泥土，晒至半干，按质量等级规格切断后分别捆成小把，再晒至全干，忌用水清洗；也可在春季甘草茎叶出土前采挖。也有将栓皮削去者称为"粉草"。

【开发、利用与资源保护】 甘草是我国常用的大宗中药材，有"十方九草"之称，在国家标准收载的中成药中有 30.73% 的成药使用了甘草原料，如补中益气丸、四君子丸、加味逍遥丸、珍珠滴丸等。在保健食品、饮品及食品添加剂开发方面，甘草甜素添加在干啤酒、饮料、糖果、冰淇淋、点心、酱油和香烟中，能增加品味，稳定品质。在化妆品及日用轻工产品开发方面，甘草甜素不仅是一种天然乳化剂，还有抗菌、消炎、止痒、保湿、软化皮肤、防止产生皮屑、生发护发等功效，日本和法国已有数十种含有甘草酸的化妆品。另外甘草粉及其加工品还大量用作口香糖、牙膏、洗发液、沐浴露等的添加剂或辅料。另外，提取有效成分后的甘草残渣可用于生产粗纸、纤维板和隔音隔热建筑材料。

由于对野生甘草资源的过度采挖、过度放牧等原因，甘草野生群落面积大幅度缩减，有的地方已经面临灭绝，药材资源贮藏量和质量严重降低。因此，国家和各级地方政府应加强《中华人民共和国草原法》和有关甘草管理方面的宣传工作，建立甘草的野生资源保护基地，对于破坏严重的地区，建立专门的执法队伍，重点开展"禁挖、禁牧、禁贩运"为主题的三禁工作,保护草场。加强对野生资源的人工抚育更新,建立并实施合理轮采制度,提高野生资源的总蕴藏量和最大持续产量,充分发挥其经济价值和生态价值。

同时在甘草的地道药材产区建立人工种植基地,从甘草的优良品种选育、中药材规范化生产等各个环节对甘草药材的质量进行有效调控,研究建立一套完善的人工资源培育技术体系,实现甘草资源的可持续利用。

为保护野生甘草资源,可以利用生物技术手段加强优质种苗的繁育工作和直接生产甘草药材的有效成分。目前已经开展的有甘草花药培养、甘草幼嫩花丝的胚性愈伤组织诱导、运用转基因工程诱导甘草毛状根及其培养、甘草细胞悬浮培养等方面的工作,以及生产甘草药材三萜类和黄酮类有效成分,但目前该种技术途径尚处于试验探索阶段。

(2) 当归

为伞形科植物当归 Angelica sinensis (Oliv.) Diels 的干燥根。补血活血,调经止痛,润肠通便。用于血虚萎黄、眩晕心悸、月经不调、经闭痛经、虚寒腹痛、肠燥便秘、风湿痹痛、跌扑损伤、痈疽疮疡。

【本草考证】 始载于《神农本草经》,列为中品。《名医别录》:"当归生陇西(今甘肃临洮)川谷,二月八月采根阴干。"《本草纲目》:"当归,今陕、蜀、秦州、汶州诸处,人多栽莳为货,以秦归头圆、尾多色紫、气香肥润者名马尾归,最胜他处。"

【植物形态与药材性状】 多年生草本。主根粗壮,茎带紫色。叶为 2 回或 3 回奇数羽状复叶,叶柄基部膨大成鞘,叶片卵形;小叶片卵形或卵状披针形。复伞形花序;伞幅 9~30;小总苞片 2~4;花梗 12~36,密生细柔毛;花白色。双悬果椭圆形,侧棱有翅。花期 6 月或 7 月,果期 6~8 月。药材当归根略呈圆柱形,根上端称"归头",主根称"归身",支根称"归尾",全体称"全归"。全归长 15~25cm。外皮黄棕色至棕褐色,具纵皱纹及横长皮孔。根头(归头)直径 1.5~4cm,钝圆,有残留的叶鞘及茎基;主根粗短,长 1~3cm,直径 1.5~3cm;支根 3~5 条或更多,上粗下细,多扭曲,有少数须根痕。质柔韧,断面黄白色或淡黄棕色,皮部厚,有裂隙及多数棕色油点,木部色较淡,形成层环黄棕色。根茎部分断面中心通常有髓和空腔。味甘、辛,温。以主根粗长、油润、外皮色黄棕、断面色黄白、气味浓郁者为佳。柴性大、干枯无油或断面呈绿褐色者不可供药用。

【化学成分】 主要分为挥发油、水溶性成分和多糖类成分。其中水溶性成分主要是阿魏酸、丁二酸、烟酸、新当归内酯和 19 种氨基酸等。另外,当归中还含有黄酮类、维生素 A、磷脂、维生素 B_{12} 和 23 种微量元素。

【生境、分布与采收加工】 当归生于高寒多雨山区,野生资源仅分布于甘肃漳县、舟曲境内人迹罕至的高山丛林。商品全部来源于家种。主产于甘肃、云南和四川，多栽培。在高寒多雨山区海拔 1500~3000m 均可栽培。当归是甘肃重要地道药材之一，我国目前生产的当归 90%产自甘肃省，岷县、渭源、漳县、宕昌、临潭一带已有 1700 多年的栽培历史，正常年产量 10 000t 左右，尤以岷县当归产量大、品质最佳。甘肃岷县等地为地道产区，其当归个大质优，称"秦归"或"西归"。岷县有"中国当归城"之称。

当归喜高寒凉爽气候，为低温长日照作物，幼苗期喜阴，透光度为 10%，忌烈日直晒；成株(2 年后)能耐强光。宜在土层深厚、疏松、排水良好、肥沃富含腐殖质的沙质土壤栽培。种子繁殖，8 月中旬采种进行育苗移栽，注意追肥除草，并及时打薹，忌重茬。采收加工：秋末采挖，除去茎叶、须根及泥沙，待水分稍蒸发后 2~6 个捆成一把，以烟火熏干，注意翻动。

【开发、利用与资源保护】除药用外，当归还常用于美容保健。当归具有美白祛斑的作用，可与多种面膜粉调配敷面，使皮肤润滑、柔软，防止角质化和老化，当归还有治疗脱发的作用。食疗方有当归烧羊肉，当归补血汤等。当归属植物的果实、叶、根等部位含芳香性精油，可用作食品、饲料的调味剂，也可用作化妆品、香皂、牙膏和洁口剂的香精及调和香精成分，在欧洲还曾广泛应用于制糖业和酿酒业。

甘肃当归在国内外享有很高的声誉，产品大量出口国外，年创汇达 2000 万美元以上。2006 年以来，由于供不应求，价格持续上升。因此，迫切需要利用现代生物技术实现专业化生产，提高其药材产量和质量，实现资源的可持续利用。

(3) 大黄

为蓼科植物掌叶大黄 *Rheum palmatum* L.、唐古特大黄 *Rheum tanguticum* Maxim. ex Balf. 或药用大黄 *Rheum officinale* Baill. 的干燥根及根茎。泻热通肠，凉血解毒，逐瘀痛经。用于实热便秘、积滞腹痛、泻痢不爽、湿热黄疸、血热吐衄、目赤、咽肿、肠痈腹痛、痈肿疔疮、淤血闭经，跌扑损伤，外治水火烫伤，上消化道出血。

【本草考证】 始载于《神农本草经》，列为下品。《吴普本草》载："生蜀郡北部，或陇西(今四川北部及甘肃)。"《本草经集注》载："……生河西山谷及陇西，……今采益州(今成都附近)北部汶山(今岷山)及西山(相当于今甘肃与青海交界的青藏高原地区)者……。"《本草图经》曰："大黄，正月内生青叶似蓖麻，大者如扇。根如芋，大者如碗，长一二尺，傍生细根如牛蒡，小者亦如芋。四月开黄花，亦有青红似荞麦花者。茎青紫色，形如竹。"《植物名实图考》中记载："今以四川产者为佳，西南、西北诸国……。"

【植物形态与药材性状】掌叶大黄为多年生草本。根及根茎肥厚。茎直立，高 2m 左右，中空，光滑无毛。基生叶大，有长柄，叶片宽心形或近圆形，径达 40cm 以上，3~7 掌状深裂，每裂片常再羽状分裂或具粗齿，下面被柔毛；茎生叶较小，有短柄；托叶鞘筒状，密生短柔毛。圆锥花序顶生；花梗纤细，花紫红色或带红紫色；花被6片，长约1.5mm，成2轮；雄蕊9；花柱3。瘦果有3棱，沿棱生翅，棕色。花期6月或7月，果期7月或8月。

唐古特大黄与掌叶大黄极相似，主要区别：叶片深裂，裂片常呈三角状披针形或狭线形，裂片窄长。花序分枝紧密，向上直，紧贴干茎。

药用大黄与上两种的主要区别：基生叶5浅裂，浅裂片呈大齿形或宽三角形。花较大，黄白色，花蕾椭圆形，果枝开展，翅果边缘不透明。

药材呈类圆柱形、圆锥形、卵圆形或不规则块状，长3~17cm，直径3~10cm。除尽外皮者表面黄棕色至红棕色，有的可见类白色网状纹理及星点(异型维管束)，残留外皮棕褐色。质坚实，有的中心稍松软，断面淡红棕色或黄棕色，颗粒性；根茎髓部宽广，有星点环列或散在；根形成层环明显，木质部发达，具放射状纹理。气清香，味苦微涩，嚼之黏牙，有砂粒感。药材以体重、质坚实、气清香、味微苦而微涩者为佳。

【化学成分】 含有游离蒽醌及蒽醌苷。游离型蒽醌主要有大黄酸、大黄素、大黄酚、芦荟大黄素等，结合性蒽醌主要有番泻苷A、B、C、D、E和F，大黄素、芦荟大黄素和大黄酚的双葡萄糖苷及葡萄糖苷类等。

【生境、分布与采收加工】 生于山地林缘或草坡。野生大黄主要分布于我国西北及西南海拔1700~4400m的高寒地区。掌叶大黄主产于甘肃、青海、西藏和四川等地，唐古特大黄主产于青海、甘肃等地，两者习称"北大黄"；药用大黄主产于四川，习称"南大黄"。野生大黄多以种子繁殖，但其子芽也有良好繁殖能力。大黄一般于春末夏初的4月或5月开始萌芽，6月初抽薹、出蕾、扬花，花期40~50天，8月或9月底自下而上茎叶逐渐枯萎。3年生的大黄即可药用，但以4年或5年生者为佳，6年以上者根茎易呈现中空，药用质量下降。栽培大黄应选择湿润，排水良好，土层深厚、富含腐殖质的壤土或沙质土壤。大黄喜光，无须遮阴。种子繁殖9月或10月以直播为佳；根芽繁殖时选取母株的子芽进行栽种，生长较快，一般第二年开花，第三年开始收获。除施足底肥外，每年在夏季和冬季前要追肥一次。采收加工：春秋采挖，除去细根，刮去外皮，切瓣或段，用绳穿成串干燥或直接干燥。

【开发、利用与资源保护】 大黄是我国的传统药材，方剂配伍与中成药常用，如麻仁丸、上清丸、大黄清胃丸、百顺丸、大黄注射液等。而且在化妆品中也可用作防腐剂和植物色素。并且大黄茎叶、须根等副产品开始受到重视，其使用历史也比较悠久，藏医典《四部医典》、《妙音本草》中均有记载，近年来的研究成果，也为开发其地上部分提供了强有力的科学依据。大黄资源面临的主要问题：由于大黄根及根茎肥厚，挖掘时会造成一个直径约50cm、深60cm以上的土坑，形成裸地达1m^2，极易造成水土流失，造成大黄野生资源量的急剧下降和生态环境的持续破坏;解决可保持药材质量的人工栽培和野生群体的高产问题,解决保护其生态环境的关键技术;提高资源的经济回报率是当务之急。目前已在产区建立了野生大黄围栏护育基地以及大黄GAP生产基地。

(4) 肉苁蓉

为列当科植物肉苁蓉 *Cistanche deserticola* Y. C. Ma 或管花肉苁蓉 *C. tubulosa* (Schrenk) Wight 的干燥、带鳞叶片的肉质茎。补肾阳,益精血,润肠通便。用于阳痿,不孕,腰膝酸软,筋骨无力,肠燥便秘。肉苁蓉为贵重滋补中药材,营养延年之佳品。长期以来,在国内外供不应求,被誉为"沙漠人参"。

【本草考证】 肉苁蓉药用已有1800多年的历史。《神农本草经》列为上品,《本草纲目》载:"此物补而不峻,故有从容之号。"《名医别录》曰:"肉苁蓉生河西山谷及代郡雁门。"陶弘景云:"今第一出陇西,形扁广,柔润多花而味甘;次出北地者,形短而少花。"《本草图经》载:"今陕西州郡多有之,然不及西羌界中来者肉厚而力紧。"

【植物形态与药材性状】 多年生寄生草本,高80~100cm。茎肉质,肥厚,不分枝。鳞叶黄色,肉质,螺旋状排列,宽卵形或三角状卵形。穗状花序顶生于花茎;每花下有1苞片,小苞片2;花萼5,浅裂,花冠管状钟形,黄色,雄蕊4,花药箭形。蒴果卵形,褐色。种子极多,细小。花期5月或6月。寄生在藜科梭梭 *Haloxylon ammodendron* (C.A.Mey.) Bunge 和白梭梭 *H. persicum* Bge. ex Boiss et Buhse 上,通称梭梭大芸。

管花肉苁蓉花萼5裂至近中部,花药基部钝圆。常寄生在柽柳科红柳 *Tamarix ramosissima* Ledeb. 和密花柽柳 *T. arceuthoides* Bunge 等灌木或小乔木上,通称红柳大芸。

药材长扁圆柱形,长3~15cm,直径2~8cm。表面棕褐色或灰棕色,密被覆瓦状排列的肉质鳞叶,鳞叶菱形或三角形。体重,质硬难折断。断面棕褐色,有淡棕色点状维管束,排列成波状环纹,气微,味甜,微苦。管花肉苁蓉药材扁纺锤形或纺锤形,长5~25cm,宽5~9cm,茎上部鳞叶密集,鳞叶三角形,基部宽阔,多数折断后留下极密的叶基痕。质硬难折断。断面棕黑色,有点状维管束散布,中心无髓。药材质量以条粗壮,密被鳞片,色棕褐,质柔润者为佳。

【化学成分】 肉苁蓉主要含苯乙醇苷类、苁蓉多糖、环烯醚萜苷类及寡糖酯类、木脂素、多元醇、苯甲醇苷类等活性成分。

【生境、分布与采收加工】 肉苁蓉多生于荒漠区的轻度盐渍化、地下水位较高的固定和半固定沙地、沙丘、湖盆低地和砾戈壁低地、干河床、山前冲扇地以及盐湖沼泽、盐碱地和盐化沙地。地带性土壤为沙砾质漠钙土、灰棕色荒漠土、无明显腐殖层。植被带以荒漠旱生灌木为主。肉苁蓉主要分布于新疆、内蒙古、青海、宁夏、甘肃、陕西。主产于新疆、内蒙古、青海。管花肉苁蓉主产于新疆。

肉苁蓉具有抗逆性强、耐干旱、喜长日照、积温高、昼夜温差大的特性，地下水充足时生长发育良好。种植时，先种植培育梭梭林，然后接种肉苁蓉；或人工种植红柳，然后接种管花肉苁蓉。一般情况下，头年6月前接种的肉苁蓉，在翌年4月或5月，有30%覆土薄、生长快的肉苁蓉破土，即可进行第一次采挖。在寄主附近，如果地面出现较大裂缝，表示有肉苁蓉存在。全年可分春秋两季采收，春季4月或5月，秋季10月或11月。春末，用带尖的小铁棍在地面隆起的地方往下插，如果发现有清脆的响声，或见铁棍上有湿印时，即可挖到。此时采挖的刚出土而未开花的肉苁蓉为上等药材。

春季采收后置于沙中半埋半露晒干后即为甜肉蓉(亦称淡大芸)。秋季采收者因水分大不易干燥，将个大者投入盐湖淹1~3年，取出晾干，为咸大芸，药用时洗去盐分。

【开发、利用与资源保护】 肉苁蓉是我国传统的名贵中药材，也是历代补肾壮阳类处方中使用频度很高的补益药物之一，制剂有丸剂、片剂、冲剂、口服液等。在我国古代的多种滋补药方和保健药酒中都少不了肉苁蓉；肉苁蓉与大米共煮的"苁蓉米"、与肉类一起炖食的"苁蓉肉"都是民间滋补佳品。提取成分后的肉苁蓉残渣，可作为饲料添加剂。

肉苁蓉为国家重点保护药材物种和三级保护药用植物。药材商品来源于野生资源，但野生资源日趋减少。因此，要切实加强保护管理，建立梭梭林保护区。同时，要继续开展人工栽培中间试验的研究，为扩大人工培育奠定科学基础。

(5) 麻黄

为麻黄科植物草麻黄 *Ephedra sinica* Stapf、中麻黄 *E. intermedia* Schrenk et C. A. Mey.和木贼麻黄 *E. equisetina* Bge.的干燥草质茎。发汗散寒，宣肺平喘，利水消肿。用于风寒感冒，胸闷喘咳，风水浮肿，支气管哮喘。麻黄因具一定辛辣刺激和燥烈性，被列为六味需采后久置的中药(中药六陈)之一，以降低其辛烈性，使药性纯和。

【本草考证】 始载于《神农本草经》，列为中品，记载其功效为"主中风，伤寒头痛，温疟，发表出汗，去邪热气，止咳逆上气，除寒热，破积聚"。《名医别录》记载："麻黄生晋地及河东。"苏敬曰："郑州鹿台及关中沙苑河旁沙洲上最多。"李时珍谓："其味麻、色黄，"故名麻黄。

【植物形态与药材性状】 草麻黄为草本状灌木，高20~40cm；麻黄根系庞大，根幅广。木质茎短或成匍匐状，节间长2.5~5.5cm；草质茎绿色，小枝对生或轮生，节明显。叶鳞片状，膜质，基部鞘状，1/3~2/3合生，上部2裂，裂片锐三角形，先端急尖，常向外反曲。雄球花常密集成复穗状，生于枝端；雌球花单生枝顶，苞片4对或5对，成熟时苞片增厚成肉质，红色，浆果状、矩圆状卵圆形或近圆球形；种子通常2粒，黑红色或灰褐色，三角状卵圆形或宽卵圆形，长

5mm 或 6mm，表面具细皱纹。花期 5 月或 6 月；种子 8 月或 9 月成熟。

中麻黄　灌木，高达 1m 以上，茎直立，粗壮，基部分枝多，节间长 2~6 cm；叶膜质鞘状，上部 1/3 分裂，裂片 3(稀 2)，钝三角形或三角形。

木贼麻黄　直立小灌木，株高 1~1.5m，草质茎分枝较多，黄绿色。叶膜质鞘状，上部仅 1/4 分离，裂片 2，呈三角形，不反曲。

药材草麻黄呈细长圆柱形，少分枝；直径 1mm 或 2mm。有的带少量棕色木质茎。表面淡绿色至黄绿色，有细纵脊线，触之微有粗糙感。节明显，节间长 2~6cm。节上有膜质鳞叶，长 3mm 或 4mm；裂片 2(稀 3)，锐三角形，先端灰白色，反曲，基部联合成筒状，红棕色。体轻，质脆，易折断，断面略呈纤维性，周边绿黄色，髓部红棕色，近圆形。气微香，味涩、微苦。

药材中麻黄多分枝，直径 1.5~3mm，有粗糙感。节间长 2~6cm，膜质鳞叶长 2mm 或 3mm，裂片 3 (稀 2)，先端锐尖。断面髓部呈三角状圆形。

药材木贼麻黄较多分枝，直径 1~1.5mm，无粗糙感。节间长 1.5~3cm。膜质鳞叶长 1mm 或 2mm；裂片 2(稀 3)，上部为短三角形，灰白色，先端多不反曲，基部棕红色至棕黑色。

【化学成分】　主要成分含 L-麻黄碱、D-伪麻黄碱、微量的 L-N-甲基麻黄碱、D-N-甲基伪麻黄碱、L-去甲基麻黄碱、D-去甲基伪麻黄碱、麻黄次碱、儿茶酚鞣质、少量挥发油等。3 种麻黄所含的成分相似，但含量有所差别。

【生境、分布与采收加工】　在我国，麻黄主要分布在北纬 35°~49°，包括东北、华北和西北地区。主产地在内蒙古东部科尔沁草原、内蒙古西部毛乌素沙漠及青海、甘肃和新疆地区。尤以新疆、内蒙古资源最为丰富。

麻黄具有喜光、耐干旱、耐盐碱、抗严寒的特性。适应性较强，对土壤要求不严，干燥的沙漠、高山、低山、丘陵、平原等地均能生长。麻黄的根系，在干燥环境中也非常发达，草麻黄根系属根蘖类型。20 世纪 90 年代初期，我国部分地区开始进行麻黄的人工栽培。8 月或 9 月割取地上绿色草质茎，晒干，割时注意保护植株根茎部位，以利翌年发芽生长。

【开发、利用与资源保护】　麻黄入药可分为两类：一类作为中药麻黄使用；另一类以麻黄提取物入药，作为制备西药的原料，目前广泛用到临床上的有左旋麻黄素和右旋麻黄素，麻黄挥发油对流感病毒有抑制作用，麻黄挥发油乳剂有解热和镇静作用。欧美国家已将麻黄素和麻黄浸膏粉广泛用于药品、保健品、运动饮料和减肥饮料等的制造生产。另外，提取麻黄素后剩余的渣子可作为制作纤维板的原料，也可加工成饲料或木炭。

麻黄商品来源于野生资源，麻黄收购量随着麻黄素生产的扩大而大幅度上升，已超过了资源的合理开发利用量。据全国中药资源普查统计，麻黄野生资源蕴藏量约 4.5 亿 kg。年需要量约 1200 万 kg，从长远看资源不足。今后，要实行护、采、育相结合,做到合理开发利用;积极研究栽培技术,扩大商品来源,使麻黄资源长盛不衰,永续利用。

(6) 枸杞子

为茄科植物宁夏枸杞 Lycium barbarum L. 的干燥成熟果实。滋补肝肾,益精明目。用于虚劳精亏、腰膝酸软、眩晕耳鸣、内热消渴、血虚萎黄、目昏不明。

【本草考证】 始载于《神农本草经》,列为上品。《名医别录》:"枸杞,生常山平泽及诸丘陵阪岸。冬采根,春、夏采叶,秋采茎、实,阴干。"《本草纲目》:"古者枸杞、地骨皮取常山者为上,其他丘陵阪岸者可用,后世惟取陕西者良,而又以甘州者为绝品。今陕西之兰州、灵州、九原以西,……大抵以河西者为上也。"

【植物形态与药材性状】 灌木,高 1~3m。主茎数条,粗壮;果枝细长,先端下垂。叶互生或簇生,披针形。花腋生、单生或簇生;浆果卵圆形,红色或橘红色,果皮肉质。种子多数,扁平似肾形,棕黄色。花期 5~10 月,果期 6~11 月。药材呈类纺锤形,略扁,长 6~21mm,直径 3~10mm。表面鲜红色或暗红色,顶端有小凸起状的花柱痕,基部有白色的果梗痕。果皮柔韧,皱缩;果肉肉质,柔润而有黏性,种子多数,类肾形,扁而翘,长 1.5~1.9mm,宽 1~1.7mm,表面浅黄色或棕黄色。无臭,味甜、微酸。以粒大、色红、肉厚、质柔润、籽少、味甜者为佳。

【化学成分】 果实含枸杞多糖、氨基酸、维生素类、甜菜碱等成分。枸杞根含桂皮酸、酚类物质和甜菜碱。

【生境、分布与采收加工】 宁夏枸杞是我国的主要生产种,分布于宁夏、甘肃、青海黄河两岸的引黄灌区等干旱地带。宁夏枸杞从海拔很低的天津,到青海高原都有栽培。宁夏境内的中宁和中卫县,其枸杞量大质优,为枸杞的地道产区。

枸杞对土壤要求不严,天气干旱又具有优良排灌条件的宁夏引黄灌区是最适于枸杞生长的地方。种子繁殖:夏季采优良品种果实,水浸搓取种子,洗净,晾干。播种前用湿沙(1:3)拌匀,20℃催芽,播种。春季、夏季和秋季均可播种,以春播为主。幼苗出土后,保墒,追肥。及时去除幼株多余侧芽,摘顶,以加速主干和上部侧枝生长,根粗 0.7cm 时,可出圃移栽。扦插繁殖:在优良母株上,采径 3mm 以上的一年生枝条,剪成插穗,用萘乙酸溶液浸泡 2h 或 3h,然后扦插。6~11 月果实陆续红熟,分批采收,迅速摊在芦席上,放阴凉处晾至皮皱,然后暴晒至果皮干硬果肉柔软,去果柄,再晒干,切忌用手翻动。

【开发、利用与资源保护】 目前正式批准的中成药中,含枸杞的有 275 种,占总数的 5.48%。上市的保健食品中,原料有枸杞的占总数的 16%。餐饮中的许多菜肴、饮茶、粥、汤都将枸杞作为原料;在食品工业中,开发出了枸杞酒,各种果汁饮料、蜜饯、果酱、酱油、醋及化妆品等。枸杞根皮是传统中药地骨皮,有凉血除蒸、清肺降火的功效。枸杞叶含有多种必需氨基酸和维生素,是良好的菜蔬,还可以制成袋泡茶。枸杞是一种优良的水土保持灌木、生长迅速、根系强大、固土作用大,能防止坡面滑塌。

我国是世界枸杞生产大国,年产 2000 万 kg,年出口 800 万~1000 万 kg,研究和产业开发均处于世界领先地位。但研究利用还停留在初级阶段,枸杞加工程度低,产品附加值小,90%以上的枸杞以干果形式在市场上流通。因此,建立规范化种植(GAP)基地,系统地对枸杞的果、根皮、茎、叶、花等开展深度研究,加强枸杞产品综合利用是十分必要的。

第五章 南方地区中药资源

本章所述的南方地区是指我国华东、中南、西南各省区和港澳台地区。其中，华东地区包括上海市、江苏省、浙江省、安徽省、福建省、江西省、山东省；中南地区包括河南省、湖北省、湖南省、广东省、广西壮族自治区、海南省；西南地区包括重庆市、四川省、贵州省、云南省、西藏自治区；港澳台地区包括台湾省、香港特别行政区和澳门特别行政区。

第一节 华东地区中药资源

华东地区地跨暖温带、北亚热带和中亚热带。东临海洋，位于我国地势的第三阶梯，多为丘陵山地和平原，有山东低山丘陵、淮阳丘陵、江南丘陵、闽浙丘陵等。平均海拔 500m 左右，只有部分低山可达 800~1000m。南北丘陵山地之间为长江中下游平原，海拔多在 50m 以下。该地区水网密布，湖泊众多，淡水面积约占全国淡水面积的 50%。气候温暖而湿润，四季分明。平均降水量为 800~1600mm，降水量由东南沿海向西北递减。土壤主要是黄棕壤、黄壤和红壤，丘陵山地还有石灰土和紫色土，沿海分布有盐土，并有大面积水稻土。植被类型有落叶阔叶林、常绿阔叶林，典型的亚热带常绿阔叶林主要分布在长江以南。

1. 中药资源概况

华东地区经济发达，大中型城市多，交通便利，人口稠密。农村经营集约程度高，野生资源破坏严重。中药资源开发利用早，药材种植业比较发达，药材的引种、驯化有一定的发展，炮制加工技术比较先进，形成了安徽亳州、江西樟树等著名药材集散中心。明清时期，安徽新安江流域、江西、浙江、苏州、杭州涌现过众多的著名医药家，中医药文化底蕴深厚。本区野生中药材资源蕴藏丰富，珍稀特产及地道药材品种较多，中药资源开发利用历史悠久，家种、饲养与野生药材同步发展。全区药用植物 2500 余种，药用动物 300 余种，药用矿物 50 余种，海洋药用资源 300~400 种，大宗的家种和野生品种有金银花、白术、丹参、麦冬、枳壳、浙贝母、茯苓、芡实、莲子、决明子、荆芥、龟甲、鳖甲等。

以省而论，山东省中药资源 1800 余种，其中药用植物近 1300 种、药用动物 280 余种、药用矿物 40 余种；主产的地道药材有金银花、丹参、阿胶、北沙参、瓜蒌、酸枣仁、远志、黄芩、山茱萸、山楂、茵陈、香附、牡丹、天南星等。资源种类较多的地区是烟台、临沂、潍坊、泰安等地。鲁西和鲁西南地区种植中药材历史悠久，地道药材品种多，质量优，菏泽鄄城的舜王城药市已成为全国著名的 17 个中药材市场之一；鲁中山地丘陵的沂蒙山区也是重要的中药材生产地，如著名的地道药材金银花(主产于山东者特称为"济银花"、"东银花")、东蟾酥、丹参、齐州半夏就产在这里。广阔的海域和南四湖蕴藏的海生和水生药用植物资源也相当丰富。

上海、浙北和苏南属于长江三角洲，属华东地区的中心地带。上海是座年轻的城市，成陆较晚，原生植被相对简单，共有药用植物约 90 科、230 属、260 种、9 变种及 5 栽培变种。主产的药用植物有西红花、丹参、菊花、延胡索、白芍、栝楼等；目前栽培的西红花已成为上海唯一能供应全国的栽培药材品种，年产量占全国的 80%以上。江苏省位于我国大陆东部沿海中心，跨暖温带、北亚热带和中亚热带 3 个自然带，气候条件多样，野生动物、植物和矿物类药材品种较多，蕴藏量相对较少，以 3 类药材为特色。江苏省中药资源有 1600 余种，其中药用植物 1400 多种，药用动物 110 种、药用矿物 20 余种，药用植物主要有桔梗、薄荷、银杏、太子参、芦苇、荆芥、栝楼、百合、菘蓝、芡、半夏和夏枯草。其中特产于江苏南通及苏州地区的"苏薄荷"畅销国内外，茅苍术、明党参、太湖百合、土鳖虫等都是江苏省著名的地道药材。太湖平原素以小草药、小花果、小动物和小矿物"四小"药材闻名，宁镇扬低山丘陵是江苏野生药材的主产地，江淮中部平原水生和湿生药用动植物种类多样，徐淮平原家种与野生药材兼有发展，沿海平原气候具海洋性特征，近海滩涂药用植物丰富。浙江省中药资源 2390 种，其中药用植物 1780 种，药用动物 160 种；主产的"浙八味"(白术、元胡、玄参、杭白菊、杭麦冬、杭白芍、浙贝母和温郁金)和薏苡等地道药材享誉国内外。栽培药材以东北部地区较多，主要集中于金衢盆地、杭嘉湖平原和浙东低山丘陵，以磐安中药材种植面积最大。中部丘陵盆地是"浙八味"的主产区，南部山地引种南药是地区特色。

安徽和江西是两个内陆省份，位于华东地区的西部。安徽省共有中药资源 3500 种以上，其中药用植物 2800 余种，药用动物 500 余种，药用矿物 90 余种；主产的药用植物有白芍、牡丹、菊花、菘蓝、何首乌、太子参、女贞、枇杷、白前、独活、侧柏、木瓜、前胡、茯苓、葛根、苍术和半夏。资源种类较多的是六安、铜陵、淮南、芜湖及滁县等地。黄山是省内资源的代表性区域，药用植物约有 1470 种，占全省药用植物的 68%。著名的地道药材有皖南山区的祁术、蕲蛇、宁前胡、山茱萸等；沿江丘陵的殷半夏、宣木瓜、宣黄连、太子参、凤丹等，大别山区的茯苓、天麻、霍山石斛、海螺望春花、潜厚朴、舒半夏和咸秋石；江淮丘陵地区的春柴胡等；淮北平原的颍半夏、亳菊、亳芍等。

江西省中药资源达 2060 种，其中药用植物约有 1900 种，常用的有 300 余种，药用动物约有 140 种，药用矿物近 15 种；主产的药用植物有枳、栀子、荆芥、香薷、薄荷、陈皮、钩藤、防己、蔓荆子、青葙、车前、泽泻、夏天无、蓬藁、青皮和茵陈。鄱阳湖平原、西北丘陵山地的地道药材品种较多，东北山地丘陵水生和山地野生药材资源丰富，中部丘陵山地、南部山区丘陵以野生药材为主。资源较多的地区有吉安、赣州、抚州、上饶等地。庐山是亚热带地区的天然植物园，据《庐山植物》记载，共有 2331 种，其中 60%以上的植物可供药用。

福建省跨中、南亚热带，具有典型的亚热带湿润季风气候。共有中药资源 2468 种，其中药用植物 240 多科、约 2020 种，药用动物约 200 科、近 430 种，药用矿物及其他类药材约 20 种。地道药材有建泽泻、厚朴、太子参、青黛、绿衣枳实、乌梅、使君子等。资源以三明、建阳、福州、宁德等地较为丰富，种类均在 1000 种以上。西北中低山盆谷地道药材种类较多，中部以野生药材为主，东北沿海平原丘陵湿生药用资源丰富，东南沿海和南部沿海以南药和海洋药物为特色，西南中低山盆谷森林资源丰富。福建省西北中低山盆谷的地道和特色药材还有杜仲、薏苡、白扁豆等，中部低山还有古田银耳、山药、罗汉果、竹茹等，东北沿海还有金银花、枳壳、海螵蛸、陈皮、天麻等，东南沿海有青黛、栀子、枇杷叶、麦冬、北沙参、姜黄等，南部沿海的特色药材有长泰砂仁、巴戟天、肉桂、山药、藿香、石决明等，西南中低山盆谷有藕片、射干、金银花、荆芥等。

2. 药材举例

(1) 金银花

为忍冬科忍冬属植物忍冬 *Lonicera japonica* Thunb. 的干燥花蕾。清热解毒，凉散风热。用于外感风热及瘟病，热毒血痢，各种痈疽、肿毒等症。

【本草考证】忍冬始载于《名医别录》，曰："藤生，凌冬不凋，故名忍冬。"《本草纲目》忍冬项下释其名曰："花初开者，蕊瓣俱色白，经二三日，则色变黄，新旧相参，黄白相映，故呼金银花。"《本经逢原》曰："金银花主下痢脓血，为内外痈肿之要药。解毒祛脓，泻中有补，痈疽溃后之圣药。"《得配本草》则云："藤、叶皆可用，花尤佳。"

【植物形态与药材性状】忍冬为半常绿藤本，茎细，多分枝，中空，幼时密被黄褐色柔毛和腺毛。单叶对生，叶片卵形至长卵形，嫩叶有短柔毛。花成对腋生，苞片叶状；花冠稍成二唇形，初开时白色，后变为黄色，有清香。浆果球形，成熟时黑色，种子 4~7 粒。花期 5~10 月；果熟期 10~11 月。

药材呈棒状，上粗下细，略弯曲，长 2cm 或 3cm，上部直径约 3mm，下部直径约 1.5mm。表面黄白色或绿白色，贮久色渐深，密被短柔毛。偶见叶状苞片。花萼绿色，先端 5 裂，裂片有毛，长约 2mm。开放者花冠筒状，先端二唇形；雄蕊 5 个，附于筒壁，黄色；雌蕊 1 个，子房无毛。气清香，味淡、微苦。

东银花呈棒状,中上部膨大,长 2.4~3.5cm。表面黄白色,久贮色渐深,密生短柔毛。质较软,气清香,味淡、微苦。

密银花呈鼓槌状,先端膨大,长 2.6~3.1cm。表面淡绿色,密生短柔毛。质较硬,握之略有顶手感,有蜜样香气。

河北花呈长棒状,中部以上膨大,常因挤压而不平直,压扁,长 3~4.5cm。表面灰白色,毛较疏。质绵软,气清香或具酸气。

【化学成分】 忍冬花蕾含黄酮类成分为木犀草素及木犀草素-7-葡萄糖苷;并含绿原酸、异绿原酸、肌醇、三萜、皂苷、环烯醚萜苷及挥发油。

【生境、分布与采收加工】 生于山坡灌丛中。除新疆外,全国均有分布,主产于山东南部的沂蒙山区以及河南南部的濮县、唐河、确山、正阳等地。产山东(平邑、费县等)者称"东银花";产河南(密县、封丘)者称"密银花";产河北者为"河北花"。忍冬栽培一般采用扦插育苗法。凡有灌水条件者,一年四季都可扦插育苗,但一般多冬季扦插、春季扦插和伏雨季扦插。冬季、春季扦插育的苗,到雨季即可挖出造林;伏雨季扦插育的苗,冬季、春季即可栽植。扦插圃地只要能保持地面湿润,成活率一般可达90%以上。采收主要在5月或6月。

山东:花蕾上半部膨大、淡青绿色(二白期)时,选择晴天早晨露水刚过时采收。将花蕾均匀摊在干净的石头或筐子上晒干。

河南:当花蕾上部略突起膨大呈青绿色(三青期)时采收,先将花蕾用硫磺熏后,再放到烘房内烘干。

河北:花蕾上半部膨大、绿白色(大白期)时,采收。将花蕾用硫磺熏后晒干。

【开发、利用与资源保护】 目前以金银花为主要原料开发的保健食品有金银花茶、金银花饮料、金银花保健糖果、金银花保健白酒、金银花啤酒、冰淇淋产品等;化妆品和日用品有金银花花露水、银花露、银仙牙膏、忍冬花牙膏、金银花痱子水等;还可以用作兽药和饲料添加剂,起到预防疾病的效果。忍冬的根、茎、叶和花蕾均含绿原酸、异绿原酸,其不同部位可以综合利用。资源保护方面迫切需要建立忍冬属植物种质资源基因库,加强人工栽培技术研究,开展植物亲缘学研究,扩大药源。

(2) 丹参

为唇形科植物丹参 *Salvia miltiorrhiza* Bge.的干燥根及根茎。丹参因其根皮丹(红)而肉紫,且有滋补强壮作用,故名丹参。祛瘀止痛、活血通经、清心除烦,是一种主治心血管系统疾病的常用中药。

【本草考证】 丹参始载于《神农本草经》,列为上品。陶弘景谓:"今近道处处有之。茎方有毛,紫花。"苏颂谓:"今陕西、河东州郡及随州皆有之。二月生苗,高一尺许。茎方有棱,青色。叶相对,如薄荷而有毛。三月至九月开花成穗,红紫色,似苏花。根赤色,大者如指,长尺余,一苗数根。"李时珍谓:"处处山中有之。一枝五叶，叶如野苏而尖，青色皱毛。小花成穗如蛾形，中有细子。其根皮丹而肉资。"既可入药，又可作为食疗食补之用。

【植物形态与药材性状】 丹参为多年生草本，根圆柱形，肉质，外面砖红色。茎四棱形，上部分枝。叶对生，奇数羽状复叶，小叶3~5(7)片，两面有毛。轮伞花序6至多花，顶生或腋生；花冠蓝紫色，二唇形，上唇直立，下唇短于上唇；能育雄蕊2。小坚果黑色，椭圆形。花期5月或6月，果期7月或8月。

药材根茎短粗，顶端有时残留茎基。根数条，长圆柱形，略弯曲，有的分枝并具须状细根，长10~20cm，直径0.3~1cm。表面棕红色或暗棕红色，粗糙，具纵皱纹。老根外皮疏松，多显紫棕色，常呈鳞片状剥落。质硬而脆，断面疏松，有裂隙或略平整而致密，韧皮部棕红色，木质部灰黄色或紫褐色，导管束黄白色，呈放射状排列。气微，味微苦涩。栽培品较粗壮，直径0.5~1.5cm。表面红棕色，具纵皱，外皮紧贴不易剥落。质坚实，断面较平整，略呈角质样。以条粗壮、紫红色者为佳。

【化学成分】 丹参的主要活性成分可分为两类，即脂溶性丹参酮类和水溶性酚酸类成分。脂溶性成分包括：丹参酮Ⅰ、ⅡA、ⅡB、Ⅴ、Ⅵ，隐丹参酮、异丹参酮Ⅰ、Ⅱ、ⅡB等。水溶性酚酸类有丹酚酸A、B、C、D、E、F、G，迷迭香酸、紫草酸B、原儿茶酸、原儿茶醛、咖啡酸等。此外，还含黄酮类、三萜类和甾醇等成分。

【生境、分布与采收加工】 丹参生于向阳山坡草丛、沟边、林缘。我国各地均有分布。丹参产河北、山西、陕西、山东、河南、江苏、浙江、安徽、江西及湖南及四川。主产于山东、四川、河南。丹参以种子和分根繁殖为主。丹参种子小，寿命为1年，收获1个月以内的种子，可直接播种，1~9个月的种子需要催芽处理。播种时按照行距25cm左右，开1cm或2cm深的浅沟，播种，覆土，用麦秸或者稻草覆盖，保湿。分根繁殖时选直径1cm左右，色泽鲜红，无腐烂无病虫害的1年生侧根作种根，剪成长8~10cm的节段，放入地窖进行保存，第二年立春后即可取出栽种。采收加工：春栽于当年10月或11月地上部枯萎或次年春萌发前采挖。先将地上茎叶除去，在畦一端开一深沟，使参根露出，顺畦向前挖出根条，防止挖断。挖出后，剪去残茎。

【开发、利用与资源保护】 丹参药用量很大，除临床处方外，以丹参为原料的中成药有100余种。丹参不但有活血之功，而且具强抗氧化、清除自由基和改善脑缺血性损伤等作用，对延缓衰老大有裨益。以丹参为原料的保健品很多，如丹参霜、丹参茶、万年春酒、丹参叶茶等。

近年来，丹参野生资源锐减，人工栽培技术日趋完善，大大缓解了丹参市场的供需矛盾状况。但是，在引种栽培中应注意收集、保存丹参的种质资源，以便永续利用。同时，要进一步引入新方法与新技术，以满足临床、中成药及保健品市场对丹参的需求。

(3) 薄荷

为唇形科植物薄荷 Mentha haplocalyx Briq. 的干燥地上部分。宣散风热，清头目，透疹。用于风热感冒、风温初起、头痛、目赤、喉痹、口疮、风疹、麻疹、胸胁胀闷。

【本草考证】 始载于《新修本草》："生江浙间，彼人多以作茶饮之。"《本草纲目》载："今人药用，多以苏州者为胜。""薄荷，人多栽莳。……吴、越、川、湖人多以代茶。苏州所莳者，茎小而气芳，江西者稍粗，川蜀者更粗，入药以苏产为胜。"

【植物形态与药材性状】 多年生草本，高 30~100cm，具水平匍匐根状茎，茎下部数节具纤细的根。茎直立，锐四棱形，具四沟槽，多分枝。叶对生，长圆状披针形至长圆形，长 3~5cm，宽 2cm 或 3cm，先端急尖或锐尖，基部楔形至近圆形，边缘在基部以上疏生粗大的牙齿状锯齿。轮伞花序腋生；花萼筒状钟形，萼齿 5，三角状钻形；雄蕊 4 枚。小坚果卵球形，黄褐色。

药材茎呈方柱形，上部有对生分枝，长 15~40cm，直径 2~4mm，表面紫棕色或淡绿色，有白色绒毛，角棱处较密，节间长 2~5cm；质脆，易折断，断面类白色，中空。叶对生，有短柄；叶片皱缩卷曲，多破碎。上面深绿色，下面灰绿色。具有白色绒毛；质脆。轮伞花序腋生，花冠淡紫色，揉后有特殊的清凉香气。气香，味辛凉。以身干、无根、叶多、色绿、气味浓者为佳。

【化学成分】 新鲜叶含挥发油 0.8%~1%，干茎叶含挥发油 1.3%~2%。油中主要含 L-薄荷醇 77%~87%，其次含 L-薄荷酮 10%；此外尚含苏氨酸、丙氨酸、谷氨酸、天冬酰胺等多种游离氨基酸以及树脂、少量鞣质和迷迭香酸。

【生境、分布与采收加工】 薄荷生于河沟边或山野潮湿地，我国各地均有分布，家种野生都有。薄荷商品全部来源于家种，主产江苏、江西、浙江、安徽等地。以江苏太仓出产的薄荷质量最佳，被称为"苏薄荷"，行销全国，并为出口商品。薄荷喜阳光充足、降雨均匀的气候，人工培育以肥沃的沙质土壤、黏性壤土为宜。生产上常用根茎繁殖为主。薄荷一年收割多次，夏、秋两季茎叶茂盛，选晴天，分次采割。

【开发、利用与资源保护】 薄荷具清凉香气，可用来制作防晒润肤露、花露水、洗发香波、驱臭露等化妆品。从新鲜茎叶中提取薄荷油和薄荷脑可作芳香剂、调味剂，是生产牙膏、糖果、饮料、化妆品的重要原料。江苏生产的"白熊牌"薄荷油和薄荷脑在国外市场享有"亚洲之香"的美誉。薄荷的嫩茎叶凉拌食用，可清热解毒，味道清凉爽口，是一种开发前景良好的药食兼用的绿叶蔬菜。

由于薄荷品种退化、混杂而造成薄荷油产量、质量下降一直是薄荷生产中存在的主要问题，因此今后仍需不断研发优良品种，以满足生产和临床用药的要求。

(4) 菊花

来源于菊科植物菊 Dendranthema morifolium Ramat 的干燥头状花序。散风清热，平肝明目。用于风热感冒、头痛眩晕、目赤肿痛、眼目昏花。

【本草考证】《神农本草经》载："菊，利血气，久服之轻身耐老，"位列上品。《本草纲目》"……菊本作鞠，从鞠；鞠，穷也。月令，九月，菊有黄华，华事至此而穷尽，故谓之鞠"。《名医别录》云："生雍州川泽及田野中。"

【植物形态与药材性状】多年生直立草本，全株密被白色绒毛。茎基部木质化具纵棱，上部多分枝密被白色短柔毛。单叶互生。大小不等的头状花序顶生或腋生，直径 2.5~5cm，总苞绿色半球形。瘦果柱状无冠毛。花期 10 月或 11 月，果期 11 月或 12 月。

亳菊呈倒圆锥形或圆筒形，有时压扁呈扇形，直径 1.5~3cm，多离散。总苞碟状；总苞片 3 层或 4 层，苞片卵形或椭圆形，草质，黄绿色或褐绿色，外面被有毛，边缘膜质。花托半球形，无托片或托毛。外方为数层舌状花，雌性，类白色或淡黄白色，劲直，上举，纵向折缩，散生金黄色腺点；管状花多数，两性，位于中央，常被舌状花隐藏，黄色，顶端 5 齿裂。瘦果不发育，无冠毛。体轻，质柔润，干时松脆。气清香，味甘、微苦。

滁菊呈不规则球形或扁球形，直径 1.5~2.5cm。舌状花类白色，不规则扭曲，内卷，边缘皱缩，有时可见淡褐色腺点；管状花大多隐藏。

贡菊呈扁球形或不规则球形，直径 1.5~2.5cm。舌状花白色或类白色，斜升，上部反折，边缘稍内卷而皱缩，通常无腺点；管状花少，多外露。

杭菊呈蝶形或扁球形，直径 2.5~4cm。常数个相连成片。舌状花类白色或黄色，平展或微折叠，彼此粘连，通常无腺点；管状花多数，外露。

均以花朵完整、颜色鲜艳、气清香、少梗叶者为佳。

【化学成分】 菊花含有多种成分，主要成分为绿原酸、黄酮类和挥发油。

【生境、分布与采收加工】亳菊分布于淮北平原的亳州、涡河沿岸，海拔约 50m。滁菊分布于亚热带北缘的江淮丘陵东部的滁州南谯区和全椒县，居于两条丘陵之间，海拔 50~150m。贡菊分布于中亚热带北缘的皖南低山区域的黄山歙县金竹岭、高山一带，海拔 300~600m。另外，杭菊主产于浙江桐乡和江苏射阳；济菊主产于山东省济宁市嘉祥县；祁菊主产于河北省安国市；怀菊主产于河南省武陟县。菊花一般采用 3 种方式繁殖：分根、茎枝扦插或组织培养。每年 4 月或 5 月选好苗进行分根繁殖种植；3 月或 4 月日平均气温 10℃以上时，以扦插育苗移栽和大田直插法两种方式进行茎枝扦插繁殖，6 月上旬移栽定植。菊花按产地与加工方法的不同分亳菊、滁菊、贡菊和杭菊。其中，亳菊在花处于开花盛期时，连同枝条一起收割，悬挂阴干；滁菊采用硫熏后再晒干的方法获得药材；贡菊采用传统的烘制技术获得药材；杭菊多采用蒸熟、晒干或烘干的方式获得。

【开发、利用与资源保护】目前已经利用天然菊花开发出各种茶、酒等饮品、保健品、药品,如灵芝菊花茶、潘高寿凉茶、菊花白酒、菊花七味胶囊、菊花咕噜肉、菊花鱼球、菊花金银花保健冰淇淋等产品。为确保菊花的永续利用,必须重视资源保护工作。例如,完善以提高质量与产量为目的的菊花栽培技术,实施菊花药材的 GAP 生产规范化,借助现代工业技术对包括茎、叶在内的菊花植株进行深度开发利用等。

(5) 牡丹皮

为毛茛科牡丹 Paeonia suffruticosa Andr. 的干燥根皮。清热凉血,活血散瘀。用于温毒发斑,吐血衄血、无汗骨蒸、闭经痛经、血沥、劳气头痛腰酸、风噤癫疾、跌打伤痛等。

【本草考证】 始载于《神农本草经》,列为中品。陶弘景:"牡丹,今东间亦有。色赤者为好,用之去心。"《唐本草》:"牡丹,生汉中……京下谓之吴牡丹者是真也。"《本草图经》:"牡丹,今丹、延、青、越、滁、和州山中皆有之。花有黄紫红白数色。此当是山牡丹,其茎梗枯燥,黑白色。二月于梗上生苗叶,三月开花,其花叶与人家所种者相似,但花止五、六叶耳。……"《本草纲目》:"牡丹唯取红、白单瓣者入药,其千叶异品,皆人巧所致,气味不纯,不可用。"

【植物形态与药材性状】 落叶小灌木。一至二回羽状复叶。单花顶生;萼片 5;花瓣 10~15,多为白色;紫色革质花盘全包心皮;心皮 5~8。聚合蓇葖果。

连丹皮呈圆筒状、半筒状,有纵剖开的裂缝,略向内卷曲或张开,长 5~20cm,直径 0.5~1.2mm,厚 0.1~0.4cm。外表面灰褐色或黄褐色,有多数横长皮孔样突起和须根痕;内表面淡灰黄色或浅棕色,有明显的细纵纹,常见发亮的结晶。质硬而脆,易折断,断面较平坦,淡粉红色。气芳香,味微苦而涩。

刮丹皮外表面有刮刀削痕,呈红棕色或淡灰黄色,有时可见灰褐色斑点状残存外皮。

【化学成分】 主要有芍药苷、丹皮酚、丹皮苷、丹皮多糖、苯甲酸、甾醇、挥发油等。

【生境、分布与采收加工】牡丹野生居群极少,仅分布于河南嵩县及卢氏县。长江及淮河流域多有栽培;现多以安徽的铜陵和南陵交界的"三山"(丫山、瑶山、凤凰山)地区所产的"凤丹"质量最佳,为牡丹皮的地道产区。其中铜陵市顺安镇、钟鸣镇和芜湖市南陵县何湾镇所产凤丹已列入国家地理标志产品。凤丹一般采用两种方式繁殖:种子育苗移栽和分株移栽。种子育苗移栽宜选 2 年生无病虫的健壮苗。分株移栽在 9 月或 10 月收获丹皮时,选 3 年生健壮无病虫害,有中、小根的植株作种苗。大根采下作药,留下中、小根,用刀从根茎处切开,每株留有 2 个或 3 个芽头,尽量保留部分细根,将病枝、枯枝剪去。凤丹皮最佳采收期定为移栽后 4 年,9 月或 10 月挖取根部,洗净泥土,除去须根及茎苗,剖取根皮,晒干或刮去粗皮，除去木心，晒干。前者习称连丹皮，后者习称刮丹皮。

【综合利用及资源保护】凤丹具有多种功效，目前已开发出双丹颗粒、复方丹皮清肝胶囊等产品。有效成分丹皮酚制成如包合物、注射剂、口服液、片剂、凝胶等多种剂型。凤丹除了药用外，在食品、保健品、化妆品和日用品以及观赏方面都有广泛的应用。另外，凤丹果实中不饱和脂肪酸含量较高，具有很高的综合开发利用价值。目前凤丹已开展较多的 GAP 研究与实践，但仍须加强优质种质资源保存以及提高栽培凤丹的质量等方面的研究。

(6) 蟾酥

为脊索动物门两栖纲蟾蜍科动物中华大蟾蜍 *Bufo gargarizans* Cantor 或黑眶蟾蜍 *Bufo melanostictus* Schneider 的干燥分泌物。解毒止痛，开窍醒神。用于痈疽疔疮，咽喉肿痛，中暑吐泻，腹痛神昏，手术麻醉。

【本草考证】出自《本草衍义》："蟾蜍眉间有自汁，谓之蟾酥。以油单裹眉裂之，酥出纸上，阴干用。"《本草纲目》："取蟾酥不一，或以手捏眉棱，取白汁于油纸上，及桑叶上，插背阴处一宿即自干，……或以蒜及胡椒等辣物纳口中，则蟾身白汁出，以竹篦刮下，面和成块，干之。其汁不可入人目，令人赤肿盲，或以紫草汁洗点，即消。"

【动物形态与药材性状】干燥的蟾酥呈扁圆形切块状、(东酥)、棋子状(棋子酥)或片状(片酥)。新鲜品呈米黄色，贮藏品呈紫红色或棕黑色。东酥和棋子酥质坚硬，不易折断，断面棕褐色，如胶质状而有光泽。片状者质脆易折断，半透明。气微腥，味麻辣，粉末嗅之作嚏。遇水即起泡沫，并泛出白色乳状液；用锡纸包碎块少许，烧之即熔为油状。以质明亮、紫红色、断面均一、沾水即泛白色者为佳。封存贮藏的蟾酥，越陈越黑，品质越佳。

【化学成分】主要药效成分有 3 类。第一类是脂溶性成分，主要是与强心苷元结构相似的多种蟾毒基衍生物-蟾蜍毒素；其次是胆甾醇、β-谷甾醇、毒角甾醇等甾类。第二类是水溶性物质，主要是吲哚类生物碱等。第三类是多种氨基酸、肾上腺素等成分。

【生境、分布与采收加工】中华大蟾蜍穴居在泥土中或栖居在石头下、草丛中，日间多隐匿。分布于全国大部分地区。药材主产于江苏、山东、安徽、河北、浙江和湖北。蟾酥的采集一般在 6~8 月，一般每两周采浆一次。蟾蜍浆液最多的部位是"耳后腺"，其次是背部的皮肤腺瘤状突起。采收方法主要有挤浆法和刮浆法两种。将原浆放入一定规格的圆形模型中晒干，即成"团酥"或"片酥"。刮浆后的蟾蜍，不能遇水，否则会感染腐烂而死，应放回干燥无雨露的草丛或放笼中，过 2 天或 3 天后再放回，以保护生态环境和药源。一般加工 1kg 蟾酥需要 2.5~3kg 鲜浆，需刮取 3 万多只蟾蜍。

【开发、利用与资源保护】以蟾酥为主要成分研制的雷允上六神丸、天蟾丸、消炎解毒丸、牛黄消炎丸、梅花点舌丹等中成药可治疗多种疾病，疗效显著。目前市场上蟾酥价格一直居高不下，正品价为2100~3100元/kg，且正品大货难求。蟾蜍资源锐减是造成蟾酥供不应求的根本原因。为了缓解供不应求的矛盾，要对蟾蜍进行保护，对蟾蜍的生态习性、繁殖规律、资源量和可更新能力进行调查研究，限定捕捞时间和数量，使之维持在一定的数量水平。要建立养殖基地，开展人工养殖或抚育大量幼蟾，并将它们放养到适合的环境中生长。改进蟾蜍类活性物质提取技术，以非伤害性方式获取目的物质，促进资源的循环利用。

第二节 中南地区中药资源

中南地区地跨暖温带、亚热带和北热带。本区大陆部分的地势为西北高，东南低，大部分处于我国地势等级的第三阶梯，西北部处于我国地势等级的第二阶梯，多为山地、丘陵和平原。部分地区濒临海洋，气温较高，湿度也大。植被类型有落叶阔叶林、亚热带常绿阔叶林和热带雨林。土壤为砖红壤性红壤(赤红壤)，其次有红壤、黄壤、石灰土、磷质石灰土等。

1. 中药资源概况

中南地区药材种类繁多，炮制工艺领先，中药资源种类4000余种，其中药用植物3500种，药用动物200多种，药用矿物30种。有著名的"四大怀药"(怀地黄、怀牛膝、怀山药、怀菊花)和南药(一般指产于中国南方的热带药物，也指经东南亚海运进口的亚洲和非洲的热带药物)，南药有广藿香、巴戟天、肉桂、沉香、砂仁、姜黄、莪术、金钱草、化橘红等。自古以来，中医文化在此源远流长，百家争鸣。本地区经济发达，交通便利，人口稠密，药材交易市场发达，有河南省禹州、湖北蕲春、湖南邵东县廉桥、湖南岳阳花板桥、广东清平、广东普宁和广西玉林中药材专业市场。

以省而论，河南省共有中药资源约2300种，其中药用植物约1960种，药用动物270种，药用矿物近70种。河南著名的"四大怀药"已有3000年的种植历史；金银花分布和种植广泛，尤以新乡封丘金银花和郑州新密金银花影响较大；还有白附子、千金子、红花、金银花、旋覆花、鬼箭羽、漏芦(禹州漏芦)、连翘、茜草、虎掌南星、商陆、蒺藜、斑蝥、全蝎、禹余粮15种有名的地道药材。此外，山茱萸、辛夷、丹参、白芷(禹白芷)、柴胡、半夏、栀子、何首乌、栝楼(天花粉)等在全国也很著名。

湖北省处于我国中部二级阶梯和三级阶梯之间的过渡地带，东西方向上是云贵高原植物区系向华东植物区系过渡的地区，南北方向则位于我国亚热带植物区系北缘。东西渗透，南北交汇，自然条件优越，从而中药资源种类多，分布广，产量大，是我国中药资源最丰富的省区之一。湖北省中药资源种类约有4000种，药用植物约有3300种，药用动物约有500种，药用矿物有约60种。地道、名贵药材众多，如九资河茯苓，质地坚实，体重色白，已有400多年历史。恩施的紫油厚朴，质地油润，内部紫褐色或棕色，头足色金黄。其他还有资丘独活、资丘木瓜、板桥党参、英山桔梗、利川黄连、襄阳麦冬、五峰辛夷、五鹤续断、恩施窑归等。另外，湖北省的民族药材也不少，《中国民间药志》收藏我国民族药物1027种，而湖北土家族药物就达416种。然而，湖北省生产、出口的植物提取物品种较少，主要是银杏、连翘等。

湖南省西部主要为武陵和雪峰两大山地，东面是湘赣交界诸山，南部是武陵山脉，西南东三面为山地环绕；北部地势低平，中部由丘陵、盆地和河谷两岸的冲积平原所组成，北部是河湖冲积的平原和人工围垦平原；地势向北倾斜而西又高于东。优越的地理、气候条件孕育了极丰富的资源，有中药资源约2400种，其中药用植物约2080种，药用动物250种，药用矿物50种。湖南省著名的地道药材有吴茱萸、湘莲、玉竹、鳖甲、朱砂等。

广东省位于中国大陆的最南部，北依南岭山脉，南临南海，海岸线曲折，岛屿众多。全境地势北高南低，北部、东北部和西部都有较高山脉，中部和南部沿海地区多为低丘、台地或平原，山地和丘陵约占62%，台地和平原约占38%。主要山脉多呈东北至西南走向，并与海岸线平行。广东省地处亚热带、热带气候区，夏天炎热多雨，冬天温和干燥。境内多年平均降水量为1770mm。四季常青植物丰富，共有维管植物约6610种，真菌种类近1060种，其中有国家级珍稀濒危植物60多种。广东是南药的集中产区，中药资源有约2640种，其中药用植物2500余种，药用动物120种，药用矿物250种，地道和特色药材具有浓厚的南方特色。主产的药用植物有阳春砂、益智、巴戟天、草豆蔻、肉桂、诃子、橘、仙茅、何首乌、佛手、乌药、广防己、红豆蔻、广藿香、穿心莲等。资源较丰富的地区是汕头、肇庆、韶关和江门等，其中粤北山区常见药用植物就有700多种。

广西壮族自治区地处我国南部，位于东经104°29′~112°04′、北纬20°54′~26°23′，北回归线横贯全区中部，地处云贵高原东南边缘，是云贵高原向东南沿海丘陵的过渡地带，形成了复杂多样的地貌类型。整个地势自西北向东南倾斜，四周山地、高原环绕，呈盆地状，中部和南部多为平地。广西地处中、南亚热带季风气候区，在太阳辐射、大气环流和地理环境的共同作用下，形成了热量丰富、雨热同季、降水丰沛、干湿分明、日照适中、冬少夏多，灾害频繁、旱涝突出的气候特征。具有十分丰富的中药资源，并形成了具有鲜明民族特色的壮药。据调查，广西中药资源逾4600种，其中药用植物约4064种，药用动物500种，药用矿物50种；在全国名列第二。壮医常用药达千种以上。广西主产的地道和特色药材有罗汉果、八角、肉桂、田七、广金钱草、鸡骨草、石斛、吴茱萸、大戟、千年健、莪术、天冬、郁金、土茯苓、何首乌、天花粉、茯苓、葛根等。

海南省位于我国最南端，地处东经108°37′~111°03′、北纬18°10′~20°10′，岛屿轮廓形似一个椭圆形大雪梨，东北至西南向作长轴，长约290km，西北至东南宽约180km。海南省是中国陆地面积最小、海洋面积最大的省，四周低平，中间高耸，以五指山、鹦哥岭为隆起核心，向外围逐级下降。山地、丘陵、台地和平原构成环形层状地貌，梯级结构明显。海南是我国最具热带季风气候特色的地方，全年暖热，雨量充沛。各地年平均气温为23~25℃，全岛年平均降水量在1600mm以上。动植物、矿物资源丰富，所孕育的热带雨林和红树林是中国少有的森林类型，约有植物4200种，其中当地特有种逾600种，药用植物约有2500种；药用动物1000多种，药用矿物63种。其中槟榔、益智仁、砂仁、巴戟天为著名的"四大南药"；肉豆蔻、丁香、广藿香、芦荟、高良姜、胡椒、金线莲等为常用药用植物。动物药材和海产药材资源有鹿茸、猴膏、牛黄、穿山甲、玳瑁、海龙、海马、海蛇、琥珀、珍珠、海参、珊瑚、哈壳、牡蛎、石决明、鱼翅、海龟板等。

2. 药材举例

(1) 地黄

为玄参科植物地黄 Rehmannia glutinosa (Gaert.) Libosch. ex Fisch. et Mey. 的干燥块根。鲜者入药称"鲜地黄"；干燥者称"生地黄"，习称"生地"。酒浸拌蒸制后再干燥者称"熟地黄"，习称"熟地"。鲜地黄可清热、生津、凉血；生地滋阴清热、凉血止血；熟地滋阴补血。

【本草考证】 始载于《神农本草经》，列为上品。早在周朝时期，地黄就已被列为皇室的贡品和馈赠亲友的珍品。明代永乐三年开始销往国外，是国内外药材市场上的重要商品。有"久服轻身不老，生者尤良"之说。以后历代本草均有记述。李时珍曰："今人推以怀庆地黄为上。"在《本草图经》中称地黄"种之甚易，根入土即生"。又说"古称种地黄宜黄土，今不然"。

【植物形态与药材性状】 多年生草本，全株密被白色长柔毛和腺毛。根肉质，叶基生成丛，倒卵状披针形，基部渐狭成柄，边缘有不整齐钝齿，叶面皱缩，下面略带紫色。花茎由叶丛抽出，总状花序；花萼钟状，5浅裂；花冠筒状微弯曲，顶部5裂，略2唇状，紫红色，内面常有黄色带紫的条纹；雄蕊4，2强。蒴果球形或卵圆形，具宿萼和花柱。花期4月或5月，果期5~7月。

鲜地黄纺锤形或条状，中间常缢缩作连珠状；表面淡橙色，具皱纹、皮孔及芽痕；肉质，易断，断面黄白色，皮部有橙红色小点；气微，味微甜、微苦。生地黄不规则团块状；表面灰棕色或棕黑色，极皱缩；质韧，断面棕黑色，有光泽，具黏性；无臭，味微甜。鲜生地以粗壮、色红黄者为佳。生地黄以块大、体重、断面乌黑色者为佳。

【化学成分】 含有多种苷类成分，以环烯醚萜苷类为主；含有有机酸、糖类、氨基酸以及无机元素。

【生境、分布与采收加工】 地黄生于海拔 50~1100m 的山坡、田埂、路旁，分布于辽宁、河北、河南、山东、山西、陕西、甘肃、内蒙古、江苏、湖北等省(自治区)。药材地黄主要以栽培为主，河南、山东、山西、陕西等地均有大量生产，但以"古怀庆府"(今河南的温县、沁阳、武陟、孟县等地)一带的怀庆地黄栽培历史最长，为地道产区，是著名"四大怀药"之一。

地黄繁殖包括种子繁殖、块根繁殖和脱毒种苗繁育。通过种子繁殖可以复壮，防止品种退化，而块根繁殖则是地黄生产中的主要手段，因怀地黄病毒病严重，可进行种苗脱毒以获取脱毒种栽。采收以秋后为主，春季亦可采收。一般在叶逐渐枯黄、茎发干、萎缩、停止生长，根开始进入休眠期，嫩的地黄根变为红黄色时采收。除去芦头及须根，洗净，鲜用者习称"鲜地黄"。将鲜地黄徐徐烘焙，至内部变黑，约八成干，捏成团块，习称"生地黄"。生地用黄酒浸拌(每 10kg 生地用 3kg 黄酒)后，置于蒸锅内，加热蒸制，蒸至地黄内外黑润，无生芯，有特殊的焦香气味时，停止加热，取出置于竹席或帘子上晒干，即为熟地。

【开发、利用与资源保护】 地黄应用较为广泛，为多种方剂配伍药及中成药的主要原料。据不完全统计，以地黄为原料生产的中成药有 30 余种。地黄在保健食品方面也被广泛应用，如酒类产品有养神酒、长生酒、首乌乌发酒、地黄年青酒、固本地黄酒、枸杞生地酒、地黄酒等。地黄也是许多药膳的主要原料，如生地乌鸡汤、生姜地黄粥、参芪地黄粥等药膳。此外，还有地黄滋补饮料、地黄啤酒、地黄精、地黄片、地黄脯、地黄茶等保健食品。

地黄在漫长的栽培历史中形成了许多栽培品种，有些品种在栽培中由于新品种出现而逐渐消失，目前迫切需要建立地黄种质资源基因库。地黄在栽培过程中，品种易退化，加强人工栽培技术研究，培育优良品种，防止品种退化，并且借助现代生物技术，加快繁育，实现地黄资源可持续发展。

(2) 牛膝

为苋科植物牛膝 *Achyranthes bidentata* Bl. 的干燥根。补肝肾、强筋骨、逐瘀通经、引血下行。用于腰膝酸软、筋骨无力、经闭症瘕、肝阳眩晕等。

【本草考证】 始载于《神农本草经》，列为上品。陶弘景："今出近道蔡州者，最长大柔润，其茎有节似牛膝，故以此为名也。"《本草图经》云："牛膝生河内山谷及临朐，今江淮闽粤关中亦有之，然不及怀州者为真。"《本草衍义》载："今西京作畦种，有长三尺者最佳。"

【植物形态与药材性状】 多年生草本，根细长。茎略四棱形，节膨大似膝。单叶对生，叶片椭圆形或椭圆状披针形，全缘，两面被柔毛。穗状花序腋生及顶生，花向下折，贴近总花梗；苞片1，膜质，宽卵形，先端突尖；小苞片2，坚刺状，基部两侧各具卵形膜质小裂片；花被片5，绿色；雄蕊5；退化雄蕊顶端齿形或浅波状；子房长椭圆形。胞果长圆形。花期7~9月，果期9月或10月。

根呈细长圆柱形，有的稍弯曲，上端稍粗，下端较细，长15~50cm，直径0.4~1cm。表面灰黄色或淡棕色，具细微纵皱纹，有细小横长皮孔及稀疏的细根痕。质硬脆，易折断，断面平坦，黄棕色，微呈角质样，中心维管束木部较大，黄白色，其外围散有多数点状维管束，排列成2~4轮。气微，味微甜、涩。以条长、皮细肉肥、色黄白者为佳。

【化学成分】 含以齐墩果酸为糖苷配基的多种皂苷3.95%~4.13%，游离及水解所得齐墩果酸1.88%~1.98%，肽多糖及磷脂酸，磷脂酰胆碱，磷脂乙醇胺等7种磷脂类成分，并含有脱皮甾酮、牛膝甾酮、紫茎牛膝甾酮、β-谷甾醇、多糖、氨基酸、生物碱和香豆素类等化合物，还含有大量的钾盐、甜菜碱(hetaine)、蔗糖等成分。

【生境、分布与采收加工】 牛膝生于屋旁、林缘、山坡草丛中，分布于除东北以外的全国广大地区。主要来源于栽培，主产于河南武陟、沁阳，山东、河北、江苏等地亦有栽培。

牛膝为深根性、喜光、喜肥植物，适宜生长于干燥、向阳、排水良好的沙质土壤，要求土层深厚，土壤疏松肥沃(利于根生长)，喜温和气候，不耐严寒。栽培多采用种子繁殖。5月下旬至6月中旬播种。播前将种子放入20℃温水中浸泡12h，捞出晾干后，按1：30比例拌细沙土或草木灰然后播种。收获期以霜降后、封冻前最好。采挖后，去掉泥沙和须根，用稻草按粗细长短分别捆扎成把，晾晒干燥。药材以根长、肉厚、皮细、黄白色者为佳。

【开发、利用与资源保护】 牛膝为常用中药材，广泛应用于中医临床配方，有238个中成药中含有牛膝。牛膝提取液可制成沐浴液、按摩霜等，能促进局部血液循环。其茎叶中含有蜕皮激素，以8月或9月含量最高，可开发利用。

加强怀牛膝资源的保护和可持续利用，首先要优化种质，选育并推广优良品种；加强人工栽培技术的研究。其次要加强对茎、叶等药用部位的开发以及现代生物技术的研究，扩大资源面积和药用范畴。

(3) 山茱萸

为山茱萸科植物山茱萸 *Cornus officinalis* Sieb. et Zucc. 的干燥成熟果肉。补益肝肾，收敛固涩。用于眩晕耳鸣，腰膝酸痛，阳痿遗精，遗尿尿频，崩漏带下，大汗虚脱，内热消渴。

【本草考证】 始载于《神农本草经》，列为中品。"治心下邪气寒热，温中……久服轻身"。《名医别录》："生汉中山谷及琅琊冤句，东海承县，九月十月采实，阴干。"《本草图经》："今海州亦有之，木高丈余，叶似榆，花白。"《本草图经》、《本草纲目》及《植物名实图考》均有山茱萸图。

【植物形态与药材性状】 落叶乔木或灌木,株高2~8m。树皮浅褐色,成薄片剥裂。小枝无毛。单叶对生,叶片卵形或长椭圆形。伞形花序顶生或腋生,先叶开放,花小。核果长椭圆形,成熟后红色,中果皮肉质,种子长椭圆形。花期3月或4月,果期4~11月。

药材呈不规则的片状或囊状,长1~1.5cm,宽0.5~1cm。果皮破裂,皱缩,形状不完整。表面紫红色至紫黑色,有光泽。顶端有的有圆形宿萼痕,基部有果梗痕。质柔软。气微,味酸、涩、微苦。以肉肥厚、色泽红润者为佳,肉薄色浅者次之。

【化学成分】 含有山茱萸苷、皂苷、鞣质、熊果酸、没食子酸、苹果酸等;还含有挥发油、脂肪油、十几种氨基酸、多种维生素以及二十几种矿物质等。

【生境、分布与采收加工】 山茱萸喜湿润环境,生于山沟、渠旁,分布于长江、黄河中下游山地和丘陵地区。主产于河南、浙江、陕西,河南西峡、陕西佛坪、浙江临安所产的山茱萸质量好,数量大,占全国总产量的90%,为山茱萸的三大产地。

喜疏松、深厚、肥沃、湿润的轻黏质到沙壤质土壤,土壤pH以5.5~7.5为好。种子繁殖为主。种子需后熟作用,且种皮厚,含胚生长抑制物,发芽难。秋季将新鲜种子用2倍或3倍的湿沙拌匀,贮藏于室外向阳处,盖草保湿,翌年3月或4月有40%~50%种子裂口时取出播种。播后加强肥水管理,1年或2年后选阴天带土定植。压条繁殖可在早春芽萌动前,将根际萌蘖枝,弯曲固定埋入土中。次年春,将生根的压条割离母株。

定植。嫁接可选用实生苗做砧木,优良单株接穗,采用芽接法或枝接法。芽接在8月或9月进行,枝接在3月或4月进行。实生苗5~7年开花,10~20年结果。要通过修剪调节生长、开花和结果三者关系,并采取相应措施提高坐果率,增加产量。9~11月果皮呈红色时即可采收。采收后去掉枝梗和果柄后,采取水烫或火烘法软化。以火烘法损耗少,质量好。软化后立即取出摊晾,挤出果核,再将果肉晒干或烘干。

【开发、利用与资源保护】 山茱萸除果肉药用外,其根皮也可入药,为收敛补药。鲜果含有丰富维生素、氨基酸和多种矿物元素,营养价值很高,可以制成多种绿色保健产品,如营养液,舒脑降压保健品,降糖保健品等。还可制成山萸酒、山萸茶及果酱、果冻和蜜汁罐头等滋补食品。山茱萸先花后叶,果实成熟期呈鲜红色,是很好的观花观果树种。其植株矮小,枝繁叶茂,根系发达,具有较强的截留雨水、固土固沙能力,是一种良好的水土保持植物。

山茱萸在医药和保健品等方面应用的需求量逐年增加,发展山茱萸生产具有广阔的市场前景。因种子繁殖、异花授粉,山茱萸存在着严重的遗传分离现象,难以保持亲本的优良性状;扦插方法生根较难,成活率低,无法迅速得到大量整齐一致的苗木。所以，通过植物组织培养技术快速繁殖能保持亲本的优良遗传性状，是在短期内获得大量种苗的良好途径。以山茱萸茎段为外植体进行快速繁殖，移栽成活率达60%以上。

(4) 砂仁

为姜科植物阳春砂 *Amomum villosum* Lour.、海南砂 *A. longuligulare* T.L.Wu. 或绿壳砂 *A. villosum* Lour. var. *xanthioides* T.L.Wu et Senjen 的干燥成熟果实。化湿开胃，温脾止泻，理气安胎。用于湿浊中阻，脘痞不饥，脾胃虚寒，呕吐泄泻，妊娠恶阻，胎动不安等。

【本草考证】 始载于《本草纲目拾遗》。《海药本草》载："生西海及西戎等地、波斯诸国。多从安东道来。"《本草图经》曰："今惟岭南山泽间有之。苗茎似高良姜，高三四尺，叶青，长八九寸，……五六月成实，五七十枚作一穗，状似益智，皮紧厚而皱有粟纹，外有细刺，黄赤色。皮间细子一团，八隔，可四十余粒，如大黍米，外微黑色，内白而香。"《药物出产辨》道："产广东阳春县为最，以蟠龙山为第一。"

【植物形态与药材性状】 ①阳春砂 多年生草本，株高1.5~2m。茎直立，圆柱形。叶2列，无柄或近无柄；叶片狭长椭圆形或披针形，长20~35cm，宽2~5cm，上面无毛，下面被微毛；叶鞘开放，抱茎，叶舌短小。花葶从根茎上抽出，穗状花序呈球形，总苞片膜质，长椭圆形；苞片管状，先端2裂；花萼管状，顶端三浅裂；花冠管细长，裂片长圆形，先端2浅裂，反卷；发育雄蕊1，药隔顶端有宽阔的花瓣状附属物；雌蕊花柱细长。蒴果近球形，不开裂，直径约1.5cm，具软刺，棕红色。种子多数，聚成一团，有浓郁的香气。花期3~5月，果期7~9月。②绿壳砂仁 本变种与正种外部形态极相似，区别点：本变种根茎先端的芽、叶舌多呈绿色，果实成熟时变为绿色。花期4月或5月，果期7~9月。③海南砂仁与砂仁不同之处：本种叶舌极长，长2~4.5cm。果具明显钝3棱，果皮厚硬，被片状、分裂的柔刺，极易识别。花期4~6月，果期6~9月。

药材性状：①阳春砂仁 果实椭圆形、卵圆形或卵形，具不明显的3钝棱，长1.5~2cm，直径1~1.5cm，外表面深棕色，有网状突起的纹理及密生短钝软刺，纵棱(维管束)隐约可见；先端有突起的花被残基，基部具果柄痕或果柄；果皮较薄，易纵向开裂，内表面淡棕色，纵棱明显；种子集结成团。种子不规则多角形，长2~5mm，宽约2mm或3mm，深棕色至黑褐色，具不规则皱纹，外被淡棕色膜质假种皮，较小一端有凹陷的种脐，合点在较大一端，种脊凹陷成一纵沟。气芳香而浓烈，味辛凉、微苦。②绿壳砂仁 果实椭圆形或长卵形，隐约呈现3钝棱，长1~1.5cm，直径0.8~1.6cm，表面黄棕色、棕色，密被刺状突起；种子团形状较圆，表面灰棕色至棕色，余与阳春砂相似；气芳香，味辛凉、微苦。③海南砂仁，果实卵圆形或长椭圆形，有明显的3钝棱，长1.5~2cm，直径0.8~1.2cm，表面被片状、分枝的软刺,基部具果梗痕;果皮厚而硬,种子团较小,每瓣含种子 4~24 粒,种子多角形,直径 1.5~2mm。气味稍淡。以个大、坚实、仁饱满、气香浓者为佳。

【化学成分】 种子团含挥发油,油中含乙酸龙脑酯、樟脑、樟烯、柠檬烯、蒎烯、苦橙油醇等;另含黄酮类成分。

【生境、分布与采收加工】 生于山谷密林中,现广东、海南大面积栽培。阳春砂主产于广东省,以阳春、阳江出产的最为闻名。广西亦产。绿壳砂主产于云南省西双版纳、临沧、文山等地。进口的"缩砂"主产于越南、泰国、缅甸、印度尼西亚等地。海南砂主产海南省等地。砂仁在北纬 28°以南地区一般要求海拔在 500m 以下种植为宜,而云南西南部则适合在 800~1000m 相对海拔高的地区种植,砂仁种植在南坡、东南坡、东坡条件适宜且产量较高。用种子繁殖和分株繁殖。采果后种子新鲜时 8~10 月播种,次年 4~6 月雨季出圃定植。陈种子可采用湿沙贮藏,次年 1 月下旬后播种或育苗,播前可变温浸种处理,或者摩擦种皮以提高发芽率。分株繁殖时割取带 1 条或 2 条萌发的匍匐茎,具有 5~10 片叶的壮苗作为种苗。

采收加工:阳春砂、海南砂在果实 8 月或 9 月成熟时采收,连壳低温焙干。绿壳砂在果实成熟时采收,晒干即为"壳砂";剥去果皮,将种子团晒干,并上白粉,即为砂仁。

【开发、利用与资源保护】 果实除供药用外,还广泛用于食品和烹饪的香辛料,多作为饮料和调味料的重要配方,也在制作药膳、酿酒、制作糖果蜜饯、腌制蔬菜中使用。茎叶:可以药用,也可提取砂仁油,茎秆富含纤维,可用其造纸;新鲜茎叶经加工后也可作为较好的牲畜饲料。另外,砂仁花也叫春砂花,为砂仁的不孕花穗,其功能主治与砂仁相近,但其药性缓慢,适宜于不能受纳辛燥药物的患者,民间用于化痰平喘,治疗心胃气痛。砂仁在民间具有广泛地应用基础,如直接嚼食砂仁可治疗牙痛;食盐浸泡的砂仁冲碎食用可引药下行,养胃温肾;砂仁嫩叶蒸油后捣碎拌和饲料喂牲畜,可增进其食欲,促进提早出栏;傣族用砂仁根切片晒干,20~30g 水煎服可治腹痛、消化不良、食积、腹泻等症。

砂仁为我国特色南药,在南亚热带地区分布较广。近年来,砂仁的产销平稳,但由于砂仁产区的无序种植,已经不同程度地影响和破坏了林区的生态环境和资源经济的可持续性,表现在植被破坏、群落结构破坏、物种多样性急剧下降等问题。为此,应加强砂仁种植区的管理和执法,培养地方公共环境意识和群众保护意识,在保护地方生态环境的前提下,合理种植砂仁,优化砂仁产业区域布局。同时,也应加强科研投入,探索和推广适合于砂仁产区的立体复合种植技术模式,以达到森林生态和植物资源的保护和可持续利用的。

(5) 槟榔

为棕榈科植物槟榔 *Areca catechu* L. 的干燥成熟种子。杀虫消积，降气，行水，截疟。用于绦虫、蛔虫、姜片虫病，食积腹痛，积滞泻痢，里急后重，水肿脚气、疟疾。

【本草考证】 始见于《南方草木状》。《名医别录》列为中品，曰："生南海。"《本草图经》曰："槟榔生南海，今岭外诸州皆有之。"《海槎余录》："产于海南，唯石、崖、琼山、会冈、乐会诸州县为多。"《本草品汇精要》称："道地广州。"

【植物形态与药材性状】 常绿乔木，树干笔直，圆柱形不分枝，高 10~18m。茎上有明显的环状叶痕。叶丛生茎顶，羽状复叶，长 1.3~2m，叶轴三棱形；小叶长披针形，表面平滑无毛。肉穗花序，佛焰苞黄绿色；花单性，雌雄同株，花被 6；雄花 2 列，互生于花序小穗顶端，花小而多；雌花着生于花序小穗基部。雌花有退化雄蕊 6 枚，子房上位，一室。坚果，卵圆形；种子 1 粒，圆锥形。每年开花 2 次，花期 3~8 月，冬花不结果，果期 12 月至翌年 2 月。

干燥种子呈圆锥形或扁圆球形，高 1.5~3cm，基部直径 2~3cm，表面淡黄棕色或黄棕色，粗糙，有颜色较浅的网形凹纹，并偶有银色斑片状的内果皮附着。底部中心有圆形凹陷的种孔，旁边有 1 明显疤痕状种脐。质坚硬，不易破碎，断面可见棕色种皮与白色胚乳相间的大理石样花纹。气微，味涩、微苦。以个大、体重、坚实、断面颜色鲜艳、无破裂者为佳。

【化学成分】 果实含生物碱 0.3%~0.6%，缩合鞣质 15%，脂肪 14% 及槟榔红色素。生物碱为槟榔碱、槟榔次碱、去甲基槟榔次碱、去甲基槟榔碱、槟榔副碱、高槟榔碱等。以个大、坚实、体重、断面颜色鲜艳者为优。

【生境、分布与采收加工】 槟榔是典型的热带树种，一般认为它原产马来西亚，现已广泛栽培在亚洲南部和东南部的许多国家和地区。在我国的海南、福建、台湾、广西、云南有栽培。喜高温、高湿气候，不耐寒，忌水涝。要求年平均气温在 24~26℃，年降水量为 1700~2000mm，空气相对湿度在 80% 左右。苗期和幼苗期不宜阳光直射，需适当荫蔽。房前屋后、地边路旁、山坡溪谷均可种植槟榔，且易种易管，一般种植 5 年或 6 年便可收获。宜选择土层深厚、有机质丰富、持水力强而靠近水源的砖红壤、砂壤土、腐殖质土和冲积土种植。

用种子繁殖。于 5 月或 6 月采摘成熟果实，暴晒 1 天或 2 天后进行催芽处理。催芽用堆积催芽法或苗床催芽法等方法。出苗后注意遮阴、除草和肥水管理。苗高 60cm 以上时，即可出圃定植，可选择在春秋两季进行。幼龄树需要勤除草培土。采收加工：冬、春果实成熟时采收。摘下果实，将果皮剥下，取其种子，晒干。

【开发、利用与资源保护】 除成熟种子供药用外，未成熟的果皮用于提取鞣料单宁，供制皮革、染料和药物。加工后的果皮是轻纺工业的原料，可制成优质纤维隔板、绝缘材料或填充物,也可编织毛毯、提取黑色染料。老的树干通直坚韧,可做房屋梁柱、板材或家具、乐器用材。叶鞘可制刷具扫帚,经久耐用。此外,槟榔树形美观别致,是具有热带情调的风景树。在产区,槟榔多作为嗜好品来嚼食,另外,还可作为生产槟榔牙膏、复方槟榔含漱液、槟榔香皂、槟榔花口服液等卫生保健系列产品的原料。

近年来,槟榔种植面积和产量均创历史新高,加工产业也得到迅速发展,取得了较高的经济效益和生态效益。以此同时,槟榔种质资源的保护和可持续利用也取得了较好的进展。

(6) 蛤蚧

为脊索动物门爬行纲壁虎科动物蛤蚧 *Cekko gecko* Linnaeus 的干燥体。可补肺益肾,纳气定喘,助阳益精。用于虚喘气促,痨嗽咯血,阳痿遗精。

【本草考证】始载于《雷公炮炙论》:"凡使须认雄雌,若雄为蛤,皮粗、口大、身小、尾粗;雌为蚧,口尖、身大、尾小。"《开宝本草》:"蛤蚧,生岭南山谷,及城墙或大树间。身长四、五寸,尾与身等,形如大守宫,一雄一雌,常自呼其名曰蛤蚧。最护惜其尾,或见人欲取之,多自啮断其尾,人即不取之。凡采之者,须存其尾,则用之力全故也。"

【动物形态与药材性状】全体呈扁片状,头颈部约占三分之一。头略呈扁三角状,两眼多凹陷成窟窿,口内有细齿,生于颚的边缘,无大牙。吻部半圆形,吻鳞不切鼻孔,与鼻鳞相连,上鼻鳞左右各 1 片,中间被额鳞隔开,上唇鳞 12~14 对,下唇鳞(包括颏鳞)21 片。腹背部呈椭圆形,腹薄。背部呈灰黑色或银灰色,有黄白色或灰绿色斑点,脊椎骨及两侧肋骨突起。四足均具 5 趾;趾间仅具蹼迹,足趾底有吸盘。尾细而坚实,上粗下细,有 7 个明显的银灰色环带,尾长为体长的 2 倍。气腥,味微咸。以体大、肥壮、尾粗而长,不破碎者为佳。

【化学成分】含肌肽;胆碱、肉毒碱;鸟嘌呤;5 种磷脂类成分,含量达 1.19%;蛋白质;脂肪酸;18 种氨基酸和 18 种微量元素,蛤蚧各部位所含氨基酸的含量由高到低依次为尾、体、头,而微量元素中尾部 Zn、Fe 含量最高,体部 Mg 含量高,头部 Ca 含量高。

【生境、分布与采收加工】蛤蚧栖息在山岩或荒野的岩石缝隙、石洞或树洞内,有时也在人们住宅的屋檐、墙壁附近活动。分布于广东、广西、云南、贵州、江西、福建和台湾等地。药材主产于广西、广东、云南、贵州等地。广西、江苏等省区已人工养殖。进口蛤蚧产于越南、缅甸、泰国、柬埔寨、印度尼西亚等。蛤蚧性怕冷、怕热、怕风雨,昼伏夜出,常见雌雄成对活对。喜食活饵,主要捕食昆虫类,偶食蜥蜴和小鸟。全年均可捕捉,除去内脏,拭净,用竹片撑开使身体扁平顺直,低温干燥,扎对。

养殖技术:人工繁殖时将雌雄按 5∶1 混群,然后将待产雌体单独饲养,笼四壁贴层薄纸，待产卵纸上，取卵孵化。孵化温度在30~33℃，经70~80天，即可孵出小蛤蚧。待其长到10cm左右时，可放入饲养室饲养。

【开发、利用与资源保护】 蛤蚧是一种名贵的药用动物，应用历史悠久。近年，我国有近20家制药企业生产含蛤蚧的中成药近30种，如人参蛤蚧精、蛤蚧大补丸、蛤蚧补肾丸、人参蛤蚧粉、蛤蚧定喘丸、海马补肾丸、蛤蚧酒、神龙春品服液、参蛤补肺胶囊等，畅销国内外。此外，蛤蚧还可用于保健品。神功元气袋、防泄液、龙凤长春酒、壮阳盛京丹、壮阳神袋、康泰洁身露等。

在20世纪90年代前，蛤蚧市场货源主要来自野生捕捉。为保护蛤蚧的野生资源，1988年国家把蛤蚧列为二级保护动物，严禁捕杀。之后，市场货源更加紧俏。为了满足市场需求，发展蛤蚧人工养殖乃当务之急。目前，为解决蛤蚧的药用问题，多从国外进口以缓和供需矛盾。

第三节 西南地区中药资源

西南地区为中国西南部的广大腹地，地理上包括青藏高原东南部，四川盆地、云贵高原大部等。海拔高，山脉纵横，地势复杂。气候多样，有中亚热带、南亚热带等亚热带气候，有高寒类型的高原气候，南部地区还有北热带气候；多数地方春季气温略高于秋季，大部分地区年平均降水量在1000mm左右，一般分布规律是东部多于西部，但最西边界处的迎西南季风坡降水量也很丰富。由于山地、丘陵和高原多，日照强烈，光辐射量大。该区的地带性土壤为黄壤、红壤和黄棕壤。该区西部的高原地区，植被区系的组成成分十分复杂，呈现古北极成分和古热带成分在高原山地的交错过渡；西南部的局部地区为热带植物提供了避难所，古老的特有种较多，如云南苏铁、桫椤和座莲蕨等。由于地形复杂，气候多样，自然植被类型出现交错镶嵌和明显的垂直分布特征。

1. 中药资源概况

西南亚热带区的中药资源种类多、数量大、质量优，在全国名列前茅。在20世纪80年代中期的全国中药材资源普查中，确定了该区的中药材种类达7000种左右，药用植物有6000多种，占全国中药资源种类的70%左右。该区是我国地道药材产区，历来就有"川广云贵，地道药材"的美称。著名的地道药材有黄连、杜仲、川芎、乌头、三七、郁金和麦冬等，野生种类有川贝母、冬虫夏草、羌活等。该区少数民族众多，民族医药历史渊源悠久，如藏药、彝药、傣药、苗药、壮药等各具特色。民族药多为当地分布的特有种类，如青叶胆、火把花根(昆明山海棠)、灯盏花、青阳参、岩白菜、紫金龙、榜嘎(唐古特乌头)、船形乌头及羊耳菊等。重庆解放路、成都荷花池、昆明菊花园等中药材专业市场均为西南重要的药材集散中心。

四川省位于长江上游，在东经 97°21′~108°31′、北纬 26°03′~34°19′，属中国西南内陆，西部为川西高原，属青藏高原的东南冀，东部为四川盆地及其边缘山地。四川地貌类型复杂多样，有高原、山地、丘陵和平原。四川地处亚热带，气候温和、湿润。由于受地理纬度和地貌的影响，气候的地带性和垂直方向的变化十分明显，东部和西部的差异很大，高原山地气候和亚热带季风气候并存。东部四川盆地冬暖、春早、夏热、秋雨、多云雾、少日照、生长季长，属温暖湿润的东南季风气候；川西南山地属于干湿季分明的西南季风气候，全区热量资源丰富，雨季长、雨量多，全年为农耕期。川西高山峡谷为垂直分布的山地气候，其中南部谷地热量资源最丰富，多光照，冬、春连寒期长，水热矛盾突出，川西高原为长冬无夏的高原气候，热量资源贫乏，雨季短、雨量少，冬干夏雨，干湿分明。四川生物资源种类繁多，全省有高等植物上万种，约占全国的 1/3，其中裸子植物近 90 种，居全国第一位，被子植物约 8500 种，居全国第二位；脊椎动物 1100 余种，占全国的 2/5 以上，居全国第二位。中药资源种类约 4350 种，居中国西部各省市之首，其中，药用植物近 4000 种，药用动物近 350 种，药用矿物近 50 种；具有种类多、分布广、蕴藏量大、南北兼备的特点。四川省家种和野生药材的种类、药材的种植面积和产量在全国居于首位，在全国占有重要地位，有"中药之库"的美称，医药产业已成为四川的六大支柱产业之一。四川的江油附子、灌县川芎、洪雅黄连、松潘贝母、阿坝独活、崇庆郁金、中江丹参等多种地道药材在国内外享有盛誉。

重庆市地处东经 105°11′~110°11′、北纬 28°10′~32°13′，在长江与嘉陵江交汇处，四面环山，江水回绕，地形起伏有致，以丘陵、低山为主，平均海拔为 400m。主要气候特征：冬夏季短，春秋季长，日温差大，年温差小，冬无严寒，夏无酷暑，干湿分明，雨热同季，日照充足，霜期较短，降水较少。重庆市植物资源丰富，市域分布有 6000 多种植物，药用植物资源极其丰富，是全国重要的中药材产地之一，大面积山区生长的野生和人工培植的中药材有 2000 余种，主要有黄连、白术、金银花、党参、贝母、天麻、厚朴、黄柏、杜仲、元胡、当归等。重庆著名的特色中药材有枳壳、栀子、云木香、玄参、丹皮、半夏、杜仲、贝母(奉节贝母)、黄柏、使君子、薏苡仁、木瓜、佛手、柴胡、金银花、冬虫夏草等。重庆具有中药种植的传统历史，石柱黄连、垫江丹皮、巫溪川党、江津陈皮、酉阳青蒿等地道药材在国内外享有盛誉。石柱土家族自治县是著名的"黄连之乡"，黄连产量居全国第一。

贵州省地处东经 103°36′~109°35′、北纬 24°37′~29°13′，云贵高原向东部湘西低山丘陵过渡的阶梯状斜坡地带。境内地势西部高，中部稍低，自中部向北、东、南三面倾斜，平均海拔约 1100m；多为山地、丘陵，有"地无三尺平"之说，地形依次为黔西和黔西北高原、黔中山原、黔东低山丘陵和低山河谷。贵州气候温暖湿润,属亚热带湿润季风气候,气温变化小,夏无酷暑、冬无严寒,西南部山地和苗岭山区为多雨中心。土壤类型以黄壤、红壤和黄棕壤为主。贵州植被丰厚,具有明显的亚热带性质,组成种类繁多,区系成分复杂。全省维管束植物(不含苔藓植物)近270科、1650属、6250种(变种)。植物区系以热带及亚热带性质的地理成分占明显优势,如泛热带分布、热带亚洲分布、旧世界热带分布等地理成分占较大比重,温带性质的地理成分也不同程度存在。此外,还有较多的中国特有成分。由于特殊的地理位置,贵州植被类型多样,既有中国亚热带型的地带性植被常绿阔叶林,又有近热带性质的沟谷季雨林、山地季雨林;既有寒温性亚高山针叶林,又有暖性平地针叶林;既有大面积次生的落叶阔叶林,又有分布极为局限的珍贵落叶林。植被在空间分布上又表现出明显的过渡性,从而使各种植被类型在地理分布上相互重叠、错综,各种植被类型组合变得复杂多样。据调查,贵州中药资源总数约4290种,其中药用植物约3924种、药用动物约289种、药用矿物约77种,为我国四大产药区之一。主产的中药材有天麻、杜仲、天冬、黄精、五倍子、艾片、朱砂、水银、明雄黄、茯苓、半夏、吴茱萸、川牛膝、何首乌、白及、淫羊藿、黄檗等。省内药用资源以黔东南较多。

云南省位于我国的西南部,西北面有青藏高原,南部临近辽阔的海洋。介于东经 97°39′~105°12′、北纬 29°09′~20°15′。属于低纬度地带的内陆地区,地形以高原、山地和丘陵为主,自西北向东南和东北呈阶梯状递降倾斜,依次为滇西纵谷区或横断山纵谷区、红色丘陵区、断陷湖盆高原地区、石灰岩岩溶高原区。气候类型丰富,地跨北回归线,季风气候极为明显。除西北端属湿润高原气候、滇南低河谷山区属北热带湿润季风气候外,其余各地为亚热带湿润季风气候,冬干夏湿,冬暖夏凉,气候垂直变化明显。北部高寒山区终年积雪,南部低热河谷长夏无冬,而滇中高原则四季如春。降水充沛,干湿分明,分布不均。全省大部分地区年降水量为1100mm,降水量最多的是6~9月,约占全年降水量的60%。特殊的自然地理条件,使云南成为生物资源大省,享有"植物王国"、"动物王国"、"药材宝库"和"香料之乡"之称。据调查,云南中药资源总数约有6559种,其中药用植物约有6157种、药用动物约有372种、药用矿物约有30种。云南名贵地道和大宗的种类有三七、熊胆、茯苓、重楼、灯盏花、石斛、云木香、云黄连、天麻、云当归、贝母、川芎、杜仲、黄檗、厚朴、山药、吴茱萸、乌头等;南药种类有砂仁、肉桂、白豆蔻、草果、千年健和苏木等;其中三七产量占全国总产量的 98%,灯盏花产量占全国总产量的 95%,砂仁和石斛产量占全国总产量的 70%。另外,比较著名的还有半夏、藜芦、鸡血藤、草乌、贯众、狗脊、伸筋草、骨碎补、茜草、川楝、马尾连、鹿衔草、草血竭、山乌龟、南五味子、升麻、星果草、瓜叶乌头、青阳参、甘青乌头、宣威乌头、余甘子、坚龙胆、金铁锁、云防风、昆明山海棠及丽江柴胡等。云南高原少数民族众多，形成了傣、藏、彝、纳西、德昂、布朗、拉祜、基诺等民族医药体系，民族和民间用药多为本地区分布种类，如三七、青阳参、通光藤、雪胆、滇重楼、松萝、灯盏花、紫金龙、大黄藤、锡生藤、山乌龟、红藤山乌龟、长柄地不容、大麻、青叶胆、白园参和黑蒴等。

西藏自治区位于青藏高原西南部，地处北纬 26°50′~36°53′、东经 78°25′~99°06′。面积约 120 万 km²，约占全国总面积的 1/8，在全国各省、市、自治区中仅次于新疆。地势由西北向东南倾斜，地形复杂多样，以高原为主，平均海拔在 4000m 以上，素有"世界屋脊"之称。境内海拔在 7000m 以上的高峰有 50 多座，其中 8000m 以上的有 11 座，被称为除南极、北极以外的"地球第三极"。地形地貌可分为 4 个地带：藏北高原、藏南谷地、藏东高山峡谷和喜马拉雅山地。气候独特而复杂多样，总体上具有西北严寒、东南温暖湿润的特点，由东南向西北呈现带状分布，即热带—亚热带—温带—亚寒带—寒带；湿润—半湿润—半干旱—干旱。由于地形复杂，还有多种多样的区域气候及明显的垂直气候带。西藏气候总的特点是日照时间长，辐射强烈；气温较低，温差大；干湿分明，多夜雨；冬春干燥，多大风；气压低，氧气含量少。年降水量 74.8~901.5mm，地区分布极为不均，由东南向西北递减。境内独特的高寒气候，纵横交错的起伏地形，为动植物的生长提供了优越的自然条件，是我国森林和原始林最大的林区之一。据调查，西藏中药资源总数约有 2004 种，其中药用植物约有 1460 种、药用动物约有 540 种、药用矿物约有 4 种。名贵中药资源有冬虫夏草、雪莲花、藏红花、胡黄连、红景天、大黄、川贝母等，另外还有手掌参、毛膏菜、忍冬果、檀香、桃儿七、天麻、灵芝、三七、甘松、秦艽、麻黄、马勃、麝香等特色药材。西藏是藏医药的发源地，藏医药是我国较为完整、较有影响的民族药之一，常用的藏药有诃子、毛诃子、余甘子、雪莲花、红景天、藏茵陈、山莨菪、绿绒蒿、党参、藏紫草、川西獐牙菜等。

2. 药材举例

(1) 黄连

为毛茛科植物黄连 *Coptis chinensis* Franch.、三角叶黄连 *Coptis deltoidea* C.Y.Cheng et Hsiao 或云连 *Coptis teeta* Wall. 的干燥根茎，分别习称为味连、雅连和云连。清热燥湿，泻火解毒。用于湿热痞满，呕吐吞酸，泻痢，黄疸，高热神昏，心火亢盛，心烦不寐，血热吐衄，目赤牙痛，消渴，痈肿疔疮；外治湿疹，湿疮，耳道流脓。

【**本草考证**】 始载于《神农本草经》，列为上品。《名医别录》载："黄连，生巫阳(今重庆市巫山县)川谷及蜀郡(今重庆省雅安市境内)。二月、八月采。"《新修本草》则称:"蜀道者粗大节平,味极浓苦,疗渴为最;江东者节如连珠,疗痢大善。今澧州(今湖南澧县)者更胜。"《本草纲目》释其名曰:"其根连珠而色黄,故名。"

【植物形态与药材性状】 多年生草本,根茎常分枝,生多数须根,均黄色。叶均基生,叶片坚纸质,3全裂,中裂片具细柄,卵状菱形,羽状深裂,侧裂片不等2裂。聚伞花序具3~8朵花,黄绿色;萼片5,花瓣线状,雄蕊多数;心皮8~12,有柄。蓇葖果。三角叶黄连的叶片卵形,3全裂,一回裂片彼此邻接。云连根茎较细,叶片上羽状深裂片间常更稀疏,花瓣匙形,先端钝圆。

味连:多集聚成簇,常弯曲,形如鸡爪,单枝根茎长3~6cm,直径0.3~0.8cm。表面灰黄色或黄褐色,粗糙,有不规则结节状隆起、须根及须根残基,有的节间表面平滑如茎秆,习称"过桥"。上部多残留褐色鳞叶,顶端常留有残余的茎或叶柄。质硬,断面不整齐,皮部橙红色或暗棕色,木部鲜黄色或橙黄色,呈放射状排列,有的髓部中空。气微,味极苦。

雅连:多为单枝,略呈圆柱形,微弯曲,长4~8cm,直径0.5~1cm。"过桥"较长。顶端有少许残茎。

云连:弯曲呈钩状,多为单枝,较细小。

雅连:味连和云连均以条粗壮、坚实、断面橙黄色者为佳。

【生境、分布与采收加工】 野生黄连及三角叶黄连主要生于海拔1000~1900m的山谷凉湿荫蔽密林中;黄连主要分布于重庆盆地边缘,三角叶黄连主要分布于四川西南部,云连主要分布于云南西北部、西藏东南等地,是我国尚存野生黄连产量最高的地区,约占全国黄连总产量的5%。全国各地均有栽培,药材以栽培黄连(味连)为主,产量约占全国黄连总产量的90%。长江南岸的重庆石柱及湖北来凤等地的称"南岸味连";长江北岸的重庆巫溪、城口及湖北房县等地的称"北岸味连",质量佳。

黄连繁殖主要是有性(种子)繁殖,10月或11月播种,育苗宜采用矮林混作,林冠高度2m以下为宜,3~6月移栽成活率最高。荫蔽度的调节是林间栽连成功的关键,苗期荫蔽为0.8~0.9,移栽期为0.8,移栽后3年或4年为0.5~0.6,第5年为0.3~0.4,第6年7月亮棚。黄连定植5年后采收。黄连最佳采收期为9~11月,挖出全株,除净泥土,剪去茎叶及须根,烘干,趁热装在"撞笼"内撞净须根。

【化学成分】 黄连含有多种生物碱,主要为小檗碱,含量为5.20%~7.69%,以盐酸盐形式存在。还含阿魏酸、3,4-二羟基苯乙醇葡萄糖苷等及多种微量元素,如Fe、Cu、Zn、Mn、Co、Sr、Ni、Se等。

【开发、利用与资源保护】 黄连的主要成分小檗碱在医药等工业方面有重要的应用价值。以黄连为主要原料药的中成药有黄连上清片、黄连上清丸等。黄连的须根、叶、梗，配以金银花等中药材，可制成黄连速溶茶。黄连花薹作为一种食品，其质脆，味微苦而清，是夏季清热解毒上好菜肴，老少皆宜，可将其作为绿色蔬菜、保健食品进行开发利用。黄连还可作为兽药和绿色饲料添加剂。

(2) 川贝母

为百合科植物川贝母 *Fritillaria cirrhosa* D.Don、暗紫贝母 *Fritillaria unibracteata* Hsiao et K.C.Hsia、甘肃贝母 *Fritillaria przewalskii* Maxim. 或梭砂贝母 *Fritillaria delavayi* Franch. 的干燥鳞茎。前三者按形状不同分别习称"松贝"和"青贝"，后者习称"炉贝"。清热润肺，化痰止咳。用于肺热燥咳，干咳少痰，阴虚劳嗽，咯痰带血。

【本草考证】 始载于《神农本草经》，列为中品。《本草经集注》云："形似聚贝子，故名贝母"；《本草纲目拾遗》将川贝与浙贝分开，谓川贝味甘而补肺，治虚寒咳嗽以川贝为宜。《本草从新》记："川产最佳，圆正底平，开瓣味甘……"；《本经逢原》认为："贝母川产味甘，最佳；西产味薄，次之；象山者微苦，又次之"。

【植物形态与药材性状】 多年生草本。鳞茎圆锥形，由3枚或4枚肥厚的鳞茎瓣组成。茎高15~40cm，常中部以上具叶。叶2对或3对，常对生，少数在中部散生或轮生，披针形至线形，长5~12cm，上部叶先端常卷曲。花单生茎顶，俯垂，钟状；花被片6，有紫色斑点或小方格，基部上方具内陷的蜜腺；雄蕊6；柱头3裂；蒴果具6纵翅。花期5~7月，果期8~10月。

暗紫贝母：叶除下面的1对或2对为对生外，均为互生或近于对生，先端不卷曲，叶状苞片1。花被深紫色，略有黄色小方格，蜜腺窝不明显。果棱上的翅狭窄。花期6月，果期8月。

甘肃贝母：似暗紫贝母，叶通常最下部2枚对生，向上2枚或3枚散生，先端通常不卷曲。花1朵或2朵，浅黄色，散生紫色至黑紫色斑点，叶状苞1。果棱宽约1mm。花期6月或7月，果期8月。

梭砂贝母：鳞茎粗大。叶互生，3~5枚，较紧密地生于植株中或上部，叶片狭卵至卵状椭圆形，长3~6cm，宽1.5~3cm，先端不卷曲。单花顶生，绿黄色，具紫红色斑点。蒴果成熟时，宿存的花被常多少包住蒴果。花期6月或7月，果期8月或9月。

松贝：呈类圆锥形或近球形，高3~8mm，直径3~9mm。表面类白色。外层鳞叶2瓣，大小悬殊，大瓣紧抱小瓣，未抱部分呈新月形，习称"怀中抱月"；顶部闭合。内有类圆柱形、顶端稍尖的心芽和小鳞叶1枚或2枚。先端钝圆或稍尖，底部平，微凹入，中心有一灰褐色的鳞茎盘，偶有残存须根。质硬脆，断面白色，富粉性。气微，味微苦。

青贝：呈类扁球形，高0.4~1.4cm，直径0.4~1.6cm。外层鳞叶2瓣，大小相近，相对抱合，顶部开裂。内有心芽和小鳞叶2枚或3枚及细圆柱形的残茎。

炉贝：呈长圆锥形，高 0.7~2.5cm，直径 0.5~2.5cm。表面类白色(白炉贝)或浅棕黄色(黄炉贝)，有的具棕色斑点。外层鳞叶2瓣，大小相近，顶部开裂而略尖，基部稍尖或较钝。

药材以质坚实、粉性足、个大均匀者为佳。

【生境、分布与采收加工】 川贝母、暗紫贝母、甘肃贝母生于海拔2700~4500m的灌丛或草地上。梭砂贝母生于海拔3000~4700m高寒地带流石滩的岩石缝隙中。川贝母主产于四川、西藏、云南，暗紫贝母主产于四川、青海；甘肃贝母主产于四川、甘肃、青海；梭砂贝母主产于四川、西藏、青海、云南。现川贝母以四川阿坝藏族羌族自治州、甘孜藏族自治州产者质量为优。

川贝母喜温和凉爽、阳光充足、雨量充沛而较湿润的环境，耐寒、喜湿、怕高温，喜荫蔽。主要采用种子繁殖和鳞茎繁殖。种子繁殖：种子具有后熟特性，果实饱满膨胀、种子已干浆时采收，趁鲜脱粒或带果壳进行后熟处理(保持一定湿度，温度在 5~25℃)，待种子完成胚形态后熟后，即可播种；鳞茎繁殖：地上部分倒苗后挖出鳞茎，选择发育健壮的作种。夏、秋两季或积雪融化时采挖，除去须根、粗皮及泥沙，晒干或低温干燥。

【化学成分】 川贝母鳞茎含川贝碱、西贝碱；甘肃贝母鳞茎含岷贝碱甲、岷贝碱乙及西贝碱；梭砂贝母鳞茎含川贝酮碱、西贝碱、梭砂贝母碱；暗紫贝母含松贝甲素、松贝乙素等。

【开发、利用与资源保护】 贝母是润肺止咳的名贵中药材，应用历史悠久，疗效卓著，驰名中外，中医处方用量大，以川贝母为原料生产的中成药达100种以上，如川贝枇杷露、养阴清肺丸、牛黄清肺散、至宝锭、蛇胆川贝胶囊、贝母瓜蒌散、秋梨膏等。川贝也是重要的出口创汇商品。其鳞茎中含有大约90%的淀粉，这些淀粉在成药生产中，一般被当作残渣丢弃，可以保留用作赋形剂或填充剂，也可作饮料或酿酒。

川贝母是列入《野生药材资源保护管理条例》的29种国家重点保护野生药材物种之一，商品主要来源于野生资源，历史最高水平为年产30多万kg。目前由于过度采挖，资源迅速减少，而且种植技术难度较大、成本较高、生产周期长，发展缓慢，市场供应比较紧缺。因此，加强对野生资源的抚育，促进野生变家种，开展生物技术研究，合理开发利用，是确保其资源可持续利用的首要任务。

(3) 厚朴

为木兰科植物厚朴 *Magnolia officinalis* Rehd. et Wils. 及凹叶厚朴 *Magnolia officinalis* Rehd. et Wils. var. *biloba* Rehd. et Wils. 的干燥干皮、根皮及枝皮。行气燥湿、降逆及除满，用于湿滞伤中所致，脘痞吐泻、食积气滞、腹胀便秘、痰饮喘咳等。

【本草考证】 始载于《神农本草经》。梁代《名医别录》载："厚朴生交趾(越南)、冤句(山东菏泽)。"陶弘景曰："厚朴出建平、宜都(四川东部、湖北西部)，极厚，肉紫色为好，壳薄而白者不佳。"

【植物形态与药材性状】 厚朴为落叶乔木，树皮厚，紫褐色，有辛辣味。叶革质，幼时密被灰色毛。花单生枝顶，白色，芳香，直径15~20cm；花被片9~12(17)，雄蕊多数，花丝红色；心皮多数。聚合蓇葖果木质，种子倒卵圆形，有鲜红色外种皮。凹叶厚朴与上种极相似，唯叶片先端凹缺成2钝圆浅裂片，裂深2~3.5cm。

干皮：呈卷筒状或双卷筒状，长30~35cm，厚2~7mm，习称"筒朴"；近根部的干皮一端展开如喇叭口，长13~25cm，厚3~8cm，习称"靴筒朴"。外表面灰棕色或灰褐色，粗糙，有时呈鳞片状，较易剥落，有明显椭圆形皮孔和纵皱纹，刮去粗皮者显黄棕色。内表面紫棕色或深紫褐色，较平滑，具细密纵纹，划之显油痕。质坚硬，不易折断，断面颗粒性，外层灰棕色，内层紫褐色或棕色，有油性，有的可见多数小亮星。气香，味辛辣、微苦。

根皮(根朴)：呈单筒状或不规则块片；有的弯曲似鸡肠，习称"鸡肠朴"。质硬，较易折断，断面纤维性。

枝皮(枝朴)：呈单筒状，长10~20cm，厚1~2mm。质脆易折断，断面纤维性。

【化学成分】 厚朴树皮含5%左右的酚类物质，主要成分是厚朴酚、和厚朴酚、异厚朴酚。树皮含挥发油约1%，油中主要含β-桉油醇，含量为油中的94%~98%；尚含α-蒎烯、β-蒎烯、柠檬烯、乙酸龙脑酯。此外，厚朴中尚含具有箭毒样作用的木兰箭毒碱、木兰花碱、氧化苦心树宁碱、番荔枝碱、白兰花碱等生物碱。凹叶厚朴根皮中含厚朴酚、和厚朴酚、α-桉油醇和β-桉油醇。

【生境、分布与采收加工】 厚朴原产湖北西部，常混生于落叶阔叶林内或生于常绿阔叶林缘。现主要分布于大巴山脉、武陵山脉及大渡河两岸，为我国特有种。目前厚朴商品主要为栽培品，主产于湖北恩施、鹤峰、宣恩、巴东、建始、长阳、神农架、咸丰、来凤、秭归、兴山；四川、贵州、浙江、江西等地也产。产于湖北、四川的厚朴，药材色紫油润，又称紫油厚朴、川朴，品质最优，销全国，并出口。

厚朴喜光，为中生性树种，幼龄期需荫蔽；喜凉爽、湿润、多云雾、相对湿度大的气候环境。在土层深厚、肥沃、疏松、腐殖质丰富、排水良好的微酸性或中性土壤上生长较好。用种子繁殖。果实成熟后及时采收。种子寿命短，搓去外种皮。放入50℃温水中，浸3~5天后即可播种。如至春季播种，应将种子在湿沙中贮藏，置于通风处备用。也可用分蘖、压条、扦插法繁殖。早春栽植，头3年，每年要松土、除草、施肥。林地郁闭后，每隔1年或2年，于夏秋中耕培土1次，注意不要伤及根系，适量施肥。4~6月剥取生长15~20年的树干皮，置于沸水中微煮后，堆置阴湿处，"发汗"至内表面变紫褐色或棕褐色时，蒸软，取出，卷成筒状，晒干或烘干。根皮及枝皮剥下后可直接阴干。

【开发、利用与资源保护】 厚朴是一种多用途树种，其树皮、花、果实均可药用，种子可榨油。厚朴还是一种用材树种，生长快，在林内能长成直干良材。用厚朴配方的中成药多达 200 余种，常用制剂有藿香正气水、麻仁丸、香砂养胃丸等。厚朴还可用于保健品和化妆品中，厚朴干皮含芳香油，浸提得油率为 4%~5%，可用于调制香皂用，还可作为化妆品香精。厚朴树形美丽，花芳香，是园林景区绿化的较好树种。野生厚朴资源现已很少，应扩大栽培面积，加强人工林培育，提高人工林经营水平，保护和发展厚朴资源。

(4) 杜仲

为杜仲科植物杜仲 *Eucommia ulmoides* Oliv. 的干燥树皮。补肝肾，强筋骨，安胎。用于腰膝酸痛、筋骨无力，肾虚阳痿，尿频，肝肾不足，精血亏虚，肝阳上亢，眩晕头痛。

【本草考证】 始载于《神农本草经》，被列为上品。《本草纲目》谓"昔有杜仲服此得道，因以名之"，书中又称："杜仲皮色紫，味甘微辛，其性温平，甘温能补；微辛能润，故能入肝而补肾。盖肝主筋，肾主骨，肾充则骨强；肝充则筋健，能使筋骨相著。治腰膝酸痛，安胎等症。"

【植物形态与药材性状】 落叶乔木，高达 20m。皮、枝及叶折断后均有银白色细丝。单叶互生；椭圆形或卵形，长 7~15cm，宽 3.5~6.5cm，先端渐尖，基部广楔形，边缘有锯齿。花单性，雌雄异株，与叶同时开放，或先叶开放，单生于 1 年生枝基部；无花被；雄花有雄蕊 6~10 枚；雌花子房 1 室，柱头 2 裂。翅果卵状长椭圆形而扁，先端下凹，内有种子 1 粒。花期 4 月或 5 月。果期 9 月。

干燥树皮，为平坦的板片状或两边稍向内卷的块片，大小厚薄不一，一般厚 2~7mm。外表面灰棕色，粗糙，有不规则纵裂槽纹及斜方形横裂皮孔，有时可见淡灰色地衣斑。但商品多已削去部分糙皮，故外表面淡棕色，较平滑。内表面光滑，暗紫色。质脆，易折断，断面有银白色丝状物相连，细密，略有伸缩性。气微，味稍苦，嚼之有胶状残余物。以皮厚而大，糙皮刮净，外面黄棕色，内面黑褐色而光，折断时白丝多者为佳。

【化学成分】 树皮含杜仲胶 6%~10%，根皮含杜仲胶 10%~12%。杜仲胶为易溶于乙醇、难溶于水的硬性树胶。此外，还含糖苷、生物碱、果胶、脂肪、树脂、有机酸、酮糖、维生素 C、醛糖、绿原酸。

【生境、分布与采收加工】 为中国特有树种，生于山地林中，分布于长江中游及南部各省。主产于四川、贵州、湖北、云南、河南、陕西、甘肃、浙江等省也有栽培。

为喜光植物，耐阴性差，喜土层深厚、肥沃、湿润、排水良好的土壤。种子繁殖，于冬季(11月或12月)或春季(2月或3月)，月均温10℃以上时播种，种子宜趁鲜播种。如需春播，则采种后应将种子进行层积处理，种子与湿沙的比例为1∶10；或于播种前，用20℃温水浸种2天或3天，每天换水1次或2次，待种子膨胀后取出，稍晒干后播种，条播。扦插繁殖于春夏之交进行，剪取1年生嫩枝，剪成长5~6cm的插条，土温21~25℃下，经15~30天即可生根。根插繁殖在苗木出圃时，修剪苗根，取径粗1~2cm的根，剪成10~15cm长的根段，进行扦插，粗的一端微露于地表，在断面下方可萌发新梢，成苗率可达95%以上。压条繁殖于春季选强壮枝条压入土中，深15cm，待萌蘖率抽生高达7~10cm时，培土压实。经15~30天，萌蘖基部可发生新根。深秋或翌春挖起，将萌蘖一一分开即可定植。嫁接繁殖用2年生苗作砧木，选优良母本树上1年生枝作接穗，于早春切接于砧木上，成活率可达90%以上。

树皮的采收有两种方式：①整株采收：采收季节在4~7月，先在地面处锯一环状切口，深达茎的木质部，按商品规格所需长度向上量，再锯一环状切口，并用利刀纵割一刀，用竹片剥下树皮，然后砍倒树木，按前法继续剥皮，剥完为止。②环剥采收：选择长势旺盛的杜仲树，先在树干分枝下面横割一刀，再纵割一刀，呈"T"字形，深达韧皮部，但不要伤害木质部，然后橇起树皮，沿横割的刀痕向下撤至离地面10cm处，再割下树皮。剥皮时动作要轻，不能戳伤木质部外层的幼嫩部分。更不能用手触摸，否则会变黑死亡。剥皮不宜在雨天进行，剥皮后5h应避免雨淋和烈日暴晒。10年生杜仲环剥后经过3年新皮能长到正常厚度，又可再剥皮。剥下的树皮用开水烫后，叠放在垫草的平地上，上盖木板，加石块压平，四周覆盖稻草使其"发汗"，1周后内皮变为黑褐色或紫黑色，取出晒干，刮去粗糙表皮即可分级。

【开发、利用与资源保护】 杜仲为濒危种。除传统的医疗功效外，杜仲还具有促进记忆、抗疲劳、抗衰老、抗肿瘤及提高综合免疫力的独特效用，能促进机体代谢和预防老年骨质疏松，可用于加工生产航天食品和老年保健用品。目前有杜仲茶、杜仲速溶粉、杜仲冲剂、杜仲晶、杜仲咖啡、杜仲可乐及杜仲酒等保健品。杜仲叶粉还可作为饲料添加剂，杜仲胶可生产高强度海底电缆，还可制作高强度黏合剂，目前广泛用于牙科临床。此外，杜仲木材质地坚韧，纹理细致，具光泽，不翘裂，是高级家具用材。

由于国内外市场需求量迅速增加，导致杜仲皮供应日趋紧张。我国杜仲产业的发展还有不少急需解决的问题。借鉴国外经验，我国杜仲产业的发展必须走规模化、产业化及科、工、贸一体化的道路，不断生产出高科技含量的优质名牌产品，立足国内，开拓国际市场，才能促进我国杜仲产业健康、有序的发展。

(5) 三七

为五加科植物三七 *Panax notoginseng* (Bank.)F. H. Chen 的干燥根及根茎。散瘀止血，消肿定痛。用于咯血、吐血、衄血、便血、崩漏，外伤出血，胸腹刺痛，跌扑肿痛。

【本草考证】 始载于《本草纲目》，称之"金不换"，"生广西南丹褚州番峒深山中"。《植物名实图考》载"滇志：土富州产三七，其地近粤西，应是一类"。《中国药学大辞典》载"三七产广西田州为正地道，近日云南多种亦可用"。《开化府志》记载："开化三七，在市出售，畅销全国"。开化即云南文山壮族苗族自治州。

【植物形态与药材性状】 多年生草本，高达 60cm。根茎短，茎直立，无毛。掌状复叶，3 片或 4 片轮生于茎顶；小叶 3~7 片，椭圆形或长圆状倒卵形，边缘有细锯齿。伞形花序顶生，花序梗从茎顶中央抽出，长 20~30cm。花小，黄绿色；花萼 5 裂；花瓣、雄蕊皆为 5。核果浆果状，近肾形，熟时红色。花期 6~8 月，果期 8~10 月。

主根圆锥形、纺锤形或不规则块状，长 1.5~5cm，直径 1~4cm。表面灰黄色或棕黑色，具蜡样光泽，有不规则细纹及少数横长皮孔；顶端有茎痕，周围有瘤状突起。质坚实，击碎后皮部与木部常分离；横切面灰白色或黄棕色，皮部有棕色小点(树脂道)，味苦、微甜。入药以身干，个大，体重，质坚，表皮光滑，断面灰绿色或灰黑色者为佳。

【化学成分】 含皂苷，主要为人参皂苷 Rb_1、Rg_1、Rg_2 和少量人参皂苷 Ra、Rb_2、Rb 和 Re。此外，尚含黄酮苷、淀粉、蛋白质、油脂等。

【生境、分布与采收加工】 三七目前没有野生，全部依靠栽培。现主产于云南省文山壮族苗族自治州(简称文山州)，广西靖西县、那坡县；近年来在广东(乐昌、南雄、信宜)、福建(长泰、南靖、连城)、江西(庐山)以及浙江等地也有试种，种植于海拔 400~1800m 的森林下或山坡上的人工荫棚下。

三七属生态幅狭窄的亚热带高山阴性植物，喜温暖稍阴湿的环境，忌严寒和酷暑，以含腐殖质多的沙质土壤为好。用种子繁殖，种子具有后熟作用，须保存在湿润条件下，才能完成生理后熟而发芽。10 月或 11 月播种，翌年 3 月或 4 月即可出苗展叶。秋季花开前采挖，洗净，分开主根、支根及根茎，干燥。支根习称"筋条"，根茎习称"剪口"。

【开发、利用与资源保护】 三七为我国传统的名贵中药材，除临床药用和中成药原料外，也可做成药膳，如三七炖鸡或炖排骨，三七炖螃蟹等。三七须根和茎叶中含有的成分与根相似。以三七茎叶为原料已制成多种茶、冲剂、牙膏、护肤品、口服液等。花代茶饮可治疗头晕、目眩、耳鸣等。

由于三七需求量大，生长周期长，应注意扩大其药用部位，使资源得到充分利用。另外，应注意三七的种质保存，为进一步的育种和可持续利用提供物质保障。

(6) 麝香

为脊索动物门哺乳纲鹿科动物林麝 *Moschus berezovskii* Flerov、马麝 *Moschus*

sifanicus Przewalski 或原麝 *Moschus moschiferus* Linnaeus 成熟雄体香囊中的干燥分泌物。开窍醒神、活血通经、消肿止痛。用于惊痫昏迷、中风痰厥、中恶烦闷、寒邪腹痛、症瘤痛积、跌打损伤、痈疮肿毒等。

【本草考证】 始载于《神农本草经》,列为上品。《本草纲目》:"麝之香气远射,故谓之麝。……通诸窍,开经络,透肌骨,解酒毒,消瓜果积食,治中风、中气、中恶、痰厥、积聚癥瘕。"

【药材性状】 毛壳麝香:呈球形、椭圆形或扁圆形,直径 3~7cm。开口面略平坦,密生白色或灰棕色的细短毛,中央有一囊口,去毛后显革质皮。另一面略有弹性为棕褐色略带紫色的皮膜。质较柔软,有特异的香气。

麝香仁:野生的多为不规则形状,习称"当门子",多呈紫黑色,微有麻纹,油润光亮,而粉末状者多呈黄褐色或棕褐色,并含少量皮膜和细毛,均质柔软、有油性,疏松香气浓烈者为佳。

【化学成分】 麝香中含有大环化合物:麝香酮,有特异强烈香气,为主要活性成分。另含少量的降麝香酮、鹿香吡啶等;雄甾烷类衍生物;脂肪酸类;尚含蛋白质、多肽和 15 种氨基酸;生物碱类和无机成分。

【生境、分布与采收加工】 麝多栖息山林。林麝主要分布于四川、甘肃、陕西、西藏、青海、宁夏、湖北、贵州等地;马麝主要分布于青藏高原高寒地带。原麝主要分布于东北大小兴安岭、长白山,安徽大别山、河北的山地混交林或针叶林。药材主产于四川、西藏、云南等省区。麝无固定的栖息地,多在晨昏单独活动。以松树、冷杉和雪松的嫩枝、叶子、地衣、苔藓等为食。尤其喜食松或松萝。在 3 岁以后产香最多。

野麝多在冬季至次春猎取,猎获后,割取香囊,阴干,习称"毛壳麝香";将毛壳麝香去囊壳,习称"麝香仁"。家麝直接从其香囊中取出麝香仁,阴干或用干燥器密闭干燥。

【开发、利用与资源保护】 麝香是名贵中药材,又是制造高级香料的主要原料。我国药典中,20%的中成药都配有麝香。以麝香为原料的著名中成药有号称"中药三宝"的安宫牛黄丸、至宝丹、紫雪丹,此外麝香保心丸、六神丸、片仔癀、云南白药、麝香止痛膏等也是我国金牌中药。除了药用价值,麝香还是一种珍奇的动物性香料,具有良好的提香作用和极佳的定香能力,在日用化学工业中常作为高级香水、香皂、香粉及糖果烟酒的定香剂。由于麝香市场需求量较大,供不应求,市场价格为 600~1000 元/g,高出黄金价格 5 倍。目前,我国已将麝(所有种)列为国家二级保护动物,并颁布实施了《野生动物保护法》。为了保护麝资源,解决麝香的供求矛盾,1958 年国家开始建立麝驯养基地,进行野麝人工驯化养殖试验研究,也进行了人工麝香研究,近 2 年,人工麝香用量已超过天然麝香用量。

第四节 港澳台地区中药资源

港澳台地区是对我国香港的特别行政区、澳门特别行政区和台湾省的统称。香港和澳门位于我国大陆东南端，与广东省邻接，处于广东省珠江口东西两岸，有漫长的海岸和沿海岛屿，多丘陵和山地而少平地。港澳两地气候属亚热带海洋气候，天气潮湿，雨量充沛，植物繁茂，虽然面积仅略大于我国总国土面积的1/10 000，但药用植物种类丰富，受岭南文化的影响，其中药资源也极具特色。台湾省为我国第一大岛，位于东南沿海，北临东海，东北接琉球群岛；东濒太平洋；南界巴士海峡，与菲律宾相邻；西隔台湾海峡与大陆福建省相望。境内高山林立，溪谷纵横，台湾山脉纵贯于岛的东部，中部、东部地势陡峭，平原比较狭窄，西部平原广阔，主要有台南平原、屏东平原。由于北回归线穿过，地形与海洋环境共同影响，北部为副热带季风气候，南部则为热带季风气候，同时又有局部呈热带、亚热带、温带、寒带等多种气候特征，故而岛上的自然景观与生态系呈多样化。

1. 中药资源概况

港澳台地区由于特殊的地理环境，草药生长丰富，易于采集，民间一向有使用中草药的习惯。但由于地理上受五岭和大洋的阻隔，在古代社会，缺乏与北方的医药文化交流与药材互通贸易，而受岭南文化影响较大，因此港澳台地区形成了具有岭南特色的中药资源，草药种类与广东、福建和海南等沿海省区接近。香港澳门地区资源保护制度完善，禁止采挖药材，其野生资源得到很好的保护，药用植物资源种类较多。港澳地区土地面积少，其中药资源多属采集方便的植物性草药，动物和矿物类中药资源较少；而中草药主要为野生，栽培药材多以引种为主。中草药资源的分布，同一类药材群生的比较少，大多数是散生，因此港澳台地区中药资源虽种类较多，但蕴藏量较少，缺少大宗药材。2004年版《香港植物名录》收载了3164种及变种，澳门有维管植物1508种，根据1995年潘永权先生估计，港澳地区药用植物有1600余种，《香港中草药》和《澳门中草药》中记载了港澳地区常见中草药800余种，包括菌类植物4科、蕨类植物18科、裸子植物6科、被子植物136科。台湾素享"天然大植物园"美誉，更是研究天然药物的宝地。台湾植物有3700多种，药用植物约有1000种。

港澳地区虽无地道大宗药材，但因其地理位置和气候的特殊性，中药资源极具地方特色。这主要体现在以下几个方面。

第一，港澳地区的中药资源大多为民间常用的生草药，就地取材，不经加工炮制。这些生草药鲜用、干用均可，多为港澳地区自产自用，具有价格低、就地取材、行之有效的特点，但大部分未曾收载于历代的主流本草以及现今的《中华人民共和国药典》中，而多见于南方著名的生草药著作，如《生草药性备要》和《岭南采药录》中，具有鲜明的地方特色。

第二，香港和澳门处于亚热带沿海，气候湿热，民间发病常以湿温、湿热居多，所用中药亦多苦寒、苦凉之品。《香港中草药》中所载具有明确清热解毒和清热利湿作用的中药有201味，约占全书收载药味的1/4，其他诸如解表、润肺化痰、止咳定喘、清肝明目等类中药之中亦有许多凉性药。

具有浓郁地方特色的凉茶和龟苓膏便是港澳地区多用苦凉之药的一个缩影。凉茶是以中医理论基础为指导，以中草药为原料，配置煎煮出来的一种日常饮品，具有清热解毒、生津止渴、祛火解暑的功效；龟苓膏是广西梧州传统药膳，已在岭南地区广泛流传，以鲜龟板和鲜土茯苓为主要原料，再配以生地、蒲公英、金银花等凉性中草药精制而成，具有清热祛湿、滋阴养颜的功效。凉茶文化有着悠久的历史，其形成与发展，与岭南地区独特的气候环境有着密切关系，2006年凉茶被认定为国家首批非物质文化遗产。港澳街巷中随处可见凉茶铺，凉茶与龟苓膏已成为港澳居民日常生活中不可缺少的元素。

第三，港澳地区由于地理和气候的特殊性，具有一些本地特色的地方习用药材和地道药材。新中国成立以前，由于特殊的地理和历史原因，北方药材难以运达港澳地区，当地中医多采用土产之生草药代替，如以五指毛桃代替黄芪，鸦胆子、辣蓼、马齿苋代替黄连，牛大力、千斤拔代替杜仲等。往往在草药名字前加以"土"字，如土人参、土甘草、土防风、土杜仲等，这些药材多不为药典所收载，形成了港澳地区特殊的地方习用药材。在《香港中草药》中载有50余味冠以土字的常用中药，约占全书药味的6%。

港澳两地位于亚热带沿海地区，一些中药资源是北方地区所没有的，如阴香、鸡骨草、龙脷叶、鹅不食草、狗肝菜、救必应、鸭脚木、黄牛茶、岗梅、水翁花、布渣叶、无患子、香港大沙叶等。鸭脚木不仅随处可见，而且疗效甚佳，南方有鸭脚木如北方有人参一样。

台湾省地处热带、亚热带地区，北部有亚热带季风常绿阔叶林，森林面积广，南部属季雨林、湿润雨林区，热带植物种类丰富。台湾中药资源特色首先是植物成分复杂，特有植物多，主要药用资源有黄药子、虎杖、百合、槟榔、桉树、芭蕉、蒲葵、合欢、白花莲、玉山龙胆、蔓龙胆、老鹳草、地丁草、通草、石斛、槟榔、樟脑、大风子、胡椒等，其中，槟榔、樟脑和香茅是台湾著名特产；其次有不少为民间草药，如蛇药就有200种，台湾马兜铃、瓜叶马兜铃、散血草、白花草、左手香、龙葵、倒吊金钟、马兰、咸丰草、天芥菜、八角莲及菊花木等均可供民间药用；最后是大量引种栽培热带、亚热带中药品种，如槟榔、苏木、巴戟天、儿茶、沉香、益智、高良姜、猫须草、罗勒、使君子、香附、竹茹、山豆根、山栀子、姜黄、薏苡、紫苏、对叶百部、香蒲、萝芙木等；此外，海产动植物药很多，如海藻、昆布、海带、石莼、海马、海龙、海龟、珍珠贝、石决明、紫贝齿、瓦楞子、鹅管石、海底柏、玳瑁和牡蛎等。

2. 药材举例

(1) 五指毛桃

为桑科粗叶榕 Ficus hirta Vahl 的干燥根。健脾化湿，行气化痰，舒筋活络。用于肺结核咳嗽，慢性气管炎，风湿性关节炎，脾虚浮肿，慢性肝炎，盗汗、自汗。

【本草考证】始载于《生草药性备要》，称之为五爪龙，曰："味甜辛，性平。清毒疥，洗痔痔，去皮肤肿痛。根，治热咳，痰火，理跌打刀伤，浸酒祛风，壮筋骨。"《植物名实图考》载："俚医以治风气，去红肿。"《岭南采药录》曰："木本。其叶五歧，有毛，而气清香。"

【植物形态与药材性状】灌木或落叶小乔木，高 1~2 m，全株被黄褐色贴伏短硬毛，有乳汁。叶互生；叶片纸质，多型，长椭圆状披针形，常具 3~5 深裂片，微波状锯齿或全缘，两面粗糙。隐头花序，花序托对生于叶腋或已落叶的叶腋间，球形、黄绿色；雄花、瘿花生于同一花序托内，雌花生于另一花序托内。瘦果椭圆形。花期 5~7 月，果期 8~10 月。

根呈圆柱形，直径 0.2~2.5cm，有分枝。表面灰棕色或褐色，可见明显的横向皮孔，有纵皱纹及须根痕。部分栓皮脱落后露出黄色皮部。质坚硬，难折断，断面显纤维性。木部呈黄白色，有众多同心环，可见放射状纹理，皮部与木部易分离。气微香，味甘。

【化学成分】五指毛桃中主要含有香豆素类、黄酮类、甾醇类化合物等。其中，香豆素类成分的含量最高，有补骨脂素、佛手苷内酯、伞形花内酯等，有研究表明补骨脂素具有保护肝脏损伤的作用。

【生境、分布与采收加工】生于山坡、山谷灌丛中或林边及村寨附近，喜温暖湿润的环境，土壤以山地红壤为主，主要分布在两广和港澳地区。

五指毛桃一般采用扦插和种子繁殖。每年 3~5 月选取约 2cm 粗的老熟枝条进行扦插繁殖。种子繁殖在 25~30℃时发芽率最高，可在 3 月进行育苗，育苗 1 年后可成苗移栽。移栽的最佳时间为每年 3 月，采用开穴种植的方法。栽培 3 年后的五指毛桃可供药用，一般一次挖取一侧根，次年可取另一侧根，经 2 年或 3 年后可第二次采收，如此循环可充分合理地利用资源。采收后趁鲜切片，晒干。

【开发、利用与资源保护】五指毛桃在南方地区被广泛使用，因其有健脾益气的功效，曾代替黄芪使用，南方称之为"南芪"。五指毛桃已被开发成多种保健品，广东和港澳地区用于煲汤，开发了五指毛桃酒、五指毛桃冲剂、五指毛桃香鸡、芪灵健脾扶正速溶粉、芪香气血通利速溶粉、五指毛桃养血扶正汤料、五指毛桃活血养颜汤料等。为了确保资源的可持续利用，应保护野生资源，建立 GAP 基地。目前广东省已建立 GAP 基地，采收时每年只取一侧根，仍可保证植株继续存活。港澳地区因土地面积稀少，目前无栽培。

(2) 鸦胆子

为苦木科鸦胆子 *Brucea javanica* (L.) Merr. 的干燥成熟种子。清热解毒，截疟，止痢，腐蚀赘疣。用于治疗痢疾、疟疾；外用治赘疣、鸡眼。

【本草考证】 《生草药性备要》谓之老鸦胆，曰："味苦，性平。凉血，去脾家疮，治牛毒，理跌打。"《本草纲目拾遗》谓："鸦胆子，出闽、广，药肆中皆有之。形如梧子，其仁多油，生食令人吐，作霜，捶去油，入药佳。……治痢，痔。"《岭南采药录》谓鸦胆："草本。结子形如梧子，又似益智子而小，外壳苍褐色，中有仁。味苦，性平。凉血，去皮肤恶毒，理跌打；治牛患疔毒，捣汁饲之；又能杀虫。"

【植物形态与药材性状】 常绿大灌木或小乔木，高达 3 m，嫩枝、叶柄和花序均被黄色柔毛。奇数羽状复叶，互生，小叶 3~15 枚，对生，长卵状披针形，基部楔形，边缘有三角形粗齿，两面均被柔毛。圆锥聚伞花序腋生，雌雄异株，花极小，红黄色。核果长卵形，先端略向外弯曲，熟后黑色，干后有不规则网纹，外壳硬骨质而脆，种仁黄白色，卵形，有薄膜，含油丰富，味极苦。花期夏季，果期 8~10 月。

果实卵形或椭圆形，长 0.6~1cm，直径 4~7mm。表面黑色，有不规则多角形的网纹，顶端有短尖的花柱残基，底端有凹陷的果柄痕。果肉易剥落，果核坚硬，破开后内表面灰棕色、平滑，内含种子 1 粒。种子卵形，长 4~7mm，直径 3~5mm。表面乳白色或黄白色，有稍隆起的网纹，顶端短尖呈鸟喙状，其下有长圆形种脐，近基部有棕色圆形合点，种脐与合点间有稍隆起的种脊。种皮薄，胚乳和胚富油性。气微特异，味极苦。

【化学成分】 鸦胆子种子含有大量的脂肪油，约占 56%；其他成分主要为四环三萜类成分——苦木素类化合物，包括鸦胆子苷 A~G，鸦胆子素 A~J，鸦胆子苦醇，双氢鸦胆子苷，双氢鸦胆子素等。除此之外，还含生物碱类、糖苷、酚性成分、蒽醌类等。

【生境、分布与采收加工】 多生于山坡、村旁或路旁的灌木丛中，主要分布于香港和澳门的亚热带和热带的沿海地区。鸦胆子为喜温植物，不耐寒，在向阳、疏松、肥沃、富含腐殖质的砂质壤上栽培为宜。鸦胆子以种子繁殖为主。8月或9月果实成熟后，洗去果肉，阴干，播种；苗高 30 cm 时可开穴种植。

【开发、利用与资源保护】 鸦胆子传统用于治疗痢疾，效果很好，近年来对鸦胆子油抗肿瘤作用的研究也越来越多，目前已经有鸦胆子油制剂用于肿瘤的治疗。虽然鸦胆子在我国南方地区资源丰富，但临床用量逐年增加，因此，要保护鸦胆子资源，使之可持续利用；同时要规范鸦胆子GAP种植基地，保护野生资源。

(3) 鸡骨草

为豆科广州相思子 Abrus cantoniensis Hance 的干燥全草。清热利湿、舒肝止痛。用于急性、慢性肝炎，肝硬化，腹水，胃痛，泌尿系统感染，风湿痹痛，毒蛇咬伤。

【本草考证】 《岭南采药录》记载鸡骨草："茎似铁线，叶形如冬仁，对生。凡黄食证，取其根约七八钱，和猪骨约2两，煮四五点钟服之，三四次便愈。"

【植物形态与药材性状】 攀援灌木，高1~2m。枝细直，平滑，被白色柔毛，老时脱落。羽状复叶互生；小叶6~11对，膜质，长圆形，先端截形或稍凹缺，具细尖，叶两面均被毛。总状花序腋生，花小，聚生于花序总轴的短枝上，花冠紫红。荚果长圆形，扁平，顶端具喙，被稀疏白色伏毛，熟时浅褐色，种子黑褐色。花期8月，果期9月或10月。

带根全草多缠绕呈束。根呈圆锥形，有分枝，长短不一，直径0.5~1.5cm；表面灰棕色，有细纵纹，支根极细，有断落或留有残基；质硬，不易折断。茎丛生，长50~100cm，直径约0.2cm；灰棕色至紫褐色，小枝纤细，较平滑或疏被短柔毛。羽状复叶互生，小叶8~11对，矩圆形，多脱落，长0.8~1.2cm，先端平截，有小突尖，下表面被伏毛。气微香，味微苦。

【化学成分】 鸡骨草中化学成分包括三萜皂苷、黄酮和蒽醌。其中，三萜皂苷元有多种，包括相思子皂醇，大豆皂醇，葛根皂醇，槐花二醇，广东相思子三醇，甘草次酸和光果甘草内酯等。另外，从鸡骨草中还分离得到生物碱(相思子碱)，胆碱，甾醇等。鸡骨草的种子有毒，不做药用，其中含有相思子毒蛋白，相思子酸和尿酸。

【生境、分布与采收加工】 生于山野阳光充足的地方，主要分布于两广和港澳地区。鸡骨草主要为种子繁殖，种子采用砂纸摩擦后热水浸泡，或用95%的硫酸浸泡处理后，发芽率可达到90%以上。处理好的种子可育苗后移栽种植，也可直接种植。鸡骨草种植后1年或2年可采收，2年采收者质量较好，11月或12月挖取全株，除去荚果和杂质，晒干。

【开发、利用与资源保护】 鸡骨草在治疗肝炎方面效果较好，已制成鸡骨草颗粒剂、冲剂、胶囊等多种剂型；同时鸡骨草具有清热利湿的作用，也可用做煲汤和凉茶的原料。近年来鸡骨草用量较大，野生资源逐渐减少，因此必须加强鸡骨草的GAP种植基地建设，减少野生资源的过度使用。鸡骨草的药用部位为全草，采收时多取2年生草本整株拔起，如果能够在生长过程中充分利用鸡骨草地上的茎和叶资源，而不破坏植物的生长，将会提高鸡骨草的利用率，但关于这方面目前仍无报道，有待于进一步研究。

(4) 鸭脚木

为五加科鹅掌柴 *Schefflera octophylla* (Lour.) Harms 的干燥树皮或根皮。清热解毒，消肿散瘀。用于感冒发热、咽喉肿痛、风湿骨痛、跌打损伤、急性淋巴炎，解木薯 *Manihot esculenta* Crantz. 和钩吻 *Gelsemium elegans* (Gardn. et Champ.) Benth. 中毒。

【本草考证】《生草药性备要》收载了鸭脚木的根皮，曰："鸭脚木树根皮味涩、性平。治酒顶，洗烂脚，敷跌打。"《岭南采药录》中记载鸭脚木叶"如鸭脚形。……以之浸酒，祛风。其木皮，味苦，性散。治瘰疬毒，以之煎水服甚效。"

【植物形态与药材性状】 乔木或灌木，高 2~15 m，胸径可达 30 cm 以上；小枝幼时密生星状短柔毛，不久毛渐脱稀。掌状复叶，有小叶 6~9 片，疏生星状短柔毛或无毛；小叶片纸质至革质，椭圆形，幼时密生短柔毛，后毛渐脱落，边缘近全缘。圆锥花序顶生，花小，白色。浆果球形，黑色，有不明显的棱。花期 11 月或 12 月，果期 12 月。

树皮呈卷筒状或不规则板块状，长 30~50cm，厚 2~8mm。外表面灰白色，粗糙，有地衣斑，具长圆形皮孔。内表面灰黄色或灰棕色，具细纵纹。质脆，易折断，断面不平坦，纤维性。气微香，味苦、涩。

【化学成分】关于鸭脚木化学成分的研究较少，其所在的鹅掌柴属主要含有齐墩果烷型、乌苏烷型和羽扇豆烷型的五环三萜类化合物。

【生境、分布与采收加工】 生于山谷疏林或向阳山坡，分布于广东、广西、福建、云南、香港、澳门和台湾等省区。鹅掌柴可进行种子和扦插繁殖。播种于春季进行，保持土壤湿润，温度 20~25℃，2 周或 3 周出苗。幼苗高 5~7cm 时移植一次，次年即可定植。扦插亦于春季进行，剪取一年生枝条(8~10cm)，去掉下部叶片，扦插于河沙或蛭石做的床土上，保温保湿，25℃时 4~6 周生根。

【开发、利用与资源保护】 鸭脚木为南方地区的地方习用药材。关于鸭脚木的研究开发和资源保护，目前仍不完善，有必要进行深入地研究。《岭南采药录》中记载鹅掌柴的叶也可做药用，对其进行研究和开发能够促进鹅掌柴被充分合理地利用。

(5) 两面针

为芸香科两面针 *Zanthoxylum nitidum* (Roxb.) DC. 的干燥根。祛风活血，解毒消肿。用于咽喉肿痛，牙痛，风湿痹通，跌打损伤。

【本草考证】 始载于《神农本草经》，称为蔓椒，列为下品。《千金方》记载蔓椒"治水，通身肿，猪椒枝叶煎如饧，空腹服一匕，日三。痒，以汁洗之。"《本草纲目》曰："蔓椒野生于林箐间，枝软如蔓，子、叶皆似椒，山人亦食之。"

【植物形态与药材性状】 木质藤本；茎、枝、叶轴下面和小叶中脉两面均具钩状皮刺。奇数羽状复叶，小叶 3~11 片，对生，革质，卵形至卵状矩圆形，无毛，上面稍有光泽。伞房状圆锥花序，腋生，花白色。蓇葖果成熟时紫红色，有粗大腺点，顶端有短喙。

根呈短圆柱形，长 2~20cm，厚 0.5~6cm。表面淡棕黄色或淡黄色，有鲜黄色或黄褐色类圆形皮孔。断面较光滑，皮部淡棕色，木部淡黄色，可见同心环纹及密集的小孔。质坚硬。气微香，味辛、辣、麻舌而苦。

【化学成分】 两面针中含量最多的一类成分为生物碱，包括两面针碱、二氢两面针碱、光叶花椒碱、白屈菜红碱、鹅掌楸碱、博落回醇碱等，其中，氯化两面针碱具有抗炎、抗癌等活性；两面针中同时具有木脂素和黄酮类成分，如芝麻素、细辛素、丁香树脂酚、牡荆素等。

【生境、分布与采收加工】 多生于灌木丛中、路旁。分布于香港、澳门、广东、广西、海南、福建、台湾、浙江、云南等省区。两面针为喜阳性植物，耐旱不耐湿，种植宜选择排水良好的向阳地。采用种子繁殖，可于种子成熟时采收种子，随即进行播种，这样发芽率高；也可于次年春 3 月下旬播种。气温 25℃时，20 天可出苗。苗高 20cm 时可开穴移栽。两面针种植 5 年或 6 年后可采收入药，多于冬季挖取其根，洗净，切片，晒干即得商品药材。

【开发、利用与资源保护】 两面针的药用历史悠久，具有消肿止痛的作用，民间常用其治疗咳嗽、风湿性关节炎、头痛和牙痛等。目前，以两面针为主药或辅药开发的中成药有十多种，包括两面针注射液、两面针牙痛水和两面针镇痛片等；同时两面针在护齿方面应用也很广泛，两面针牙膏具有很好的抗炎镇痛作用。目前，两面针的栽培技术成熟，具有大面积的栽培基地，虽然资源丰富，但仍需注意野生资源的保护和规范化种植。

(6) 樟脑

为樟科植物樟 Cinamomum camphora (Linn.) Pvesl 的根、枝、叶及废材经蒸馏所得的结晶。通窍，杀虫，止痛，祛秽。用于心腹胀痛，牙痛，脚气，疮疡疥癣等。

【本草考证】 始载于《本草品汇精要》，谓之："主杀虫，除疥癣，疗汤火疮，敌秽气。"《本草纲目》中记载："樟脑出韶州、漳州，状似龙脑，色白如雪，樟树脂膏也。"

【植物形态与药材性状】 常绿乔木，高可达 50m。树皮幼时绿色，平滑；老时渐变为黄褐色或灰褐色纵裂。叶薄革质，卵形或椭圆状卵形，顶端短尖或近尾尖，基部圆形，离基 3 出脉，脉腋有腺点。花黄绿色，春天开，圆锥花序腋出，小而多。球形的小果实成熟后为黑紫色。樟脑结晶体呈粒状、针状或片状；无色或白色；具黏性，可压制成半透明团或块。有特殊香气、刺鼻，味初辛、后清凉。燃烧时能发生有光的火焰并有浓黑烟。

【化学成分】 天然樟脑中的主要成分为 2-莰酮，俗名为樟脑，属单萜类化合物，天然樟脑多为右旋体，合成樟脑为外消旋体。

【生境、分布与采收加工】 分布于台湾和长江以南各地。多为栽培。樟树可采用种子繁殖和扦插繁殖。每年10~12月收集成熟种子贮藏于细纱中，次年3月进行催芽播种，苗高10cm时可进行定苗，每亩留苗2万株。每年3月或4月进行移栽，移栽密度为每亩1500株左右。通常在冬季采收50年生以上樟树树干和根，削成薄片后在木甑中隔水蒸馏，樟脑和樟脑油随蒸汽馏出，冷凝所得白色晶体为粗樟脑，粗樟脑精制即得樟脑。

【开发利用及资源保护】明末郑成功收复台湾后，樟脑也开始传入台湾。1863年起樟脑行销国外，台湾樟脑由此闻名世界。樟脑具有杀虫、避秽的作用，在医药方面是制备十滴水、人丹的主要原料，也可用于衣物的防虫、防腐。同时樟树的根、茎干、树皮、叶和果实可做药用，均具有祛风湿、行气止痛的作用。天然樟脑纯度高、比旋度大，在医药等方面的特殊用途难于用合成樟脑完全代替。天然樟脑的制备采用伐树挖根蒸油取脑的方法，这样对资源破坏较为严重，并对环境造成重要影响，有些资源已经开始枯竭。近年来随着研究的深入，采用定期采割枝叶蒸油取脑，生产高质量、经济价值高的各类樟油产品，同时将保护樟的天然资源，达到永续利用的目的。

下篇　教育实践篇

　　中药资源与人们日常生活关系密切，与之相关的实践活动可以在中药资源与生活之间架起一座座桥梁。本篇力图通过与中药资源相关的实践活动，培养受教育者灵活运用中药资源相关知识处理并解决实际问题的能力，充分体现中药资源教育独特的实践性，使受教育者充分享受中药资源来源于生活又服务于生活的乐趣。

第六章　中药资源教育实践活动

"如何在实践活动中让受教育者真正地了解并灵活运用中药资源相关知识"是中药资源教育赋予我们的任务。关注受教育者的学习兴趣和经验，使他们在整个活动中始终保持浓厚的兴趣，并积极参与到实践探究活动中来是我们不懈追求的目标。本章通过设计具体实践活动而达到下述目标：

通过中药材采收、加工与炮制，学习中药材采收和加工处理基本技能；

通过中药资源调查，培养受教育者交流与沟通能力、社会实践能力和关注社会情感；

通过中药资源与庭园设计、中国药膳等灵活运用中药资源知识的实践活动，提高受教育者综合分析能力、自我表现能力、组织能力及判断能力等。

第一节　中药材采收、加工与炮制

采收与贮藏一直是保护药源、保证中药材质量的重要内容。动植物生长发育的周期性将影响中药有效成分。为获得产量高、品质好的中药材，综合考虑入药部位成熟度、生物量等因素(如植物的根、茎、叶、花、果实、种子或全草的生长发育期和动物的捕捉与加工时期等)尤为重要。

1. 中药材采收

(1) 植物药材

除某些药材因所含有效成分在采制和贮藏方面有特殊要求外，药用植物采收按以下原则进行：

1) 全草类药材在植株成长茂盛、开花初期采集。多年生草本常割取地上部分，如益母草、薄荷、紫苏等；一些必须带根用的药材则连根拔起，如垂盆草、紫花地丁、车前草等；需要带叶、花枝的更要适时采收，如夏枯草、薄荷等。

2) 叶类药材在花蕾含苞待放或开花初期采集以求性味完整、药效高，如枇杷叶、荷叶、艾叶、大青叶等；某些特定药材，如桑叶，需在秋冬经霜后采收。

3) 根和根茎类药材在秋季植物地上部分开始枯萎或春季采挖，这时植物养分多贮藏在根或根茎部，所采药物产量高、质量好，如葛根、天麻、桔梗等。但也有少数例外，如孩儿参、半夏、延胡索等则在夏天采收。多数根及根茎类药材需生长1年或2年以上才能采收。

4) 为避免香味失散、花瓣散落而影响质量，花类药材在花蕾期或花初放时采收，如金银花、月季花、野菊花等。对花期较短或花朵次第开放的植物，应分次及时采集，如红花要采花冠由黄变红时的花瓣。以花粉入药者，则在花朵盛开时采收，如松花粉、蒲黄等。采花最好选择晴天的早晨，以便采后迅速晾晒干燥。

5) 除少数采用未成熟果实，如青皮、乌梅等外，果实类药材在果实成熟时采集，如槟榔、瓜蒌等。

6) 以种子入药者，通常在植株完全成熟后采集，如莲子、菟丝子等。有些植物种子成熟后容易散落，如牵牛花、凤仙花，则在果实成熟而未开裂时采集。有些既用全草、又用种子的药用植物，则可在种子成熟时割取全草，将种子打下后分别晒干贮藏，如车前、紫苏等。容易变质浆果，如枸杞子，最好在略熟时于清晨或傍晚时分采收。

7) 树皮和根皮类药材在春夏植物生长旺盛、植株体内浆液充沛时剥取，如杜仲、黄柏、厚朴等。剥树皮时应注意不能将树干整个一圈剥下，以免影响树干的输导系统而造成树木的死亡。另外，有一些植物根皮，如牡丹皮、地骨皮等以秋后采收为宜。

(2) 动物药材

药用动物因品种不同而捕猎时期各异，但应以保证药效及容易获得为原则。

潜藏在地下的小动物，如地龙、斑蝥、土鳖虫、蟋蟀等，宜在夏秋季捕捉。

桑螵蛸应在3月中旬采收，过时则虫卵孵化。

蝉蜕为黑蝉羽化时蜕的皮壳，多于夏秋季采收。

蛇蜕因蛇可反复蜕皮而全年可采，但以3月或4月量最多。

蟾酥为蟾蜍耳后腺分泌物干燥而成，在春秋两季采收最佳，此时不但易捕捉，而且腺液充足，质量好。

石决明、牡蛎等贝壳类药材在夏秋季时生长旺盛，此时采集的药材钙质丰富、药效好。

大型动物虽然四季皆可捕捉，但一般宜在秋冬季猎取，不过鹿茸必须在雄鹿幼角未角化时采取，一般在清明前后45~60天截取。

驴皮应在冬至后、皮厚质佳时剥取。

(3) 矿物药材

药用矿物可不拘时节，全年择优采选。

无论药用植物、药用动物还是药用矿物，采收时还应关注天气变化，阴雨时往往不能及时干燥以致药材腐烂变质。总之，"兼顾当前需要与长远利益、重视保护药源"应为中药材采收总原则。

2. 药材初加工与贮藏

药材采集后应进行清洗、干燥等加工处理，以便贮藏。植物类药材采集后应先除去泥土杂质和非药用部分，洗净，除鲜用外，应根据药物性质，及时晒干、阴干或烘干，分别保藏。有些含水分较多的药物，如马齿苋等，可在洗净后切断并多晒几天，以保证干燥。果实或种子类，如五味子、女贞子、莱菔子、葶苈子、白芥子等，须密封贮藏。茎叶或根部没有芳香性的，如益母草、夏枯草、大青叶、板蓝根、首乌藤等，可存放在干燥阴凉处或贮于木箱内。芳香性药材及花类，如菊花、金银花、月季花等，须放在石灰瓮内以防受潮、霉烂变质。

药用动物及动物脏器组织，如蕲蛇、乌梢蛇、蜈蚣、地鳖虫、胎盘等，在烘干后，应放在存有石灰的缸中以保持干燥，并放在干燥阴凉的地方以防虫蛀或腐烂变质。

药用矿物，如石膏、滑石、灵磁石等，可放在木箱内，但芒硝、硼砂等须放在瓮内盖紧，以防受潮。

剧毒药材要另行贮藏保管。

贮藏药材的库房须常年保持清洁、干燥，防虫、鼠侵蚀；药材应勤加翻晒，对某些易被虫蛀或容易受潮变质的药材，必须经常检查，以防霉蛀变质。

3. 中药材炮制

炮制又称炮炙、修治、修事等，是我国中药加工中一项传统制药技术，是指药材在应用或制成各种剂型之前，根据医疗、调制、制剂等需要而进行必要的加工处理过程。炮制包括对原药材进行的一般修治整理和对部分药材进行的特殊处理，最大限度地达到最佳临床用药目的。著名的炮制专著有《雷公炮炙论》、《炮炙大法》、《修事指南》等。

炮制目的主要是强化药效、降低药材的毒性和不良反应，便于药物贮藏，防止变质。合理炮制可增强原有药物的性能，可以引药入经并方便临床定向选择用药。常见炮制方法有以下几种。

(1) 修治

为进一步加工贮存、调制制剂和临床用药做好准备而进行的修治，包括纯净、粉碎、切制药材三道工序。

1) 纯净药材：包括挑、筛、刷、刮、挖、撞等方法。
2) 粉碎药材：包括捣、碾、研、磨、镑、挫等方法。
3) 切制药材：主要有切、铡等方法。

(2) 水制法

目的是清洁药物、除去杂质、软化药物、便于切制、降低毒性及调整药性等。

常用漂、洗、浸泡、闷润、喷洒、水飞等方法。

1) 洗：将原药放在清水中，洗涤除去药物表面的泥沙杂质等达到洁净卫生的目的。为防止有效成分溶于水中，浸洗时间不宜过长。

2) 漂：有腥气(如龟板、鳖甲、乌贼骨)、咸味(如昆布、海藻)或有毒性(如乌头、附子)的药物用多量清水反复浸漂、经常换水，则能漂去这些气味或降低毒性。

3) 浸泡：用药物汁水浸泡以减低原药的烈性或刺激性，如用甘草水泡远志、吴茱萸。

4) 润：在药材上喷洒少量清水，让水分渐渐渗透而使药物柔软便于切片。尤其适合那些浸泡后药性易于走失的药物。

5) 水飞：适用于矿石和贝壳类等不易溶解于水的药物的一种研粉方法。其目的是使药物粉碎得更加细腻，便于内服和外用。水飞前，先将药物打成粗末，然后放在研钵内和水同研，倾取上部的混悬液，然后再将沉于下部的粗末继续研磨，这样反复操作，研至将细粉放在舌上尝之无渣为度。水飞可防止粉末在研磨时飞扬而损耗。

(3) 火制法

将药物经火加热处理的方法。常用的火制法有炒、炙、烫、煅、煨等。

1) 炒法：分炒黄、炒焦、炒炭3种。炒黄、炒焦的目的是使药材宜于粉碎加工、缓和药性或煎煮时有效成分易于溶出；炒炭的目的是缓和药物的烈性或副作用，或增强其收敛、止血、止泻作用。①炒黄：将药物炒至表面微黄或能嗅到药物固有的气味为度，如炒牛蒡子、炒苏子等。②炒焦：将药物炒至表面焦黄，内部淡黄为度，如焦山楂、焦白术等。③炒炭：将药物炒至外部枯黑，内部焦黄为度，如艾叶炭、地榆炭等。

2) 炙法：将药物与液体辅料共同置于锅中加热拌炒，使辅料渗入药物组织内部或附着于药物表面以改变药性、增强疗效或降低毒副作用的方法称炙法。常用的液体辅料有蜜、酒、醋、姜汁、盐水等。①蜜炙：可增强润肺止咳作用，如蜜炙百部、枇杷叶等。②酒炙：可增强活血之功效，如当归、川芎、大黄等。③醋炙：可增强止痛功效或降低毒性，如醋炙香附、元胡、甘遂、芫花等。④姜炙：可增强止呕作用，如姜炙竹茹、半夏等。⑤盐炙：可引药入肾和增强补肾作用，如盐炙黄柏、杜仲等。

3) 烫法：先在锅内加热中间物体(如砂石、滑石、蛤粉等)，用以烫炙药物，使其受热均匀、膨胀松脆，注意不能焦枯。烫毕筛去中间物体冷却即得，如砂烫穿山甲等。

4) 煅法：将药物用猛火直接或间接煅烧，使质地松软、易于粉碎，便于有效成分煎出以充分发挥疗效，如龙骨、牡蛎、棕榈炭、血余炭等。

5) 煨法：将药物用湿面或湿纸包裹，置于热火灰中或用吸油纸与药物隔层分开进行加热的方法。其目的是除去药物中的部分挥发性及刺激性成分，以缓和药性，降低不良反应，增强疗效。

(4) 水火共制

指既要用水又要用火或加入其他辅料进行炮制药物的方法。常用煮、蒸、炖、淬等。

(5) 其他

包括制霜、发酵、精制、药拌等。

第二节 中药资源调查与质量评价

随着中药的大量使用，中药资源需求量日益增加。为充分开发中药资源并做到可持续利用，因地制宜地开展各级各类的中药资源调查十分必要。中药资源调查是对某一国家或地区中药资源的种类、分布规律和量值的考察、调查和测算，它对进一步开发、利用和保护中药资源具有重要意义。

1. 中药资源调查类型

一般有以下 4 种。

1) 中药资源种类调查：通过调查，了解一个国家或地区中药资源的种类构成、分布及利用情况，为进一步开发利用本国或本地区中药资源提供基础资料。

2) 优势地道药材调查：旨在了解某一地区优势地道药材分布、蕴藏量、质量、开发利用情况(包括购销情况、资源再生情况等)。

3) 产量调查：该项调查是开发利用的数量基础，它可随时间而产生变化。因此，每隔一定时间就应进行一次新的产量调查。

4) 资源更新调查：自然更新和人工更新是资源可持续发展的保证。资源更新调查以生物学、生态学、植物群落学等为指导，为中药资源的人工恢复、栽培等提供理论依据和实践经验。

2. 中药资源调查步骤与方法

(1) 调查准备工作

1) 组成调查队，制订调查计划：按照具体任务组建调查队，必须包括有较高水平的植(动)物分类学、地理学、生态学、中药学及天然产物化学等方面的专业技术人员。调查计划一般包括调查目的和任务、调查范围和主要内容、调查要求和具体方法、日程安排、经费来源和使用计划、调查总结和验收、成果处理等。

2) 确定调查任务：本着"一次调查任务不宜过多，区域范围不宜过大"的原则，根据行政部门或生产部门的要求确定具体的调查任务。包括以下几项。

调查一个地区野生中药资源的种类及其分布情况，并采集标本。

调查一个地区收购的主要药材产地、历年采收量、购销情况，栽培药材种类、各种药材的种植面积、单位面积产量、药材质量及每年收购情况等。

调查优势地道药材的分布面积、单株产量、蕴藏量、经济量及年允收量等。

此外还可根据不同的目的和要求进行单项深入调查。例如，民间验方的搜集与草药应用情况的调查；为引种、驯化某药用植物进行该植物的生物学、生态学、物候学等调查；为寻找含某类有效成分的药源而在已知含该类成分的植物近缘种中进行的化学成分等调查。

3) 资料查阅和座谈讨论：调查前应尽可能搜集和查阅调查地区自然地理情况、农业、林业、气象、植物、动物情况及有关地方病资料、本地区植物区系资料、区系植被图、农业区划图、林业区划图、地形图和行政图等相关资料，甚至药材收购部门的有关历史资料。通过座谈、访问有经验的药农、农村医生及猎户等途径，尽可能多地获取有价值的信息并使调查具有针对性。在进行资料查阅、积累和及时整理核对后形成书面报告。

4) 制定调查路线，编制工作日程表：调查路线应涵盖本地区内主要群落类型，尤其要将含主要药用植物的群落类型包括进来。编制的日程表要留有余地，以便因天气恶劣等无法进行调查时有调节的可能。

5) 调查队员培训：调查人员必须进行包括相关中药资源调查专业知识、仪器使用和方法等内容在内的野外工作培训。参加人数多、规模较大的中药资源调查还应事先进行野外调查实习，使大家统一认识、统一方法，尽量减少人为误差。

(2) 调查方法

A. 中药资源种类调查

种类调查以线路调查和样地调查最为常见[①]。在调查的同时，应做好被调查地区的地理位置、幅员、地形、地貌、土壤、气象气候、植被等自然概况的记录。

药用植物调查包括植物采集及腊叶标本制作。采集标本除特别注明药用部位外，还应有植株形态、生境等的详细记录。药用价值调查一定是调查者亲自调查所得资料。为方便进行化学成分分析，采集样品除注明采集时间、部位及干燥方法外，还应有一定的采集数量以确保样品的纯度和标准化。

宝贵的经方、验方对中药资源的开发利用起很重要的作用。在进行中药资源种类调查时，除了对民间草医、当地药材公司有关人员、林业工人、猎户等进行调查外，还应有目的地召开座谈会。调查访问的结果可填入表 6-1。总之，调查过程中尤其应注意植物种类的准确性，调查治疗病种和疗效等问题应该是调查者

---

① 线路调查、样地调查：参见附录Ⅲ第四、第五条。

样地设置按不同环境(包括各种地形、海拔、坡度、坡向等)拉上工作线，在工作线上每隔一定距离设置样地(样地大小根据调查的目的、对象而定，样地可以是方形、圆形，也可以是长方形)。在样地内对药用植物株数、多度、盖度(郁闭度)及每株湿重、风干后质量等分别做测量统计。

亲自调查访问所得，而非简单的文献资料转抄、转录。

表 6-1　药用植物访问调查表

```
总号：_____ 标本号：_____ 日期：_____1
植物学名：_____1
采集地点：_____ 土名：_____1
生态环境：_____1
植株量估计：_____1
发育阶段：_____ 利用部位：_____1
市场销售情况及加工处理：_____11
防治的病名和症状：_____11
药方剂量和使用方法：_____1
治疗时间及结果：_____11
使用者或推荐者：_____1
```

采集植物标本应注意问题：

1) 采集的标本应具典型性、代表性，最好带有繁殖器官(花、果实或孢子囊、子实体等)。草本植物最好采集全株，应带有药用部位和地下部分，因为不少植物(如百合科、伞形科、毛茛科乌头属)的根和地下茎具有重要的分类学意义。如果地下部分过大，可以分别压制，但必须和地上部分编同一采集号，作为"标准药材"，以便核对；寄生植物应带寄主。

2) 一些草本植物基部叶和上部叶形状不同(如菊科、十字花科)，叶上的附属物(毛茸、蜡被等)在新老叶上也有不同，应尽量采全。

3) 一些丛生草本植物，应保留其丛生特征，不要把它们分得太散而失去原来的习性。

4) 雌雄异株植物(如麻黄科、桑科、葫芦科等)应注意采集雌株和雄株。

5) 对于含水分较多(如景天科、仙人掌科、马齿苋科等)或有粗壮地下茎的植物(如百合科)，须切开干燥或用开水将其烫死后再压制，以防植物在标本夹内延续生活以及花、叶脱落或腐烂变坏。

6) 采集水生藻类植物标本到驻地后应重新放在水里，然后用硬台纸将其托起，压成标本。

7) 木本植物树皮是鉴别的重要特征之一，采集标本时应割取，并与标本编同一号，供研究参考。

8) 每种植物至少采集 3 份标本，每张标本应有野外记录。对于容易改变或消失的特征，如花的颜色、气味、毛茸等，应详加记录。每晚必须及时整理标本，补上漏记项目。

采集药材样品应注意的问题：

1) **全草类**：应规定采收时间并注明是否带地上部分。干燥时应将茎叶分开，因为茎枝难干燥，叶易破碎。

2) **叶类**：应规定是采摘嫩叶还是老叶、采收的时间和层次(指植株的不同部位，如上层、中层、下层等)。

3) **花类**：应严格规定采收时期及部位，如开花前期、蕾期或盛花期，全花、花被、柱头或其他部位等。

4) **果实类**：同一植株上果实的品质随成熟时间、在植株上的位置、光照条件等而变化。因此采集样品时应规定成熟程度。

5) 皮类：分为树干皮和根皮两类，树干皮的采集最好不要毁坏植株，可用刀在树干一定位置上割取少量样品，如果从一棵树上取的样品太少，可以在多棵树上割取，以后重复采样仍然可以在同一植株的不同位置割取。根皮的采集往往毁坏植株，故应尽量降低毁坏数量。挖得的样品应该混合均匀后再进行检验。

野外化学成分快速检验方法：

为寻找新的药用资源，同时为室内研究提供线索，在野外调查时，可进行化学成分的简便、快速的初步检验。通常将感官法、纸片法和试剂法相配合使用。

1) 感官法：检查挥发油时，可以把采到的植物原料揉碎后，嗅其有无芳香气味；检查油脂类时，可将果实和种子放在滤纸上，用力压碎，稍干后看纸上有无透明的油迹，根据油迹的大小还可以估计含油的多少；检查鞣质类化合物时，可用不锈钢刀切开检验材料，若含鞣质则小刀及材料断面很快会变成蓝黑色。还有味苦的多含生物碱、苷类，味涩的多含鞣质，味酸的含有机酸，色黄的多含黄酮类等。

2) 纸片法：待测样品的制备方法：

水提取液：取样品原料 10 g，加入蒸馏水 75~100 ml，在 50~60 ℃保温 1h，过滤，滤液用于检查氨基酸、蛋白质、有机酸、水溶性生物碱、皂苷、酚类、鞣质等。

醇提取液：取样品原料 10 g，加入 95%的乙醇 75~100ml，在水浴上回流 10 min，过滤，滤液浓缩至 1/2 体积，供检查黄酮类、强心苷、生物碱、内酯等用。取检样滴在滤纸上，待展开，干后喷洒试液，检查以下成分。① 生物碱：水浸液和醇浸液，喷碘化铋钾试液，若斑点颜色显著加深，为阳性反应。② 酚性成分：醇浸液，喷三氯化铁试液，若斑点显蓝绿(黑)色，为阳性反应。③ 有机酸：取水浸液，喷洒溴酚蓝后，背景蓝色，斑点浅黄色，为阳性反应。④ 黄酮类：醇浸液，喷三氯化铝醇试液，黄色及荧光均加深，为阳性反应。⑤ 蒽醌类：醇浸液，喷氢氧化钾试液，斑点显红色或暗红色，为阳性反应。⑥ 强心苷：醇浸液，加 Kedde 试液，斑点显紫色或浅紫色，为阳性反应。⑦ 内酯及香豆精类：醇浸液，加 3%的 Na_2CO_3，加热 15 min，滴加安替比林及铁氰化钾，显紫红色，为阳性反应。⑧ 还原性成分：水及醇浸液，分别喷高锰酸钾试液，背景紫红色，斑点色浅或褪色，为阳性反应。

3) 试管法：① 皂苷：水浸液置于试管中，用力振摇，有持久性泡沫者为阳性反应。② 蛋白质：水浸液，加入 NaOH、$CuSO_4$，显淡紫红色，为阳性反应。③ 苷类、糖类：样品加水用稀酸酸化，煮沸 15 min，过滤，滤液浓缩后，滴在纸片上，喷邻苯二甲酸苯胺试液，烘烤，斑点显棕红色，为阳性反应。

野外工作注意事项：

1) 保护药用植物资源，不要乱采滥伐，做到有计划地采集。

2) 防止森林火灾，爱护国家财产。

3) 在深山密林中采集，最好有向导带路，采集人员之间应随时保持联系。走在前面的人要做前进记号。食物、饮料宜分开携带。服装颜色宜鲜明，如红色、黄色等。

4) 野外调查方位的确定非常重要。正常调查工作中需要确定方位，在少数人(甚至一个人)

离队而迷失方向时更是如此。一旦迷失则镇定第一,待用各种方法确定方位后再行动。通常用罗盘(指南针)确定方向,还可以用一些辅助的方法,如太阳、月亮、北极星等的位置、年轮、孤立木、林区的号码桩等来确定方位。

5) 方向辨认后,确定去向,也可以沿水流向下走,这样有可能找到人家或走出森林。若到晚间可以生火取暖及防御野兽侵袭,并可以作为联络信号,但一定要防止森林火灾。

B. 产量调查

产量调查是中药资源调查的重要内容之一,是充分开发利用和保护中药资源的重要数量指标。在进行产量调查时,应同时进行蕴藏量调查、进行经济量和年允收量测算。实施中药资源产量调查不可能也不需要进行所有地段的全面清查,可通过选择样地、在样地上设置若干个样方、采用抽样调查法进行(样地大小参见附录Ⅲ第五条)。一般采用投影盖度法计算产量。投影盖度是指某一种植物在一定土壤表面形成的覆盖面积比例,它由植株的生物学特性而非植株的数目和分布状况决定。用投影盖度法计算产量时,首先要计算某种药用植物在样方上的投影盖度和1%盖度上药材的质量,进而求出所有样方的投影盖度和1%盖度药材质量的平均值,它们的乘积即单位面积上某种药材的蕴藏量(参见附录Ⅲ第六条)。

盖度法适用于成丛的灌木或草本植物(调查种类是群落中占优势的植物),常用于很难分出单株的药用植物。当调查样方内药用植物株数和单株药材平均质量时,可采用样株法计算产量。此法适用于木本植物、单株生长的灌木和大的或稀疏生长的草本植物。对于个体界限不清的根茎类和分蘖植物,株数的计算单位常常以一个枝条或一个直立灌木为单位。具体计算公式见附录Ⅲ第六条。

调查时无论使用哪种方法,样方调查所记录的内容都应包括:调查地点、日期、样方面积、样方号、植物所在的群落类型、生境、主要伴生植物。药材挖出后要表明物候期,系上号码牌(和样方总号一致)。

蕴藏量调查迄今尚无比较精确和切实可行的方法,一般采用估量法和实测法[①]。

动物数量的估测方法目前主要有直接调查法、间接调查法和比例法三种。其中哄赶法和粪堆计数法又是常见的直接调查法[②]。

---

① 估量法是指邀请有经验的药农、收购员等进行座谈讨论,并参照历年资料和调查的印象做估计;这种方法虽然不精确,但是值得参考。实测法:在同一地区,分别调查各种植物群落的种类组成,设置若干地,在样地内调查统计药用植物的株数和药用部位鲜重。重复若干样地,求出样地面积的平均株数和质量,再换算成每公顷单位面积产量作为计算该植物群落蕴藏量的基本数据。从植被图、林相图、草场调查等计算出该植物群落的占有面积并进一步求得该植物群落的蕴藏量。各个植物群落的蕴藏量加起来就得出该地区的各种药用植物蕴藏量。

② 直接调查法就是对动物本身计数。这种计数可以通过驱赶动物、空中摄影、红外片等方法进行。间接调查法是把除动物本身计数以外的各种观测数值(如鸟叫计数、足迹计数和粪堆计数等)记录下来后通过计算并推论的一种方法。比例法是以一个群体已测定的变化为基础。例如,捕获了已知数量的鸟,加上环志释放;当以后某一时期内再看到或捕到这些鸟时,则环志鸟的总数与其中在捕鸟数的比值可用于估计群体的大小。(接下页)

关于产量的若干概念：

单株产量(stock production of individual)：指一株植物药用部位(如根、根茎、全草、叶、果实或种子)的平均产量(g/株)。调查植株不得少于30株。

经济量(exploitative stock)：某一时期内一个地区经济效益那部分蕴藏量，即只包括达到采收标准和质量规格要求的那部分量，不包括幼年的、病株或达不到采收标准和质量规格的那部分量。

蕴藏量、年允收量、最大持续产量：参见附录Ⅲ第十条和本节中药资源质量及其评价相关内容。

C. 自然更新与人工更新调查

自然更新调查是指在采挖某种药材基地上对采挖植物自然更新的调查，一般采用在所选样地上设置固定样方进行，样方的大小和产量调查时所选用的应尽可能一致，其数目不应少于30个。不仅如此，所选样方布局还应和产量调查时一致，如果产量调查选用的是系统抽样法，资源更新调查时也应选用该方法；如果产量调查时选用的是随机抽样法，资源更新调查时也应选用随机抽样法。

在固定样方上进行地下器官自然更新调查时，如果样方内株数较少就不能全部采挖，否则自然更新就不能进行。因此，调查应首先考虑采挖强度、种群密度和年龄组成。由于地下器官不能连续直接进行观察，须采用定期挖掘法和间接观察法[①]。

鉴于地上器官每年增长的数量可以连续测量，因此地上器官更新调查相对容易很多。地上器官的更新调查首先要调查它的生活型、生长发育规律，调查投影盖度和伴生植物。调查要逐年进行，一般应包括单位面积药材产量、单位面积的苗数及苗的高度。

许多中药资源自然更新速率较慢，特别是根类、根茎类、皮类等药材在大量采集后往往造成局部地区种群的大量减少，此时进行中药资源人工更新就显得非常必要。人工更新调查一般是选择好适宜调查植物生长的地段，进行人工播种或栽植，然后逐年记录其生长发育情况，特别要调查样方内苗的增长数目，并定期

(接上页)哄赶调查法：调查人员从一定的路线一直通过一个区域哄赶出所要调查的动物种，记录人员位于测定区域对面边界，并沿测定区边缘，统计被哄赶出来的动物。这种方法仅适用于容易步行和有良好可见度的平坦开阔地带。

粪堆计数法：此方法是基于"一定时间内动物粪便的积累是与群体密度有关"的设想，适用于森林地区，但在多雨和蜣螂多的地区不大适宜，因为雨水冲洗或动物吞食会使此法出现较大的误差。例如，黑尾鹿和大角鹿每24h大约排出13堆粪便，这样在一定单位区域中的粪堆数可以按照每头鹿每天排13堆粪便进行计算，用鹿日数换算动物数，需要知道鹿在这个地区居留的时间(对迁移兽群是可以确定的)，然后在已知的一段(如一周)计数。

① 定期挖掘法适用于能准确判断年龄的植物，指在一定时间间隔内挖取地下部分，测量其生长量并经多年观察得出其更新周期。间接观察法又称相关系数法，利用许多药用植物地下、地上器官的生长存在正相关性而从中找出相关系数，这样调查时只需调查地上部分的数量指标并通过相关公式推算出地下部分的年增长量。

测量它们的增长量以及达到采收标准的年限,最后通过数年的观察提出人工更新的年限和恢复资源的技术措施(参见附录Ⅲ第七条)。

(3) 中药资源图

中药资源(地)图是将中药资源种类、分布或蕴藏量等以地图形式科学形象地反映出来,为相关部门统筹安排生产、合理开发利用和保护更新中药资源等提供参考。

A. 中药资源图类型

按比例尺划分,可以分为3类:

1) 大比例尺资源图是比例尺为(1:5000)~(1:20万)的比例尺图;
2) 中比例尺资源图是比例尺为(1:20万)~(1:100万)的比例尺图;
3) 小比例尺资源图是1:100万以上的比例尺图。

按资源图的内容划分,可以分为4类:

1) 中药资源分布图:主要反映中药资源调查种类的分布。这种分布图又分为地区性的综合资源分布图、单种中药资源分布图两种。前者反映某一地区(全国、省、市县或更小行政单位)药用植物种类及其分布,优点是便于寻找各种药用植物的混合分布和单独分布的关系,有利于全面了解局部地区药材种类,缺点是种类过多因而符号较多,图表略显混乱且不容易详细标明;后者反映的是某一种药用植物的分布,这种资源分布图对充分利用和开发某种中药资源具有较大价值,已经广泛为植物资源学家所利用。

2) 群落分布图:它不同于地植物学上的植被图,是在原有植被图的基础上结合中药资源调查绘制而成。"群落"必须含有被调查的药用植物,故又称含有药用植物的群落分布图。它的意义在于可以减小资源调查的范围,可以计算出该种药用植物所占有的面积,并可以作为计算蕴藏量的参考。

3) 中药资源蕴藏量图:是在进行广泛的蕴藏量调查的基础上绘制,主要反映某种药用植物的蕴藏量及在不同地区的分布。

4) 中药资源区划图:依据农业区划、林业区划和植被区划并考虑到中药资源分布特点而绘制,优点在于既能反映中药资源的生态特点又能反映合理开发中药资源的方向。

B. 中药资源分布图

在完成某个地区全面普查的基础上,可进行中药资源分布图的绘制。路线越多、调查范围越广,则资源分布图越详尽。因此,编绘前须将有关资料按照地区整理。对于单种资源分布图,除了依据自己调查的资料外,还应查阅各类植物志。借助腊叶标本确定分布地点时,要特别注意标本的采集年代。许多大腊叶标本室(馆)所保存的标本常年代久远,而近些年因人类活动而使情况发生了很大的变化。因此,对待中药资源分布图须采取谨慎态度,它只能表明中药资源的大致分布,而不能代表分布的实际面积以及资源间量的关系[①]。

C. 群落分布图

借助植被图可完成群落分布图的绘制,但仅仅有植被图还不能完全绘出群落分布图。它的完成必须借助中药资源调查中获得的以下资料:

哪些群落中有被调查的药用植物;应记录哪些被调查的药用植物的群落类型;该植物在这些群落中含有量的情况[②],然后对照植被图将它们勾画出来。

在编绘群落分布图时,选择植物群落还应该注意以下几个问题:第一,所选择植物群落应是含有较大数量的某种药用植物,并且具有采收价值;第二,图例应标明这些植物群落中被调查种类的多度等级;第三,群落分布图中的群落单位不一定和植被分类的群落相吻合,它可依据相近的多度等级而包括几种不同的群落类型。据此编绘的某种中药资源的群落分布图既可作估算蕴藏量面积的主要依据,也可为制订合理开发计划提供科学依据,因而实践价值较高。

D. 中药资源蕴藏量图

因为需要准确调查各种群落类型中某种药用植物的蓄积量和某一地区群落面积后才能计算出总蕴藏量。因而计算出各地段蕴藏量成为编制中药资源蕴藏量图的关键。省级图应以县(或主产乡)为单位,县级图至少要以乡为单位。蕴藏量大小一般是以圆圈大小来表示。

E. 中药资源区划图

收集本地区有关自然条件、社会经济条件并结合调查获得的各种资料进行综合分析,划分中药资源生态类型,同时根据不同地区内主要中药资源种类的生物学和生态学特点,分析某个地区最适宜发展的优势地道药材,最后划分出中药资源区划。编绘中药资源区划图时,可以参考本地区的植被、农业、林业等区划,在考虑中药资源特点的基础上使各类区划图尽可能一致。

(4) 调查工作总结

在进行调查总结之前,首先要进行材料的整理,包括:标本整理与鉴定、中药资源图绘制及野外调查数据整理与统计等。这部分工作一般在驻地或就近的居民点进行,因为在整理过程中如果发现有资料、数据、标本遗漏时,可以很快弥补。经过室内整理和再次补充,就为最后总结工作奠定了良好基础。调查工作的总结最终需出具书面报告。报告内容包括:前言、调查目的和任务,调查队组成

[①] 综合中药资源分布图由于涉及的种类较多,因此常常采用图形、符号或数字代表不同的植物,然后按照分布图进行标记。单种资源分布图采用点斑法或块斑法表示。点斑法又称圆点法,是根据采到的标本或有关资料,在行政区划的素图上分别用圆点标出。块斑法是根据标本的分布范围用涂底方式来表明它的分布,它的优点在于能表示某种药用植物在某区的分布范围,从而为制订采收计划提供更方便的依据。有时因调查较简略,特别是在大范围内(如全国、全省)表明某种中药资源的分布时,也可用不同的线条勾画出主要的范围来。

[②] 一般可将含量分为3个等级:高多度、中多度、低多度。

和队员，调查范围和路线，调查日期和方法、调查地区的自然概况、中药资源概况(种类、名称、分布、多度、药用部分、化学成分初检、用途、蕴藏量等)、新发现或有重要价值的中药资源情况以及对本地区资源开发利用、发展更新等方面的意见和建议。撰写中药资源调查总结工作报告和技术报告[①]的关键是写明本地区存在动植物资源的主要种类、分布和资源利用情况并进行质量评价。

3. 中药资源质量及其评价

对中药资源质量实施评价是内业分析和研究工作的重要内容。中药资源质量是指在维持一定的生态系统前提下，中药资源为人类提供防病治病物质、促进社会生产力以及提高环境质量的能力。它涵盖中药材质量、中药资源的种类、数量以及中药资源的可用性、持续性、再生性等诸多方面，涉及中药学、生态学、生物学甚至社会经济学等众多学科。中药材种质资源所具备的优良物种遗传基因、药材本身药效物质的作用、含量以及生态环境因素、社会环境因素等都将影响中药资源质量。如何参考中医用药特点并综合中药材栽培及保护与开发利用、药典收载、《濒危物种国际贸易公约》(Convention on International Trade in Endangered Species of Wild Fauna and Flora，CITES)附录收录等情况，建立以发挥中药疗效物质基础的药学效应评价同时兼顾生态效应评价、经济效应评价等多指标、综合的评价体系成为亟待研究的新难题。一个理想的综合评价体系应是资源质量评价方法、效益评价指标体系及其分析方法、动态分析资源利用潜力等的有机结合，同时涉及生态效应、经济效应和药学效应等的评价。

(1) 区域性中药资源质量评价

基于对某特定区域中药资源的全面认识而对该区域整个中药资源质量进行的系统评价称为区域性中药资源质量评价，它包括中药资源种类、数量和质量；资源潜力和保证程度；资源区位和开发条件；资源最优利用方向、开发效益和产业化前景；资源开发利用中的生态问题和资源保护、更新或再生对策。具体的评价方法有实地调查、搜集资料和信息；制订评价指标体系；建立对比评价方案；建立动态模拟系统[②]、检验评价结果并及时反馈等。具体指标如下：

中药资源品质：区域内所有中药资源种类、分布范围、数量及变化、质量及季节变化等。

---

① 工作报告一般包括工作概况(含组织机构和调查队伍情况，技术方案执行情况、经费等)、调查工作中取得的成绩和存在的问题、工作体会3部分。技术报告因调查任务和内容的不同而不同：资源普查技术报告基于中药资源的全面普查，内容较广泛；专题报告涉及专门植物或专门问题。

② 所谓动态模拟系统是指对于某区域中药资源的变化进行人工更新试验，模拟其自然更新，以确定在进行合理利用保护时的数量指标。

经济效益分析：区域内中药资源所能产生的经济效益和已经产生的经济效益及其年度变化情况以及经济效益的影响因素等。

社会效益分析：区域内所有中药资源在其变成或产生经济效益时给该地区带来的社会效果，如就业率、对当地医疗卫生或保健事业的贡献以及实施资源教育时产生的效果等。

生态效益分析：对于中药资源在利用和保护过程中产生的生态效益，目前尚无具体指标，还需要投入大量精力和时间进行研究。但应重点关注：当某种中药资源被大量采收，或者进行严格意义上的保护时，它对该地区的生物多样性、气候变化等的影响。

在实施区域性中药资源质量评价时，人们往往将单项中药资源评价融入进来。如以某区域为单位，按照单品种评价要求，从居群、分布、生长势、再生能力、原料产量和质量以及可能产生的经济效益和生态效益等方面，对某中药资源品种或品种的某个方面进行区域性单项中药资源质量评价，从而使原本评价范围较广、难度较大的单项中药资源质量评价变得容易起来，其中的关键是具体种类的选择，那些在某区域大量使用或大量被收购、甚至珍稀濒危的种类应为首选。评价的重点包括动植物的生长势、再生能力，不同产地、不同采收期产量和质量的评价以及引种的可能性与现实性等。特别是当某一野生种类发展成为大宗药材时，更应加强引种栽培试验以保证资源的可持续利用和发展。因此，借鉴依里因(Ильини)1976年提出的植物资源系统评价的三段式[①]，单项中药资源质量的评价可从数量评价、开发利用的质量评价等方面进行。

(2) 中药资源数量评价

通过分析药用动植物资源的分布、面积、药用价值、生物量与蕴藏量及种群的遗传结构、空间结构、年龄结构等生态特征并结合生产潜力实施数量评价，包括如下指标：

生物量(biomass)是指某地区某种药用动植物的总量，包括药用部分和非药用部分。

蓄积量(amount of growing stock)是指某时期内某个地区某药材的总生物量，仅包括可入药部分的总量。

蕴藏量(stock)参见附录Ⅲ第十条。

种群密度(population density)是指单位面积上某种动植物种的个体数目，通常用计数方法测定。其计算公式为 $D=I/A$，I 为样方内的个体数，A 为样方面积。

种群的年龄结构(population age structure)：是指种群中各年龄级个体数量之间所占的比例。按照种群的年龄比例可绘成年龄金字塔，塔的形态表明种群发展动向。

[①] 三段式评价包括：确定具有开发价值的资源数量；分析资源的分布；在群落类型、地理分布水平上进行经济评价。

欲准确测算某种药用资源在某个地区占有的总面积绝非易事。目前除估算法外尚无其他快速准确的方法。以药用植物资源为例，可通过植被图或林相图获得，并通过上述图形来统计总面积。在了解所调查的药用植物分布在哪些林型或群落的基础上，计算出这些林型或群落的总面积。我国各省区政府部门和林业部门均有详细植被图或林相图可供参考。具体做法是用特制的透明方格片套在植被图上，计算出各个林型或植物群落的面积，最后把所得的各个面积相加就是该药用植物在某地区所占有的面积。

每种药用生物资源在具备优良质量的同时还必须具备可供利用的一定的蕴藏量或产量，以实现良好的经济效益和社会效益。因此，蕴藏量和产量是正确评价中药资源开发价值的重要因素。此外，区域环境生物多样性水平及生态环境的优劣也将影响资源数量的变化。

(3) 中药资源可持续利用质量评价

中药资源是进行中药科学研究、中药材及中成药生产的前提和保障。中药产业的可持续发展依赖于中药资源高效、可再生性兼有保护性的可持续利用。因此，在开发利用的同时必须要保护生物多样性、维持生态平衡。其中，药材产量是充分开发利用和保护中药资源的一个极其重要的数量指标，它包括蕴藏量、经济量和年允收量的测算(参见附录Ⅲ)。

年允收量这一概念是从生产角度提出的，而从资源可持续发展来看，应称为最大持续产量。《中药材生产质量管理规定》第十章第五十五条(三)中解释"最大持续产量"为"不危害生态环境，可持续生产(采收)的最大产量"。这里强调的是"不危害生态环境"。因此采收量必须有度，超"度"则会危害生态环境。年允收量是在药用植物资源调查时，通过调查提出可采收的生产数量，是指导人们采收野生药材的一个量化指标。而"最大持续产量"则强调"可持续生产"，也就是提醒人们要使某一种药用植物能保持每年(或几年)的均衡产量，必须注意不能使其超度，否则必然危害生态环境。其目的是使人们建立起一种环境保护意识，从而达到人与自然的和谐发展。国外，尤其是俄罗斯联邦，在植物资源的开发利用中，也特别强调"可持续利用和发展的原则"。

为使药材收购部门能正确制定每年最佳采收量，必须同时兼顾生产效率和经济效率，两者最佳比值为1，表示中药资源得到充分开发利用、药材全部销售无积压。

反映中药资源永续利用和药材的均衡生产、保持自然界的生态平衡水平的参数是生态效率，通过计算，可确定资源恢复量的大小以确保做好资源恢复工作，并通过资源恢复量来调节年允收量。如果比值为负数，说明采收量过大，将会造成资源渐减或枯竭。生产效率、经济效率及生态效率的计算公式参见附录Ⅲ。

中药资源质量除与药用动植物遗传性状相关外，还受生态环境条件的影响。

凡影响药用生物生理活动的外界条件均能影响药材品质。地理纬度、海拔高度、光照与温度、矿质营养、土壤结构特点及环境污染情况等均是影响药材化学成分的因素。例如，世界广布种青蒿，仅分布于我国西南地区者才含有较高的青蒿素量。

在进行中药资源可持续利用及效益评价时，研究中药资源物种多样性、濒危程度，建成中药资源调查和保护体系，可为进一步开展中药资源蕴藏量评估打下基础。郑艳等(2004)在参考并综合其他学者研究成果的基础上，根据研究主体的特点，尝试以蕴藏系数、保护缓急程度等6项指标定量评析中国著名四大佛教圣地之一——九华山的银杏、金钱松、凹叶厚朴、杜仲、短萼黄连、明党参、金刚大、天麻、石斛9种珍稀药材资源，具有计算公式简化、操作性与实用性较强的特点，得到的数值可作为评价中药资源整体质量的重要依据之一。但该评价体系各系数之间的权重比例分配有一定的主观性，评价信息量有限，尤其未能突出有效成分，因而有待进一步完善。

(4) 中药资源质量生态效应评价

评价中药资源质量与生态环境间关系及可能产生的生态作用等即为中药资源质量的生态效应评价，内容包括调查研究中药资源在构成生态条件中的作用及其保护价值，预测中药资源的开发利用将带来的生态变化。测定的指标有保护等级(指国家保护或地区保护)、分布局限性(全国、省区或局部地区)、稀有值(在区域内出现的频率)、物种吸引力(以经济价值为依据，如用途是否单一或者是否具特殊应用价值等)、多度、科学研究价值、综合价值等。每种指标均可分为3级或4级，按级评分，最后计算总分，根据积分的高低考虑其保护等级和开发利用强度。

此外，还应研究中药资源在涵养水分、净化空气、固沙造林、改善土壤、防止水土流失方面所起的生态作用和提供旅游资源所产生的价值。这方面研究目前尚属空白，我们可以借鉴资源科学其他相关学科的生态学评价，逐步完善中药资源质量的生态效应评价。

(5) 中药资源质量经济效益评价

对中药资源开发利用带来的价值、使用价值、开发中所付出的劳动量和产生的劳动价值以及自然资源本身价值所作评价即为中药资源质量的经济效应评价。

资源开发利用在带来直接经济效益的同时，也会产生间接经济效益和生态效益。衡量资源开发直接经济效益的尺度是以价值形态和使用价值形态表示，包括自然资源本身的价值、开发利用所付出的劳动量(包括物化劳动和活劳动)，它们之间的关系可以表示为：

直接经济总效益=产品价值-(产品成本+自然资源本身价值)

自然资源本身价值的量化比较困难，可以参考地租论的量化方法，同时考虑体现自然资源供求关系的稀缺程度。资源供应量小、需求量大则价值高；反之则价值低。间接经济效益主要指生态效益,当然也包括自然资源观赏、旅游等所产生的经济效益等。

(6) 中药资源质量药学评价

中药资源质量的药学评价是指中药资源产生的药物原料的质量、产量及医学应用等方面的评价。评价内容主要包括药用植物、动物和矿物的药用部分产量及质量(活性成分含量和药理学强度等)。传统中药讲究药材的地道性,特别强调中药的地理学概念,注重中药的真实性和有效性。药材真伪优劣评定包括药材真实性、纯度(杂质及其数量)、品质优良度,如性状(外表、形态、质地、断面特征、气、味)、理化指标(水分、有效成分含量)、灰分、浸出物测定、生物检定、毒性测定和药效学实验等。这些在中药鉴定学、生药学等学科已有很成熟的经验和方法。

中药资源种类构成复杂,基原多、分布广、与环境关系密切等因素使得中药资源综合评价成为较庞大的系统工程,单独使用某种数理统计方法很难对中药资源作出合理评价。因此,可尝试结合中药资源的特殊性,使用多变量统计分析方法,如多重回归分析(multiple regression analysis)、主成分分析(principal component analysis)、因子分析(factor analysis)、聚类分析(clustering analysis)等,为中药资源贮藏量、资源分布面积、资源利用情况和中药材种植面积等计算提供简单快捷方法的同时,尽可能直观地反映中药资源与环境间的关系、获得比较客观的评价结果。

关于我国中药资源调查历史

中药资源调查不仅是合理开发利用中药资源的基础,更是保障中药资源可持续利用的重要依据,因此备受重视。自中华人民共和国成立至今,已进行过多次中药资源调查和普查。

(1) 1958~1960 年:药用植物资源调查

中国医学科学院药物研究所肖培根院士应卫生部要求,历时 2 年,完成了全国主要药用植物调查,采集标本达 5 万份。对全国近 500 种常用中药,从原植物、生药、成分、炮制和效用等方面进行了系统科学总结。

(2) 1960~1963 年:各市、区野生药源普查

1959 年 12 月,经全国药政会议讨论,卫生部制订了"普查野生药源方案",并于 1960 年 3 月 11 日发出《关于普查野生药源的通知》,通知"请各省、市、区卫生厅(局)在各级党委的领导下,与有关部门结合,制订具体计划,充分发动群众,在 3 年(1960~1962 年)内基本上摸清全国野生药材的资源"。

《卫生部普查野生药源方案》中详细规定了普查步骤和要求。方案要求"基本搞清一些重点地区(可按自然情况划为哪个山区和哪个县)出产多少品种,蕴藏量有多大,过去和现在利用情况等"。"同时结合封山育林、水土保持、医疗需要等情况,确定开发利用和保护繁殖的计划方案"。要求在 1962 年完成后,总结报告上报卫生部。

(3) 1966~1972 年：大搞群众性中草药运动

1965 年 6 月 25 日，毛泽东就医药卫生工作作出重要指示，号召"把医疗卫生工作的重点放到农村去"。这就是"六·二六"指示。

在"六·二六"号召指引下，在国家一些领导人直接支持(财政上支持)与参与下，在《解放军报》、《人民日报》、《红旗》杂志("二报一刊")大力宣传下，自 1966 年，我国开始了一场轰轰烈烈的中草药运动，运动遍及全国各个省、市、自治区，特别是少数民族地区。

1970 年 1 月 19 日《人民日报》发表《中西医结合，开展群众性的草医草药运动——关于农村医疗卫生制度的讨论(二十五)》文章，更是推动了大搞群众性中草药运动的发展。

中草药运动前期，主要由中央或地方政府通过组建医疗队、科研小分队到农村巡回医疗、进行中医药科学研究、开门办学等方式推广中医药。随着中草药运动的深入，赤脚医生相继涌现，并成为中草药运动主体，他们大搞"三土四自"(即土方、土医、土药，自种、自采、自制、自用)。当时的农村卫生室和村民小组土药房大都开辟了药园，种植了大量常用药物，并利用自种、自采中草药制成中草药制剂加以使用，开展了"中草药展览"以及编写帮助普及中医药知识、指导医疗实践的中医药手册等活动，使得这场中草药运动得到极大地推广。这场运动的一个重要成果就是编写了大量的《中草药手册》。

《全国中草药汇编》和《中药大辞典》正是这次大搞中药材运动的重大成果。编写《中草药手册》不仅是对当地中草药从植物形态到功能主治的一次系统总结，而且普及了中草药知识，并极大地推动了我国中医药事业的发展。

该时期所编写《中草药手册》具有以下特点：

1) 范围广：我国各省、市、自治区(除台湾、香港、澳门外)都有《中草药手册》出版。甚至解放军不少驻地医院，广东、福建、浙江、广西等省(自治区)的一些地、市、县也编写了相关手册。

2) 数量多：根据不完全统计，现存的 20 世纪大搞中草药运动时出版的中草药著作达 1000 种之多。

3) 实用性强：在"备战、备荒、为人民"思想的主导下，中草药运动强调实用性，特别适合广大农村使用。同时，应对西药断绝供应的战争环境就地取材，大多数中草药及验方简便、易取、易用特色突出。

4) 真实性强：在当时的政治形势和道德标准下，做伪甚至不认真都可能造成严重后果。因此，在编写过程中，力求真实可靠。

5) 地域性强：各地编写出版的相关著作均根据本地区药用资源实际情况进行，因而能反映各地中药资源情况，具有明显的地域性。

(4) 1983~1987 年：全国中药资源普查

1982 年 12 月，国务院第 45 次常务会议根据"对全国中药资源进行系统地调查研究，制订发展规划"的决议，决定对全国中药资源进行普查，以摸清家底，制订长远发展规划。

国家经委于 1983 年发布了"经委医(1983)310 号《关于开展全国中药资源普查的通知》"，

同时原国家医药管理局、农牧渔业部、卫生部、对外经济贸易部、林业部、中国科学院、国家统计局联合下发了"(83)国药联材字第 310 号《关于下达全国中药资源普查方案的通知》"，决定对全国中药资源进行普查，由全国中药资源普查办公室委派原中国药材公司具体实施。

从 1983 年开始，历时 5 年，对全国 80%以上的国土面积进行全面系统调查。内容包括中药资源种类和分布、数量和质量、保护和管理、中药区划、中药资源区域开发等。

通过对 362 种药材蕴藏量、栽培年产量、年收购量和销售量的统计分析，总结出资源消长变化和药材产销规律；通过试验总结，提出了实地样方测算、收购量回归分析、生产收购人员座谈三结合的蕴藏量调查方法(综合估算法)。根据地域分布规律，参考有关区划成果，首次提出中药区划的原则和依据。建立了 362 种药材数据库。

1994 年编写出版了《中国中药资源丛书》，包括《中国中药资源》、《中国中药资源志要》、《中国中药区划》、《中国常用中药材》、《中国药材地图集》和《中国民间单验方》。其中，《中国药材资源地图集》设计了 400 余种药材图例符号。

普查统计，我国中药资源种类有 12 807 种。其中：

药用植物 383 科、2309 属、11 146 种，占全部种类的 87%，其中，藻类、菌类、地衣类等低等植物 91 科、188 属、459 种；苔藓类、蕨类、种子植物 292 科、2121 属、10 687 种；

药用动物 141 目、415 科、861 属、1581 种和种下单位(不含亚种)，其中，陆栖动物 330 科、720 属、1306 种，海洋动物 85 科、141 属、275 种；

药用矿物 12 类、80 种(原矿物)，其中，铁化合物类 7 种、铜化合物类 6 种、镁化合物类 16 种、钙化合物类 2 种、钾化合物类 2 种、钠化合物类 6 种、汞化合物类 2 种、砷化合物类 4 种、硅化合物类 16 种、有色金属 7 种、古动物化石类 4 种、其他类 7 种。

通过普查，基本摸清了我国 30 个省、市、自治区及所属市、县中药资源的种类和数量。

种类数量排列顺序为①西南区；②中南区；③华东区；④西北区；⑤东北区；⑥华北区。西南和中南两区中药资源种类占全国总数的 50%~60%，所属省区种类数量一般有 3000~4000 种，最多达 5000 种；华东和西北两区种类约占全国总数的 30%，所属省区种类数量一般有 1500~2000 种，最高达 3300 种；东北和华北两区种类较少，约占全国总数的 10%，所属省区种类数量一般有 1000~1500 种，最高达 1700 种。

各省、区普查存在选择调查种类原则方面的差异，以致有的省区在种类统计方面明显偏少，如黑龙江省、海南省等。

第三节 中药资源在园林设计中的应用

园林艺术是时空完美结合、人类乐享自身的造型艺术。中医药的"天人合一"思想与人类不懈追求返璞归真以及愉悦的生活环境异曲同工。劳动人民通过长期实践证明药用动植物在园林设计中具有普遍性和重要性。自古以来，侧柏(叶入药可凉血止血、化痰止咳、生发乌发；柏子仁入药可养心安神、润肠通便)就常栽植于寺庙、陵墓和庭园中，是我国最广泛使用的园林绿化树种以及盆景制作材料之一；石榴(皮入药可涩肠、止血、驱虫)是引种栽培最早的果树和花木之一，寓意多子多福(籽通子)；我国十大名花之一的山茶花(入药可凉血止血、散瘀消肿)为传统园林花木；因具清热解毒、凉血止痢作用并在抗击"非典型性肺炎"斗争中作出了卓越贡献；金银花具有较好的攀附能力，对土壤有很强的适应性，是固坡护岸的优良树种；忍冬的根系发达、主干自然变化多端，是优良的树桩盆景材料，尤其用忍冬老桩制作的盆景春季观叶、夏季观花、秋季观果、冬季观枝；木芙蓉(花入药可清热、解毒、明目；叶入药可排脓止痛；根药用可清肺热、补气益血)与芍药(芍药根入药可平肝止痛、养血调经、敛阴止汗)、牡丹(丹皮入药可清热凉血、活血散瘀)等，花大而艳，我国自古多在庭园栽植。还有池中睡莲亭亭玉立、游鱼穿梭、紫燕绕梁等景色美不胜收，……。中药资源在园林设计中的应用也正是缘起药用动植物与园林绿化之间的这种深厚的历史渊源。

在我国，园林有着悠久的历史，历代都有传世之作；文人墨客对动植物造景所带来的美妙意境更是赞不绝口[①]。但人们在设计园林时往往只注重它们的观赏价值而忽视了其他用途，而许多动物以及植物的根、茎、叶、皮、花、果实、种子等均可药用[②]。

1. 中药资源——园林设计新主张

众所周知，药用动植物资源占中药资源构成的99%[③]。除治病、保健等作用外，药用植物还有净化空气、遮阴降暑、降低噪声、防灾抗污染等美化、绿化环境的功能。在人群密集或空气污染较严重的地方，如居民小区、学校、办公区、厂矿、医院等，合适的药用植物配置既能形成一定的景观，有利于调节区域小气候，还能促进人们的身心健康。药用动物的观赏性、游动性成为它们作为和谐园林重要配角的主要理由之一。古时就有"王在灵囿，鹿悠伏。鹿濯濯，白鸟鹤鹤。

---

① 自古人们就赋予"松之坚贞不屈、梅之清标雅韵、竹之刚正不阿、兰之幽谷清逸、菊之傲骨凌霜、荷之出污泥而不染以及红豆相思、紫薇和睦、萱草忘忧、石榴多子、松柏长青、牡丹富贵、桃花幸福、翠柳惜别"等文化内涵；《长物志》载"人家多配以玉兰，以其花同时，而红白烂然"。"几处早莺争暖树，谁家春燕啄春泥。乱花渐欲迷人眼，浅草才能没马蹄，最爱湖东行不足，绿杨荫里白沙堤"是著名诗人白居易对植物形成的明媚春色的描述；"独作幽簧里，弹琴复长萧。深林人不知，明月来相照"是著名诗人王维对植物所形成的"静"的感受；还有"细雨鱼儿出，微风燕子斜"的和谐美景……

② 建筑物前后左右或被建筑物包围的场地通称庭或庭院。本书更倾向于将"庭院"延伸为"庭园"，将城市小区、学校、工厂、公园、农村小院等庭园都列入园林设计的范畴。

③ 药用植物资源占中药资源构成的87%，药用动物资源占中药资源构成的12%。

王在灵沼,于鱼跃"。园林设计中恰到好处地利用药用动植物资源,不仅可以较好地保护地方药用动植物资源、体现其药用的实用价值,还可以推动"以绿养绿"的种植养殖业的可持续发展。随着环境的恶化、生物多样性的逐步丧失和人类疾病谱的变化,在传统园林向生态园林①转变的今天,中药资源在园林绿化中的应用前景越来越广阔。

作为园林的有机组成部分,药用动植物在创造舒适、卫生、优美的休憩环境的同时,还使园林景观呈现出蓬勃生命力,具有别样的知识与趣味性。在我国南方,中医药大学开始走"药化、绿化、美化、香化"的中医药特色校园绿化之路,融增智、健体、养性和休憩于一体,寓知识性、娱乐性于游园之中;首都北京尝试开展的"中医药文化进校园"活动将使中草药成为北京中小学校园的绿色植被。"林药结合、花药结合的园林绿化和庭园建设"的新型园林设计思想正逐步为人们所接受。

2. 可用于园林设计的中药资源构成

构建布局清新、立体、和谐、健康等诸多内涵的生态化园林及特色庭园,科学地选择及配置药用动植物最为关键。随着生态园林的理念深入人心,那些具有较高生态价值和观赏价值的药用动植物越来越受到人们的重视。为更好地利用中药资源,科学地构建特色生态园林,了解并掌握一些常见的可用于园林设计的药用动植物相关知识十分必要。

(1) 基于茎干质地的药用植物分类

植株高大、主干显著而直立的乔木类药用植物在园林绿化中可作为行道树、庭荫树及绿地配置树种。例如,松柏林散发的气味能使人舒筋活络、温中行气,对结核杆菌等细菌有杀灭作用;银杏、广玉兰、喜树、刺槐、合欢、楝树、榆树、枫杨、银杏、梅花、榧树、女贞、悬铃木等具有较高的药用价值,其有效成分广泛应用于中医临床。

植株较矮小、无显著主干且近地面处的枝干丛生的灌木类和半灌木类植物在园林绿化中可用于布置周边、合理配置绿地。常用的有紫玉兰(辛夷)、海桐、黄杨、桂花、构骨冬青、火棘、海棠、蜡梅、牡丹、月季、十大功劳、侧柏、栀子、连翘、小檗、金丝桃、黄芪等。它们较好的观赏性带给人们的赏心悦目丝毫不比

---

① 生态园林是依据生态学原理,追求生态性、科学性、文化性和艺术性的完美结合,在继承和发展传统园林经验的基础上,建设多层次、多结构、多功能、科学的植物群落,赋予具有游憩、观赏功能的传统园林"维持城市生态平衡、保护生物多样性和再现自然"的高层次内涵:具有观赏性和艺术美,能美化环境、创造宜人的自然景观,为人们提供游憩场所;通过植物的光合、蒸腾、吸收和吸附等功能调节小气候,防风降尘、减轻噪声,吸收并转化环境中的有害物质,具有改善环境的生态作用;依靠科学配置建立起具备合理的时空结构和营养结构的人工植物群落,为人们提供生态良性循环的生活环境。

高大的乔木逊色。

茎干柔软、植株矮小、木化较少的草本植物在园林绿化中可作为地被、景观植物供人们欣赏。这些小花小草的药用价值往往不可小觑。例如，麦冬具有润肺养阴、益肺生津、清心除烦的作用；射干具有清热解毒、祛痰利咽的作用；金钱草具利水通淋、除湿退黄、解毒消肿的作用；芡种子药用可固肾涩精、补脾止泄；水仙鳞茎药用可清热解毒、散结消肿；菱果实药用可清肺除烦、健脾益胃；慈姑球茎药用可清热利尿、化痰止咳；还有石斛、一叶兰、鱼腥草、虎耳草、景天、半枝莲、薄荷等。

无论木本植物还是草本植物，凡茎干细长不能直立、匍匐于地面或攀附他物而生长的统称为藤本植物，它们在园林绿化中多作垂直绿化材料。随着社会经济的发展，城市中可供绿化的地面越来越少，因而墙体、屋顶甚至阳台、棚架的绿化受到很大关注，金银花、南五味子、北五味子、紫藤、络石、枸杞、凌霄、扶芳藤、海风藤、大血藤、常春藤、木通、牵牛、茑萝、葡萄等植物都是较好的选择。

(2) 基于四季变换的药用植物分类

"春的牡丹、樱花、桃、李，夏的荷花，秋的桂花、槭树，冬的蜡梅、雪松"让游人一年四季都能感受美妙的景观变化，这正是杭州花港观鱼的植物季相景观配置的成功之处。药用植物的生物学特性使人们在设计园林、构建庭园时有了更多的选择。

春季里有争相斗艳的碧桃、迎春、白玉兰、樱花、榆叶梅、连翘、丁香、绣线菊、黄刺梅、蜡梅、猥实、锦带花、牡丹、海棠等。

炎热夏季，嫩绿、浅绿、黄绿、灰绿、深绿、墨绿等不同的叶片色彩连成片片绿荫，石榴、茉莉、荷花、合欢、木槿、珍珠梅等姹紫嫣红，既给人们带来阵阵清凉，又展现出植物的不同个性。

秋季累累硕果不仅给人们带来了丰收的喜悦，还平添了几分庭园秋色，苹果、柿、荚蒾、花楸、山楂、山茱萸、冬青等植物或红或黄的果实装点着迷人的秋景，柑橘、杨梅、葡萄等更是食用、药用、观赏皆相宜。红或紫红的漆树、黄连木、盐肤木、火炬树、花楸、乌桕、元宝枫、枫香、黄栌、柿、鸡爪槭、山楂、石楠、地锦、五叶地锦、三角枫等，黄色或黄褐色的银杏、洋白蜡、无患子、鹅掌楸、栾树、麻栎、栓皮栎、乌桕、五角枫、水杉、金钱松、白桦等，这些彩叶陡添了秋的魅力。

植物的枝干是冬季园林的观赏焦点之一：松、龙柏、桂花、红豆杉等常绿树种在冬季仍呈现出生命的绿色；干皮为红或红褐色的红瑞木、血枝梾木、杉木、马尾松、山桃、青刺藤，白色或灰白色的白桦、垂枝桦、白皮松、二色莓、白杨等，绿色的竹、梧桐等，斑驳色的黄金嵌碧玉竹、碧玉嵌黄金竹、斑竹、木瓜等，它们打破了冬的萧条，为生活平添一份安宁。

以上简单介绍了两种常见分类方式，可用于园林设计药用植物分类方法还有很多，如花具香味的药用植物：茉莉花(理气和中、开郁辟秽)、桂花(散寒破结、化痰止咳)、玫瑰(疏肝解郁、和血止痛)、月季(活血调经、消肿解毒)等，它们不仅观赏价值很高，而且特有的香气沁人心脾；观果类的药用植物(尤其那些药食同源植物)：乌梅(收敛生津、安蛔驱虫)、杏(甜杏仁入药可润肺、平喘；苦杏仁入药可止咳平喘、润肠通便)、枇杷(枇杷果实可润肺止咳、止渴和胃、利尿清热；枇杷叶可清肺胃热、降气化痰)、无花果(可清热生津、健脾开胃)、沙棘(可止咳祛痰、消食化滞、活血散瘀)、山楂(可消食健胃、行气散瘀)、猕猴桃(可解热、止咳、通淋)、金橘(可理气解郁、消食化痰、醒酒)等，特别适合在别墅花园、生活区小花园、家庭阳台内种植；还有鱼腥草(全草入药可清热解毒、利尿消肿)、薄荷(全草或叶入药可疏风散热、辟秽解毒)、马齿苋(全草入药可清热解毒、散血消肿)等属于可日常食用的药用植物。

根据喜光程度，银杏(种仁入药，有清热敛肺、平喘止咳、行气活血功效)、柳(枝叶、花、根入药，有清热解毒、通淋止痛等功效)、杨(叶、根入药，有祛风、止痛、止咳与驱虫的功效)等喜好阳光、枝叶疏生、幼时生长快、树冠易散开，为阳性药用树木；广玉兰(花、叶入药，有降压作用)、海桐(用枝叶煎汤洗浴，可治疥疮与毒症)、八角金盘(叶、根、皮入药，可作祛痰剂；叶煎水入浴，可治风湿病)等枝叶密生、幼时生长慢、树冠不易散开，为阴性药用树木。根据药用植物的适应性，夹竹桃(叶和树皮入药可强心利尿、祛痰定喘、镇痛祛瘀)等喜肥沃、湿润土壤；赤杨(嫩枝叶和树皮入药可清热降火)、水松(藻体入药可利水消肿、杀虫解毒)等耐瘠薄、干燥土壤。

此外，一些药用植物盆栽、悬挂别有一番风味，对人们身心健康大有益处。例如，具有清热解毒、利湿作用的垂盆草是如今屋顶绿化和垂直绿化的好材料。

(3) 药用动物与园林设计

动物历来是园林体系的重要组成之一，飞禽走兽给如诗如画的山水园林平添了几分生机与活力。"白日静可怡心，月夜声自野趣"、"水中或有红鱼戏水，或有绿蛙高吟"、"鸟似有情依客语，鹿知无害向人亲"以及莺歌鱼跃，虎啸猿啼、柳浪闻莺等景象足以佐证动物的存在可大大增加生态园林的灵动性，因而动物也一直是园林规划设计中(尤其是具有独特的观赏特性和美学表达方式的水景设计)的重要元素之一。与一般动物相比，那些具有观赏性且具特殊经济价值的药用动物更应该受到园林设计师的青睐。

我国使用药用动物历史久远，战国时期《山海经》"五藏山经"中就记载了麝、鹿、犀、熊、牛等药用动物。按生境划分，药用动物可分为陆地型、内陆水域型和海洋药用型 3 类。按自然分类系统，药用动物按界、门、纲、目、科、属、种可分为腔肠动物门至鸟纲、哺乳纲等不同类型。根据 1983 年全国第三次中药资源普查结果，我国共有药用动物 400 余科、近 900 属、1600 种。结合观赏性、实用性、趣味性等，以下药用动物都是园林设计不错的选择：

牡蛎贝壳有安神、滋阳补阴、软坚散结、收敛固涩的功效；

毛蚶贝壳，中药称瓦楞子，具有消痰化瘀、软坚散结、制酸止痛的作用；

九孔鲍贝壳，中药称石决明，具有解热镇静、降血压、抗血凝、抗病毒、免疫抑制等作用；

乌贼干燥贝壳，中药称海螵蛸，具有阻止胃酸分泌、局部止血的作用；

黑蚱及同属蝉类若虫羽化时脱落的皮壳，中药称蝉蜕，具有散风解热、透疹、退翳、解痉等作用；

海马、海龙可温肾壮阳、散结消肿；

鳖的背甲可滋阴退热、软坚散结；

龟的腹甲可滋阴潜阳、益肾健骨；

各种大型蛇类，如锦蛇、乌梢蛇等，在生活期中蜕下的体表角质层，中药称蛇蜕，具有祛风、定惊、解毒等作用；

除此之外，尚有蜂、鲫鱼、鲤鱼、蛙、鳄、穿山甲、乌鸡、鸭、燕子、鸽、刺猬、熊、猴、鹿等。可用于园林设计的中药资源名录参见附录 IV。

3. 园林设计中药用动植物的配置

即使是发达国家，以观赏为主的野生动植物资源非消耗性利用产值所占比例也较大。因此，结合观赏价值，推广使用药用动植物是建设观赏农业型、生态效益型、科普知识型、保健功能型等特色园林的必由之路。在构建特色园林时，既要了解动植物的药用及保健功能，还要在配置时注意各种药用资源间的互利或不利因素，力争做到"动植物相结合，动静相兼顾"的立体种植养殖，充分体现园林的综合效益。

采用药用动植物实施园林设计时，应把握"服务百姓，构建生态园林；因地制宜，侧重实用性；突出创新，着力构建特色"等原则。结合药用动植物的生态习性和生活环境，适应"春花、夏荫、秋实、冬青"四季景观需要，创造自然生态模式。力求色彩调和、形象鲜明，选择精、简的药用动植物并与周围建筑物相得益彰，突出"草铺底、乔遮阴、花藤灌木巧点缀"的绿化特点，充分发挥药用动植物的功能并突出它们的观赏特性。

做好园林空间绿化，包括绿化骨架、庭园绿篱、地被植物等的平面绿化配置，做好空间的垂直绿化，充分利用墙壁、阳台、窗台、屋顶、棚架等处空间栽种攀援药用植物。灵活运用单(孤)植、群植和混植方法，做好整形配置和自然配置[①]，最大限度地追求人与自然的和谐。

深度挖掘中药资源在园林设计中的文化内涵，如桃树、李树、桂树、菊花寓意"桃李满天下"、"桂香菊黄、桃李芬芳"，前(主)庭种植桂花、玉兰、紫薇等蕴含"金玉满堂"，巧妙将民族与传统文化融入"白墙为纸，山石、植物、动物为绘"的特色生态园林之中。

4. 可借鉴案例

(1) 水禽湖的环境绿化

案例所述水禽湖位于江苏省苏北野生动物园(又名樱花园)中部园区，紧临古黄河，占地 $7600m^2$，其中水域面积 $7140m^2$、陆地面积 $460m^2$。引自古黄河的流动活水使水禽湖水质良好，湖中野生动物种类繁多，螺、蚌、鱼、虾、蛙、龟等均可入药。

水禽湖饲养有20只动物，它们大都喜欢生活在有水的湿地或岸边，以水生植物嫩叶、芽、种子及岸边植物的嫩叶和水中的鱼、虾、螺、蚌蛤、蛙等为食。

该水禽湖根据水禽对环境的不同要求，同时兼顾环境审美标准，以自然曲折的园路将水域划分成A、B、C 3个区域：

A区饲养小天鹅3只，植被覆盖率为85%，以野生芦苇为主，野趣盎然；

B区饲养丹顶鹤1只，植被覆盖率为90%，以野生芦苇为主，野趣盎然；

C区饲养灰雁6只、麻鸭4只、鸳鸯1只、瘤鸭4只、黑天鹅1只，岸边种植蒲，水中荷花挺立、睡莲漂浮，鲜绿清新而富于层次。湖中小岛远离湖岸，植有垂柳、黄杨球、黑松、雪松、女贞，植被覆盖率为95%，良好的小环境为水禽提供了陆地活动和自然繁殖的场地。

[①] 按照规则形式来整齐栽植即整形配置。例如，一线齐整或两边均匀，使之形成一种几何式图案或图案式的形象美。整形配置只能引用群植和混植两种方法。群植是指将许多相同的树种集中种植在一起，使之气象宏伟取胜。混植是指将若干不同的树种混杂地种植在一起。例如，将一株垂柳和一株桃树混植在一起，即是整形配置，可收早春先绿先红之先机，给蛰伏一冬的人们的视觉器官以强烈的冲击力。

明末由欧洲传教士引进的绿篱整形也是一种整形配置。绿篱因应用材料的不同，可分为蔓篱、竹篱和刺篱。蔓篱采用木香、地锦、木通、金银花等来编制。竹篱用慈竹(竹芯、竹叶入药可清热除烦)、紫竹(根茎入药可祛风、破瘀、解毒)等来编制。刺篱采用蔷薇等带刺的花灌木来编制。

力避整齐平直的不整形配置即自然配置。国内外庭园多作自然配置，一般采用群植方法，应注意选用花朵艳丽的药用植物以避免与其他花木混淆。当然，因地制宜的混植也能收到令人惊喜的效果，在三五株劲松中配置两三株红枫，红绿映衬也能收到赏心悦目之效果。必须注意的是，自然配置下的混植讲究方法上的技巧而非花木的随便组合。自然配置下的孤植，可选择松、杉、榕、槐，取其伟岸、繁盛之势，其旁再配置些许灌木等以求高低起伏、主次分明的景观。

(2) 湿地景观

本案例介绍位于杭州西湖湖西景区的湿地景观。

湖岸周围和水中栽种的大量陆生、水生植物，不仅柔化了人工砌筑的驳岸，而且使得湖面更加迷人。

一些陆生的地被植物，如六月雪、杜鹃等被添加到原有的乔木林下；浮萍、莼菜、泽泻等浮叶植物可保持水质清洁；萱草、千屈菜等适合在近岸边水域种植；鸢尾适合在浅水域种植；沉水植物有金鱼草、苦草等，挺水植物有慈姑、水芹、菖蒲等；粉红色的红蓼、蓝色花序的海寿花、花菖蒲系列等营造了群体的花色效果；漂浮植物为水中的生物提供了保护层，水生植物供养鱼类，鱼及昆虫则成为水禽的食物；水中放养的各种鱼类、增殖的各种适合鸟类啄食的植物……如此优美的环境反过来更加吸引螺、蚌等软体动物，蛙、蟾蜍等两栖动物，鸟类等野生生物的聚集。健康、和谐的湖西湿地无疑为多种生物和谐共生营造了优良的生态环境。

(3) 秦皇岛汤河公园——绿林中的红飘带

如何为城市居民创造一块真正节约的城市绿地并提供最多最优的生态服务，是城市化进程迅速提升后迫使我们面对的问题。

位于秦皇岛市区西部、海港区西北、汤河下游河段两岸的秦皇岛汤河公园，在完全保留原有河流生态廊道绿色基底的基础上，引入一条以钢为材料的红色飘带，整合了包括漫步、环境解说系统、乡土植物标本种植、灯光等功能和设施需要，用最少的干预获得都市人对绿色环境的最大需求。

汤河公园自然禀赋优良，地段内水位恒定、水质清澈，两岸植被茂密，水生和湿生植物茂盛，主要以菱角、菖蒲和芦苇为主。东岸乡土乔木尤其壮观，主要有杨、柳、刺槐，许多柳树甚至长在水中。多种鱼类和鸟类等生物在此栖息。如何将对原有自然禀赋的破坏降到最低，同时又满足城市化和城市扩张中居民对本地段河流廊道的功能需求，真正实现汤河滨河公园的生态服务功能(如保护水源与乡土生物的多样性、老百姓的休憩、审美启智和科普教育等)是设计者的目标，也是解决问题的关键。最终的实施方案所提出的对策应该对我们有所启发。

1) 保护和完善一个蓝色和绿色基底：设计要求工程中不砍一棵树；严格保护原有水域和湿地及现有植被；保持原河道的自然形态、避免河道的硬化，对局部塌方河岸采用生物护堤措施；在此基础上丰富乡土物种，包括增加水生和湿生植物，形成一个乡土植被的绿色基地。

2) 建立连续的自行车和步行系统：沿河两岸都有自行车道和步行道，并与城市道路系统相联系；木栈道或穿越林中或跨越湿地，使得公园成为漫步者的天堂。

3) 一条红飘带：这一由玻璃钢构成、绵延于东岸林中的线性景观元素具有多种功能，即：与木栈道结合可作为坐椅；与灯光结合可成为照明设施；与种植台结合可成为植物标本展示廊；与解说系统结合可成为科普示廊；与标识系统结合可成为一条指示线。红飘带曲折蜿蜒，因地形和树木的存在而发生宽度和线性上的变化；浓浓的"中国红"点亮了幽暗的河谷林地，绵延红飘带上，以狼尾草、须芒草、大油芒、芦苇、白茅等乡土野草为主题，为使用者驻停和活动用的节点。

(4) 都市农业景观——沈阳建筑大学校园

始建于1948年、位于沈阳市区的沈阳建筑大学因为发展需要，学校迁入城南大学园区。如何利用占地80亩的园区原有自然条件，构建富有特色的校园新景观的确充满了挑战。设计者充分利用了园区原本就是农田、是东北稻种植地这样的背景，用最普通、最经济而高产的材料——稻作为景观素材，在一个当代校园里演绎了关于土地、人、文化的传说，不但诠释了"稻田校园"的"白话"景观理念，还表明了设计师在面对诸如土地生态危机和粮食安全危机时所持的态度[①]。在四时变化的稻田景观中，分布着一个个读书台，"让稻香融入书声"。特别值得指出的是，这种独特校园景观有以下优点：

东北稻有长达150~200天的生长期，因而观赏期较长；稻田的建设、管理成本低，技术要求也不高，比管理花草还要简单，几个人就能很好地完成从播种到收割的全过程，而且还带来了收入；校园稻田景观所蕴含的教育和文化意义值得颂扬，包括二十四节气在内的传统中国农耕文化在师生的劳动参与和季节变换中得到了生动体现，校园插秧节、收割节、接待中学生参观稻田等系列活动已成为该校校园文化的重要组成部分。年产近万斤的"建院金米"被包装成学校的纪念品，深受国内外嘉宾的喜爱。杂交水稻之父袁隆平院士为之题词"校园飘稻香，育米如育人"更是意味深长。

(5) 南京摄山星城小区经济适用住房小区景观

以多层住宅为主的南京摄山星城小区在景观设计时，考虑到住户采光需要，东西向宅间绿地道路两侧以落叶乔木或树形较小的常绿乔木为主要行道树，如合欢、栾树、槐、女贞、杜仲等；在宅间绿地空间宽敞位置，片植樱花林、棕榈林、红枫林等乔木林，林下适当种植红花檵木、红叶石楠等带花灌木和植物色带，从而使整个宅间绿地丰富而不单调。

南北向道路两侧采用香樟、广玉兰等常绿高大乔木作为绿化骨架，常绿行道树之间种植紫薇、海棠、碧桃等落叶花灌木，从而使得常绿与落叶树种能够合理搭配；南北向山墙间宅间绿地片植树、竹等，林下草地上间或铺设素混凝土踏步石，形成"曲径通幽"的效果。

当然，可供枚举的案例很多。例如，位于我国东南沿海的"台州生态基础设施"应该是"反规划"建立高效的绿地系统的成功案例；广州动物园飞禽大观园是"动物、人、自然"和谐的乐园；中山岐江公园的场地与材料再生和再利用是

---

① 稻芽(谷芽)能开胃和中；糯稻根能止汗。

化腐朽为神奇的案例；还有哈尼梯田文化之美……。本节所举案例不过是抛砖引玉。如果读者能从中领悟出中药资源在您身边庭园中的作用并真正地付诸实践，那正是我们编写这部分内容目的所在。

第四节　特殊中药资源——中国药膳

迅速发展的科学技术使得现代医学正由"生物医学模式"向"生物—心理—社会医学模式"转变，这和中医"天人合一"整体观不谋而合。无论药物以何种方式发挥作用，人体最终都将依靠自身免疫力而获得康复。

中国药膳(饭食)(Chinese medicated diet)寓医于食，在中医辨证配膳理论的指导下，由药物、食物和调料三者精制而成，既有药物功效、又有食品美味，可以提高人体自身免疫力，使食用者在心理上感觉是一种享受，并在享受中滋补身体、配合疾病的治疗。它不仅是中国烹饪营养学和中医药学相结合的产物，是中华民族对人类饮食文化的独特贡献，更是充分开发、利用中药资源的完美范例。迄今为止，可用于药膳原材料的中药逾300种，其中大多为常用中药材。本节旨在科学、简要地介绍中国药膳，并通过制作药膳的实践活动让受教育者充分享受中国药膳带来的健康与快乐。

1. 中国药膳渊源与分类

《黄帝内经》中"不治已病治未病"的防病养生谋略包括未病先防、已病防变、已变防渐等多方面内容；《内经》在《素问·脏气法时论》中明确指出"五谷为养，五果为助，五畜为益，五菜为充，气味合而服之，以补精益气"的药治和食治相结合的思想。这些无疑是药膳文化的最初萌芽。源于"药食同源"的中国药膳，形成于秦汉以后，成熟于唐宋，昌盛于明清。在20世纪80年代改革开放后，药膳事业重入佳境。

汉字"药"与"膳"最早出现在甲骨文与金文中。《后汉书·列女传》中"母亲调药膳思情笃密"首次将"药膳"两字合起来使用。

西周时则有专人从事药膳制作和应用。东汉末年《神农本草经》载药365种，其中，大枣、人参、枸杞、五味子、地黄、薏苡仁、茯苓、生姜、当归、贝母、杏仁、乌梅、鹿茸等已成为当今配制药膳的常用原料。

汉代医圣张仲景在发展《黄帝内经》理论的基础上，突出饮食的调养及预防作用，开创了药物与食物相结合治疗重急症的先例，所著《伤寒杂病论》、《金匮要略方论》采用白虎汤、桃花汤、当归生姜羊肉汤、甘麦大枣汤等大量的饮食调养方法配合用药治疗。

唐代名医孙思邈著《备急千金要方》中设有"食治"专篇，收载药用食物164

种,分果实、菜蔬、谷米、鸟兽四大门类,使食疗成为专门的学问;其弟子孟诜集前人之大成编纂了我国历史上第一部食疗学专著《食疗本草》。

元代御医忽思慧编著、我国最早的营养学专著《饮膳正要》收载食物 203 种,首次从营养学角度强调正常人应加强饮食、营养的摄取以预防疾病。

明代巨著《本草纲目》更是给中医食疗提供了丰富资料。

"食医"在古代中国拥有最高的地位以及"世界级药学著作《神农本草经》、《本草纲目》等都没有将食物与药物截然分开"是传统思想"病用食物就可以治好"的一种间接表达方式。

根据膳食组分、形式和加工制作方法等,传统的中国药膳可而分为十二类[①](表6-2)。据不完全统计,从汉初至明末,有关药膳的著作已达 300 多部。新中国成

表 6-2 中国药膳分类

名称	定义及举例
食疗中药	即食用中药、食疗本草或食物中药,如谷物、水果、干果、蔬菜、调料、禽兽、水产品等
鲜汁	将新鲜水果等与食用中药或某些新鲜中药材一起洗净、压榨出的汁,如五汁饮中的荸荠汁、鲜芦根汁、鲜藕汁、梨汁、鲜麦冬汁
药茶	即"代茶饮",指含茶叶或不含茶叶的药物,经粉碎、混合而成的粗末制品(有些药物饮片不经粉碎也可)。药茶中常含有蔬菜瓜果类食用中药,一般不用峻猛或过苦的药材。用开水沏或加水煎煮后即可像日常饮茶一样频频含漱饮之,如生姜红糖组成的姜糖茶
饮	一种液体食疗剂型。用食用中药或与部分药材一起(以质地轻薄或具有芳香性挥发成分药材为原料),经沸水冲泡、温浸或加水略煎煮,去渣取汁而成,如治疗肝硬化、肝腹水复方玉米须饮
药酒	中药与酒相结合的一种液体剂型。浸泡法或酿制法制备
汤	将食用中药材和溶媒(水、酒、蜜等)混和煎煮而得的液体,如《伤寒论》中的当归生姜羊肉汤
药粥	由药物或药汁与米同煮而成的具治疗与保健作用的粥,如百合、薏苡仁等食疗中药与米一起淘洗干净同煮;如果用其他药材,则可将药加水煎煮、去渣取汁、再与米同煮,或在粥将熟时加入药物细末或药汁后稍煮即可。药粥在药膳专著中大多占很大比例
蜜膏	膏滋或煎膏剂。将食用中药或中药材一起加水煎煮,去渣取汁、浓缩、加蜂蜜或蔗糖而制成的稠厚状半流体制剂,如治疗支气管哮喘的加味贝母梨膏
药糕	将食用中药或中药材一起研末,再与米粉、麦粉或豆粉相混合,或加适量白糖、食油等做成糕,蒸熟或烘制而成的熟食,如治疗慢性肠炎的八珍糕
药饼	将食疗中药或中药材一起研末,与麦粉、豆粉或米粉混合,或加适量枣泥、白糖、食油等做成饼,蒸、烙、烘烤等制成的熟食
菜肴	包括具各种治疗或保健作用的荤素菜肴,如治疗早期肝硬化的归杞甲鱼
其他	尚有饭、羹、馄饨、馎饦(古代一种面食)灌藕剂、糖果等

[①] 十二类为广义的中国药膳划分;狭义的则指除"食疗中药"以外的其他十一类。

立后，不断有药膳学术专著和科普著作问世，一些中医院设立了食疗科或食疗门诊，有的城市还设立了药膳餐厅、药膳楼。中国药膳的关注度得到进一步提升。

2. "神秘"中国药膳正逐步走向世界

在使用种类繁多的中国药膳时，除了要处理好中药药性理论以及五味与五脏关系外，还要根据不同季节、个人体质及症候来选择升补、清补、滋补和温补等不同类型药膳。"注重整体、辨证施食；饮食有节、适度有恒；正确处理好药疗与食疗关系"是正确使用中国药膳的原则。复杂难懂的中医理论体系以及使用过程中众多配伍禁忌[①]等使中国药膳平添了几分"神秘性"。随着人们生活水平与生活质量的不断提高，"治未病"理念深入人心，药膳食疗(欧美和东南亚等地流行的"天然疗法"也属此范畴)受到各国友人的欢迎，健康保健事业迎来了发展的春天。

据考证，现今仍流行于欧美的不少保健食品[②]是700多年前由意大利人马可·波罗传带过去。例如，由中药紫苏叶沏成的法国"哈姆茶"，充分利用了紫苏叶和胃理气并解食物毒性的功效。又如，原配方见于孙思邈《千金方》、而今流行于意大利的"大黄酒"，其饭前开胃、饭后消食、次日通肠等特点，让去欧洲旅游并品尝过这种含大量泻药的苦酒之人津津乐道。

被欧美人称之为"健酒"的"杜松子酒"，其成分并非"松子"而是中药"柏子仁"，此酒有很好的养心安神功效，也极适合欧洲人饮用。

美、英、法、俄、日等国科学界学术论文报道芦笋抗癌、肉皮和猪蹄抗衰老、豆浆治哮喘、香蕉治胃溃疡、魔芋美容、海带减肥、燕麦可防治冠心病等。

除此之外，许多中国传统保健饮料和食品也被大量投放到欧美市场。韩国盛行以人参、桂皮、枸杞、五味子等为原料的各类保健茶。日本重视天然健康产品市场的发展，包括滋养强壮、减肥、增强免疫等在内的营养辅助食品和功能性食品的研发、零售，始终保持在全球增长的前列。近几年改善视觉、缓解关节疼痛

[①] 以下禁忌仅供参考：猪肉反乌梅、桔梗、黄连、百合、苍术；羊肉反半夏、菖蒲，忌铜、丹砂；狗肉反商陆，忌杏仁；鲫鱼反厚朴，忌麦冬；猪血忌地黄、何首乌；猪心忌吴茱萸；鲤鱼忌朱砂；雀肉忌白术、李子；葱忌常山、地黄、何首乌、蜜；蒜忌地黄、何首乌；萝卜忌地黄、何首乌；醋忌茯苓；土茯苓、威灵仙忌茶。**食物与食物禁忌：**猪肉忌荞麦、鸽肉、鲫鱼、黄豆；羊肉忌醋；狗肉忌蒜；鲫鱼忌芥菜、猪肝；猪血忌黄豆；猪肝忌荞麦、豆酱、鱼肉；鲤鱼忌狗肉；龟肉忌苋菜、酒、果；鳝鱼忌狗肉、狗血；雀肉忌猪肝；鸭蛋忌桑椹子、李子；鸡肉忌芥末、糯米、李子；鳖肉忌猪肉、兔肉、鸭肉、苋菜、鸡蛋等。**患者忌口：**肝症忌辛辣；心病忌咸；水肿忌盐；骨病忌酸、甘；胆病忌油腻；寒病忌瓜果；疮疖忌鱼虾；头晕、失眠忌胡椒、辣椒、茶等；凡症见阴虚内热、痰火内盛、津液耗伤的患者，忌食姜、椒、羊之温燥发热饮食；凡外感未除、喉疾、目疾、疮疡、痧痘之后，当忌食芥、蒜、蟹、鸡蛋等发风动气之品；凡属湿热内盛之人，当忌食饴糖、猪肉、酪酥、米酒等助湿生热之饮食；凡中寒脾虚、大病、产后之人，西瓜、李子、田螺、蟹、蚌等积冷损之饮食当忌之；凡各种失血、痔疮、孕妇等人忌慈菇、胡椒等动血之饮食，妊娠期禁用破血通经、剧毒、催吐及辛热、滑利之品等。

[②] 保健食品参见第七章第三节保健食品开发相关内容。

类的产品开发十分活跃,市场规模扩张快。中国药膳"防治兼宜,效果明显;良药可口,服食方便"的特点也大大提升了其自身的国际性。

3. 各类药膳举例

无病者不必用药但可适当食用养生保健药膳,尤其对禀赋不足、体质虚弱、年老者更是如此。患病者,尤其急重疑难患者,应该用药治疗,配合使用药膳治疗以提高疗效。疾病康复期或某些慢性病患者,则较适合药膳调治,适当应用药物治疗。

必须指出,虽然药膳治疗范围较药物治疗范围广泛,但药膳的针对性、特效性远较药物治疗差;药膳与药物应配合应用。以下药膳操作实例仅供读者根据实际情况有选择地使用。

(1) 适合高血压病患者的药膳

根据中医辨证,高血压病分肝火上炎、肝肾阴虚、阴虚阳亢3类。

食疗中药:山楂、菊花、芹菜、洋葱、大蒜、胡萝卜、荠菜、昆布、草菇、银耳、黑木耳、茭白、苹果、梨、柿、橘等;玉米须煎水饮服可降压利尿。

双耳汤:银耳、黑木耳各9~12g,温水浸泡、洗净入碗,加适量水、冰糖置于锅中蒸1h后取出,吃银耳、黑木耳,饮汤,1日1次或2次,尤适合肝肾阴虚型。

山楂菊花代茶饮:山楂12g,菊花9g,开水沏代茶饮。高血压病或兼高血脂症、冠心病均可常服。肝火上炎型、阴虚阳亢型高血压可配合使用。

芹菜大枣汤:鲜芹菜(下部茎段)60g、大枣30g,加水适量煎汤服。每日2次,可连续服1月以上。

海带绿豆汤:绿豆90g、海带45g,加水及冰糖适量,煮开后改文火,待豆、带烂,食用。常服有预防高血压、高血脂之功效。

(2) 感冒

中医将感冒分3类:风寒、风热、暑湿型。

食疗中药:生姜、葱白、淡豆豉、菊花。

姜糖茶:生姜9g(洗净切丝)、红糖12g,开水沏,趁热顿服。服后宜卧床盖被出微汗。适合风寒型感冒初起。

菊花芦根饮:菊花6g,芦根21g(鲜者加倍),水煎(或开水沏)代茶饮。适合风热型感冒。

藿香代茶饮:鲜藿香叶、鲜荷叶各12g(干者减半),白糖适量。水煎(或开水沏),代茶饮。适合暑湿型感冒。

(3) 糖尿病

中医称消渴,分3类:胃火熏灼、肺燥津伤;胃火炽盛、阴液不足;精气亏耗、下元失固。此病适合药膳辅助疗法。

食疗中药:生牡蛎、山药、桑葚、山茱萸、雪梨、蚌肉、玉米须、小麦麸。

适合前两类的药膳有以下几种：

海参粥：海参20g、白米50g，煮粥食用。

五汁饮方：梨汁、荸荠汁、鲜苇根汁、麦冬汁、藕汁，临时斟酌多少，和匀凉服。

天门冬粥：天门冬30g、白米50g，煮粥食用。

莲子茯苓膏：莲子、茯苓、麦冬各等分，研面蒸膏。

山药桂圆粥：山药、龙眼肉、荔枝、五味子一同煮粥食。

猪胰汤：猪胰子加薏苡仁米30g、黄芪60g、怀山药120g，水煎服。

适合精气亏耗、下元失固的药膳有以下几种：

猪肤汤：猪皮500g、白粉250g，熬香，和令相得，温分6次服。

麻仁栗子糕：火麻仁、芝麻仁、栗子粉，合玉米面蒸糕食。

五味子炖蛋：五味子与鸡蛋(鸽蛋也可)炖熟食之。

(4) 病毒性肝炎

药膳为本病重要的辅助疗法，作用不可忽视。中医将此病分为湿热蕴结、胆汁外溢；湿热内蕴、脾胃不和；肝脾失调、气滞血瘀3类。

适于湿热蕴结、胆汁外溢型黄疸型肝炎的药膳有以下几种：

黄花菜：鲜根30g，水煎服。

黄瓜：皮水煎服，每日3次；黄瓜根捣烂取汁，每日晨温服一杯。

玉米渣：50g，煮粥，粥成入盐少许。

柚皮：2个，烧炭研末，饭后米汤送服，每次5~10g，每日3次。

大田螺：10~20个，养于清水中漂去泥，取出螺肉，加黄酒20ml拌和，放入清水炖熟，饮汤，每日2次。

冬瓜：500g煮汤1500ml，分3次服。

适合湿热内蕴、脾胃不和及肝脾不调、气滞血瘀的药膳有：

酸枣：30g，加水适量，煎煮1h，去渣吃枣喝汤。每日1剂；可降低转氨酶。

适合肝脾失调、气滞血瘀的药膳有以下几种：

紫草：30g，加水适量煎煮2次，每次30min、过滤，合并2次滤液；每日1剂，分2次服。

新鲜李子：饭后食，每次2个或3个。

药膳复方适合急性黄疸型肝炎之湿热蕴结、胆汁外溢有以下几种：

金针泥鳅：黄花菜30g、泥鳅100g，煮汤、调味服食。

柳叶荸荠代茶饮：柳树叶6g、荸荠500g，共煮汤代茶饮，食荸荠。每日1剂，连服数剂。

泥鳅窜豆腐：鲜豆腐100g、活泥鳅250g、玉米须(布包)30g，将泥鳅放盆中养1天或2天后取出，与玉米须、豆腐共放于砂锅中加水适量煎煮，烂熟后调味服食。每日1次，连服数天。

西瓜皮赤小豆汤：西瓜皮、赤小豆、茅根各50g，水煎服。每日1次连服5~7天。

茵陈粥：茵陈用水洗净，每次取30~45g，加水200ml煎至100ml，去渣取汁，入粳米100g，再加水600ml，煮至米烂汤稠，加白糖少许，稍煮一沸即可。每日分2次或3次服食，7~10天为1疗程。

药膳复方适合急、慢性肝炎之湿热内蕴、肝脾不和及肝脾失调、气滞血淤型，尤其适合慢性肝炎的辅助疗法有以下几种：

蜜炖芹菜：鲜芹菜100~150g，蜂蜜适量，将芹菜洗净捣烂取汁，加蜂蜜炖，温服。每日1次，疗程不限。

四红益肝利湿汤：赤小豆60g、花生仁连衣30g、红枣10个、红糖50g。赤豆、花生洗净入锅，加水2000ml，小火慢炖1.5h，再放红枣与红糖，继续炖0.5h至食物酥烂时离火。每次1小碗，作早餐或点心吃。

清蒸甲鱼：200~300g甲鱼1只，生姜3片、细盐、黄酒适量。甲鱼活杀，先用开水泡擦去膜、剖腹，留肝及腹蛋，去肠杂，洗净滤干。将甲鱼置于瓷盆中，背朝下，腹朝上，腹腔内放入生姜片，撒上细盐，淋上黄酒。旺火隔水蒸30~40min。作点心空腹食或佐餐食，但须热食。味美营养高，为肝病体弱者的理想食疗补品。

蜂糖豆浆：淡豆浆1碗、蜂蜜1匙、白糖少许，一起倒入小钢精锅内烧沸后即离火。作早餐配其他点心吃。

(5) 滋补与延年益寿药膳

柏子仁粥：柏子仁10~15g，蜂蜜适量，粳米30~60g。将柏子仁去尽皮壳杂质，稍捣烂，同粳米煮粥，粥将成时兑入蜂蜜，稍煮，一两沸即可。早晚各1次，2天或3天为一疗程。具滋养强壮、养心润肠。适合体虚肠燥、便秘、心悸、失眠、健忘(注：年老体弱者可将蜂蜜换成胡桃仁煮粥。平素大便稀薄及发热者忌服)。

鸡汁粥：母鸡1只、粳米100g。母鸡宰杀去毛、去肠、洗净入锅，加水煮汤，除去鸡油。粳米洗净加水煮粥，临熟时调入适量鸡汁及食盐，稍煮片刻即可。早晚各服1次。具安养五脏、益气补血，适合虚劳诸症，对产妇及慢性肾病患者尤宜。

荔枝粥：干荔枝肉50g，山药与莲子各10g捣碎，加水适量，煎煮至软烂时，再加淘净的大米适量煮成粥。每晚食用。可治老年晨起腹泻(五更泻)。

薏苡仁粥：薏苡仁50g，加水适量煮烂成粥，调白糖适量。一顿食用，每日一次，连食一月。可治疗风湿性关节炎、痛风、四肢屈伸不利、水肿、皮肤扁平疣(俗称瘊子)、青春疙瘩豆。

黑芝麻粥：黑芝麻25g，大米随食量而定。洗净，加水适量熬粥。常佐餐食用，可补肝肾、润五脏。适合治疗老年体衰眩晕、消瘦、便燥、须发早白以及产后奶水不足。

炒鹌鹑：鹌鹑10只，萝卜1000g，菜油100g，姜25g，食盐20g，料酒16g，味精5g。将鹌鹑放水中淹死，去毛、内脏、洗净血水，切成小方块，萝卜切块备用。锅置于旺火上，放菜油烧熟，入鹌鹑炒变色，再入萝卜混炒，后放葱、姜末、料酒、醋，加水少许，煮数分钟肉熟即可。可佐餐适量食用。能滋补五脏，适合虚劳羸瘦、气短倦怠、食欲不振等症。

芹菜炒香菇：芹菜400g，香菇(水发)50g，食盐、醋、干淀粉、酱油、味精、菜油各适量。芹菜去叶、根、洗净，剖开切成2cm长段，用盐拌匀约10min，清水漂洗滤干待用。香菇切片，醋、味精、淀粉混合后装在碗里，加水约50ml兑成芡汁待用。炒锅烧热，入菜油30g，炼至无泡沫时入芹菜煸炒2~3min，入香菇片迅速炒匀，加酱油稍炒，淋入芡汁，速炒起锅即成。佐餐用。平肝清热、益气和血。适合肝阳上亢的头痛、眩晕，可作高血压、高血脂、动脉硬化、神经衰弱患者的保健膳食。

山楂肉干：山楂10g，精肉250g。将精猪肉切成大厚片，山楂洗净备用。肉片入八成熟油锅炸成金黄色。另起锅，姜丝段煸锅，下入清汤，随入炸好的肉片及山楂片，加入盐、味精、料酒、白糖，旺火烧开，小火靠透，淋明油即可。具消食化积、活血散淤功效。适合脘腹痞闷、食欲不振、腹中痞块绵绵作痛。

菊花肉丝：精猪肉200g，干菊花10g。肉切丝，干菊花泡开备用。肉丝上浆入热油炒熟，捞出，加入菊花，撒入盐、味精、花椒，拌匀即可。具健身清热、明目解毒。适合头晕、头痛、耳鸣、视力减退。

猪油炒苦瓜：苦瓜250g，洗净、去籽、切丝，猪油爆炒，调葱姜、食盐少许，佐餐食用。具清热、养肝、明目、润脾、补肾之功效。虚性、热性目疾、脾弱、体衰者皆宜。

香椿鱼：鲜香椿叶250g，洗净、切碎，调面糊、食盐适量。素油500g烧热，把调好的糊料用勺慢慢放入油锅内使成索状，形似一条条小鱼。炸焦黄后捞出即可食用。具清热利湿、利尿解毒功效。泌尿系统感染、肠炎、腹泻、疮疡疖肿等食用。

茯苓蒸鲑鱼：鲑鱼一条，茯苓15g。茯苓捣成粉末、姜葱切丝；鲑鱼洗净切横刀口；茯苓末均匀涂在鱼背、鱼腹、腔体内，鱼置于盘中，撒上姜、葱丝，大火蒸10min，蒸出的汁加酱油、调料等再浇在鱼身上即可。本道药膳适合大多数的人，无论健康或生病。

桂圆醴：洁净的桂圆肉200g，置于细口瓶内，加60°白酒约400ml后封瓶口，每日振摇一次，半月后饮用。每日2次，每次10~20ml。可温补心脾、助精神，适合虚劳衰弱、失眠、健忘、惊悸等症。

枸杞子酒：干枸杞子200g洗净、剪碎置于细口瓶中，加60°白酒约300ml后封瓶口。每日振摇一次，7天后可饮用，边饮边添加约200ml的白酒。每日晚餐或临睡前饮用10~20ml。可治肝肾虚损型目暗、目涩、视弱、迎风流泪等目疾，并可长肌肉、益颜色(最后剩的枸杞子可拌白糖食用)。

桑葚蜜膏：鲜桑葚1000g(干500g)洗净加水适量煎煮，每30min取煎液一次，加水再煎，共取2次煎液，合并煎液，再以小火煎熬浓缩至较黏稠时加蜂蜜300g至沸停火，冷却后瓶装备用。每次一汤匙，以沸开水冲化饮用，每日2次。可滋补肝肾、聪耳明目，适合治疗神经衰弱失眠、健忘、目暗、耳鸣、烦渴、便秘及须发早白等症。

中国药膳是中药资源的延伸，其真谛在于"三分医药七分养"、"药补不如食补"。在有效保护与合理利用中药资源的同时，融入了饮食原料学、现代营养学、中国烹饪学、社会学、民俗学等诸多学科的中国药膳学正以其独特魅力引起世人的关注。

自 1999 年中药专业被我国列为紧缺行业以来,越来越多的人愿意为中医药事业发展奉献聪明才智,这为"随着大众文化素养的不断提高,开展以中国药膳为核心内容的中华传统饮食文化教育"活动提供了人才保障。围绕中医理论的"整体观"、"辨证施治"、"治未病"等重要思想,在教育体制、课程设置、教学方法等方面有目的、有针对性地开展推广中国药膳工作,普及中国药膳学科学理念。

在人民大众中,提倡使用平性、单味、大众化药膳小吃,如赤豆粥、莲子羹、百合汤、桂圆醴、绿豆汤、薏仁粥等,实现吃地科学、方便。

为充分体现"天人合一"的思想,提倡"春夏养阳、秋冬养阴"的药膳养生理念并推崇时令药膳;针对某些专门病症(如慢性病、老年病、糖尿病等)的专方药膳,提倡因人而异、因病设膳。当然,在更新理念的同时,还应借助现代药理学、毒理学、营养学技术和超临界萃取、超细微粉碎技术等中药制备高新技术以及先进的现代分析、信息技术等技术,最终促进中国药膳的现代化,实现药膳"质佳、稳定、快捷、方便、便宜"的实用目标。

因此,研制剂型新、服用量小、食用与携带方便、保健功能明确、效果显著的新型食疗药膳已是大势所趋。例如,在传统工艺的基础上,研发药膳罐头、药膳糖果、药膳食品饮料等药膳新品种;在保持传统药膳特征的基础上,开发以药膳食品为主、适合各类不同疾病患者服食的现代保健品、食品添加剂、调味品、增效剂等。

在"品牌制胜"的今天,我们还应该大力提倡中国药膳走品牌之路以真正实现大众化、产业化和国际化。只有拥有自主品牌才可能谈名牌,而名牌反过来会大大提升自主品牌的吸引力、影响力。因此,在坚持中国药膳应有的文化内涵、保持中华各民族的文化观念和生活习惯的前提下,借鉴"通用"、"海尔"等国内外知名品牌的宝贵经验[1],力推中国药膳的品牌战术。

总之,中药资源教育的相关知识源自实践,本章枚举范例还远远不够。在此,建议读者根据自身的学习能力及对知识的领悟能力进行深入、广泛的实践,并从中感受中药资源的博大精深。

---

[1] 并非人人知道通用的产品,但大多数人都听说过"通用"二字。

第七章　爱护中药资源，追求人与自然的和谐

长期以来，"中国地大物博，资源取之不尽、用之不竭"的观念深入人心。然而自然资源是有限的。如果不采取切实有效措施，"青山依旧在，江河万古流"的景象在人口急剧膨胀的今天将成为永远的过去。我们只有坚持以科学发展观统领思想，尊重自然与自然规律，才能抓住机遇，把握住时代的脉搏。

第一节　自然资源与资源危机

1972年，联合国环境规划署提出："所谓自然资源，是指在一定时间条件下，能够产生经济价值以提高人类当前和未来福利的自然环境因素的总和。"因此，自然界形成的可供给人类生活与生存的物质与能源(包括生命和非生命部分)都属自然资源的范畴，并根据其转化、属性和运动，将自然资源划分为以下3部分：

1) 生物资源：一类再生资源或可更新资源。例如，植物资源、动物资源和微生物资源等。这类资源具有生长、繁殖、发育等能力特性。

2) 矿物资源：一类非生命资源，一般不具备生长、繁殖和再生能力，也是一类非再生资源或不可更新资源。随着地球上的矿物资源不断地被消耗，它们越来越少，直到被耗尽。

3) 生态环境资源：多种自然因素相互结合，并在一定地区特定条件下形成的恒定资源，也称生态资源。例如，热量、光能、风、山地、水分以及此类因素共同形成的生态环境等。

自然界并非所有的物质和能量都是资源，只有那些可为人们利用的才是资源。洪水、猛兽在古代显然不是资源，但一旦为人们所控制，洪水可以变成能源，猛兽(可取其皮，食其肉)可成为野生动物资源。因此，人类从环境中索取资源的种类、数量、规模、范围以及利用的程度取决于人口数量、技术水平和生活水平，即整个人类的发展状况。社会在进步，资源在变化，人类对资源的开发与利用永无止境。

1. 自然资源的特征

《吕氏春秋·义赏》言"竭泽而渔，岂不获得？而明年无鱼；焚薮而田，岂不获得？而明年无兽"明确指出了资源的有限性、危机性等特点及合理开发资源的重要性。自然资源具有共同特性。了解这些共性，有利于人类保护与合理利用

自然资源。

(1) 整体性

众所周知，四川、云南、贵州等省是长江上游重要的水源涵养区。1997年、1998年长江流域连续两年发生特大洪水后，国家于1998年10月1日明令禁止上述三省在水源涵养区内砍伐天然林。因为采伐森林资源不仅直接改变了林木和植被的状况，而且会引起土壤等的一系列变化，甚至影响到小气候。所有这些表明，各种自然资源相互联系、相互制约，它们构成一个完整的系统。

(2) 多样性

各种各样的自然资源，它们多功能、多用途不言而喻。例如，森林除了提供木材和林副产品、保护与调节生态环境外，还是人们生态旅游的好去处。兰科植物石斛不仅是著名的观赏植物，更是传统的名贵中药。

(3) 地域性

自然资源的空间分布是不均衡的。它的形成具有一定的地域分布规律。不仅如此，开发利用自然资源的社会经济条件和技术工艺条件也存在地域差异。上述差异的综合结果构成了自然资源的地域性。

(4) 动态性

不可更新资源随时间的推移而不断被消耗，但又可能随地质勘探技术的发展而不断被发现；可更新资源随着环境条件、开发利用程度以及资源本身的更新能力等也在不断变化。自然资源和人类社会由此构成"人类-资源动态生态系统"。

(5) 稀缺性

自然资源是有限的，不可更新资源不能再生。自然资源与人类需求之间存在数量不足的问题，自然资源的稀缺性由此产生。

(6) 社会性

人类为了发现矿藏、保护原始森林势必付出大量劳动。这些附加劳动合并到自然资源中，并与自然资源成为一体。人类对自然资源所附加的劳动是人类世世代代利用自然、改造自然的结晶，是自然资源中的社会因素。

2. 人类对自然资源的开发利用

人类的一切活动离不开自然资源。人类通过消耗煤炭、石油等资源换取热能、电能等另一些资源；通过开采金属和非金属矿产，并经过冶炼和制造，有目的地使其成为有用的生产资料和生活资料资源；人类活动排放大量二氧化碳经绿色植物光合作用后，得到的有机物质又成为新的资源……。人类正是在自己的活动中利用并开发着自然资源。

在原始社会人们过着群居生活，靠狩猎和采集野生食物维持生存。季节变化甚至动物迁徙都会影响到人类对居住地点的选择。这个时期人类只能直接利用自然资源。因利用程度低、利用方式简单、需求量小等特点而对整个环境影响很小。

进入农业社会后，人类开始主动开发利用自然资源：驯化野生动植物，用刀耕火种方式清除小片森林、种植食用植物，甚至用挖掘水渠、引水灌溉农田等方式应对干旱。随着人口数量的增加、利用方式的优化，人类对自然资源利用程度迅速加大，大片森林被砍伐、大片草原被过度放牧，许多野生动植物生境遭到破坏，资源与环境问题开始出现。

步入工业化社会后，掌握先进科学技术的人类在大自然面前更加主动。工业化、城市化大大刺激了人类对燃料、食品等物质的需求。"人类一定能征服自然"的错误思想开始膨胀。人类尽情地甚至是肆无忌惮地享受大自然所提供的食物、药物、矿藏、能源、各种工业原料等，在享受着发达工业社会带来的巨大福利的同时，也面临着活动所带来的烟尘、垃圾等污染物排放问题以及尖锐的自然资源与环境问题。

3. 资源危机

据预测，全球石油贮量大约还可以维持 70 年、煤炭贮量大约可以维持 150 年。进入 21 世纪，人类所面临的人口急剧增长、非农业用地不断增加、耕地面积趋于零增长甚至负增长、全球生物圈生态环境恶化等问题越来越突出。大多数发展中国家工业化进程基本上是以牺牲自然资源与环境为代价。日益激化的人与资源的矛盾，最终将引发资源危机，从而制约人类社会的发展。

(1) 资源危机

如前所述，自然资源具有地域性、动态性、稀缺性等特点。当自然资源因数量有限而难以满足人们不断增长的物质需求时，就会造成自然资源价格急剧上升和供应不足，加上人类管理利用不合理、科学技术手段欠发达、社会构成不合理等因素，最终会造成全球性或区域性资源危机(resources crisis)。

(2) 资源危机成因

根据联合国相关部门预测，1990~2025 年，世界人口数量将增加 32 亿，其中 30 亿将产生在非洲、亚洲和拉丁美洲的发展中国家。过度增长的人口数量、相对落后的科学技术手段等将导致资源人均占有率降低。一旦人类的资源需求突破了自然资源极限，因资源稀缺等原因自然会导致危机产生。

当地震、旱涝、虫害、火灾等自然灾害发生时，人和其他生物的生存环境受到威胁甚至破坏，从而导致自然资源损失，由此产生的资源危机无法避免。但现实生活中，资源危机往往源自人类不合理地管理和利用自然资源，尤其那些传统意义上丰富的、免费的、可更新的自然资源。人类资源利用的盲目性、无节制性以及资源整体性、共享性等特点，导致了自然资源生态系统功能整体退化、更新能力降低，当资源利用率与更新率之间失去平衡时，资源危机将无法避免。

(3) 应对策略

无论何种原因，人类在资源危机中扮演着不可替代的角色。那么，揭示人与资源相互关系、研究资源保护及可持续利用等资源伦理问题，是解读资源危机必做功课之一。

伦理(ethics)意为人伦之理，是处理人与人之间关系的一系列行为规范的总称。先秦时期，我国不同流派哲学家就已经把伦理思想运用到资源保护中。美国环境伦理学之父 A. Leopold 在《资源保护伦理》(1933)一文中首次使用"资源伦理"一词，并在自己的专著《沙乡年鉴》(*A Sand Country Almanac*)(1949)中从"共同体"(community)的角度指出人是大地共同体中的一个普通成员。人类从资源关系的内在规律出发，遵循资源特征及其演变规律，合理利用和保护自然资源是狭义的资源伦理。广义的资源伦理则是指为保障人类平等、持续地享有自然资源而从伦理学角度制定出的一系列人与人之间关系的行为规范，其目的在于维持人与资源(系统)的和谐关系并调整人与资源之间的管理、开发、利用和保护关系。因此，人类可以通过道德规范来影响资源的管理、开发和保护观念，助推人与自然的和谐，促进自然资源的可持续利用、人类社会的可持续发展(sustainable development)。

可持续发展思想的形成与世界人口急剧膨胀、资源耗竭日趋严重密切相关。为适应人类社会发展需要，国际自然与自然保护联盟等组织于 1980 年共同起草了《世界自然资源保护大纲》，改变了过去把保护与发展对立起来和就保护而论保护的做法，提出要把保护与发展很好地结合起来，认为在发展经济满足人类需要和改善人类生活质量的同时，要合理利用生物圈，使之既满足当代人最大持久利益，又要保持其潜力以满足后代需要。因此，围绕可持续发展思想的 3 个重要构成，即发展目标要满足人类需要、人类行为要受到自然界制约以及人类与其他生物种群之间、不同国家和不同地区之间要寻求公平，人类应该从经济可持续发展、社会可持续发展、资源可持续利用、全球可持续发展等多个层面追求发展可持续性(sustainability)。

资源与环境是人类赖以生存与发展的基础和条件。离开资源与环境，人类生存与发展就无从谈起。资源永续利用和生态系统可持续性的保持是人类可持续发展的首要条件。人们应该根据可持续性原则来调整自己的生活方式、认知方式，资源消耗应该在资源允许的范围内进行。

第二节　中药资源保护现状与对策

中药资源主要源于动植物，且植物药占绝大多数。我国现有高等植物 3.1 万余种，约占世界总数的 10%，是世界上最具植物多样性的国家之一。有数据统计，目前高等植物每年灭绝约 200 种，物种一旦灭绝，将在地球上永远消失，不可复活；而一个物种消失，常常导致另外 10~30 个物种的生存危机。1997~2003 年，国家林业局组织有关单位的 3000 多名专家和技术人员，对全国范围国家重点保护野生植物进行资源调查，结果显示我国高等植物渐危或濒危物种数量达 4000~5000 种，受威胁状况明显高于世界平均水平。我国的高等植物，古老孑遗属、单种属、少种属有 1200 余属，还有 200 多个特有属，10 000 多个特有种。我国人口压力远大于其他国家，加之正处于经济振兴时期，不免要采用一些促进经济发展和保持区域经济平衡战略，如三峡大坝、南水北调大工程、西部经济大开发等，还有像 2008 年"汶川 5·12"特大地震等自然灾害，这些人为和自然因素都会加速物种灭绝，从而使我国生物资源受威胁程度较其他国家更为严重。加上人类对野生动植物资源保护及其再生规律认识不足，受利益驱动，很多珍稀药用物种资源陷入"越采越少，越少越贵，越贵越采"的恶性循环。因此，我国中药资源保护形势十分严峻，保护工作任重而道远。

1. 中药资源保护意义

(1) 有利于生物多样性保护

每一种药用生物对其生存的生态环境都有特定要求，在其生长发育过程中不断适应和改变着生态环境。生态环境是中药资源分布和质量的主要决定因素，它一旦遭到破坏，药用动植物生存将会受到直接威胁。因此，协调好中药资源开发利用与生态环境保护之间的关系十分重要。换言之，中药资源保护与生态环境保护息息相关。

生物多样性是指在一定范围内多种多样活的有机体(动物、植物、微生物)有规律地结合新构成的生态综合体。它包括遗传、物种和生态系统多样性 3 个层次，其中，遗传多样性是指种内基因的变化，包括种内显著不同的种群间和同一种群内的遗传变异，其测度主要包括染色体多样性、蛋白质多样性和 DNA 多样性 3 个方面。物种多样性是指物种水平的生物多样性，是指地球上生物有机体的复杂性。生态系统多样性是指在生物圈内，生境、生物群落和生态过程的多样性，以及生态系统内生境差异、生态过程变化的多样性。

中药资源保护、生态环境保护和生物多样性保护三者之间具有相辅相成、相互依赖的关系。因此，要从根本上保护中药资源就要保护其生存环境，保护了生存环境就直接或间接地保护了生态系统。这不仅保护了药用物种的生物多样性，同时也保护了生态系统中其他物种的生物多样性。

(2) 有利于中药资源永续利用

中药资源保护与开发利用是对立与统一的一对矛盾，保护是开发利用的基础，开发利用则可促使进一步保护。从长远看，搞好资源保护，则能更好地、永续稳定地加以利用资源，以取得更长久的社会效益和经济效益。过分强调保护资源而不开发利用资源，则这些资源不能产生效益从而造福人类，因此也失去了资源存在的意义；过分强调开发利用资源而不注意资源利用强度和资源再生能力，采用"杀鸡取卵"、"竭泽而渔"的掠夺式开发，必然加速某些药用物种的濒危和绝灭，使今后无资源可用，这不仅是破坏中药资源，更是对子孙后代犯罪。因此，应该正确认识和处理好中药的资源保护与开发利用这对矛盾，在可能的基础上，对现有资源既要最大限度地、充分合理地加以开发利用，使其充分发挥为人类服务的作用，促进地方经济发展，又要加强保护和管理工作，保护野生资源及其生存和发展所依赖的生态环境，实现资源永续利用。

(3) 有利于中药现代化发展

中药行业是我国一个古老行业，有诸多因素制约其发展进而影响其进入国际市场。经济全球化对中药现代化和国际化发展提出了新要求。中药现代化进程加速，必然同步促进中药产业化发展，这将需要更多中药资源作为生产原料。

中药现代化与产业化发展需要大量中药资源作保障，否则将是无根之木、无水之源。此外，中药资源也是保健品、食品、化妆品等产品的重要原料，而且用量很大。20世纪90年代初，我国保健品市场曾达到年销售额400亿元人民币，超过当时整个中药工业总产值。随着全世界回归自然的呼声日益高涨，中药现代化、产业化发展进程加快，更为我国提供了一个很大的市场空间。我国企业要争占这些市场，首先必须进行中药资源保护并实现其永续利用，以保证中药现代化和产业化永续发展。

2. 中药资源保护现状

(1) 制定相关政策与法规

为了加强中药资源保护，我国相继颁布了药用物种保护方面的法规、条例、名录和通知，在政策上给予了大力支持。

国务院为了保护与合理利用野生药材资源，于1987年10月30日公布了《野生药材资源保护管理条例》(以下简称《条例》)，这是我国政府将中药资源保护以法律形式确定下来的第一部专业性法规，并于1987年12月1日起施行。

《条例》将国家重点保护的野生药材物种分为三级：一级为濒临灭绝状态的稀有珍贵野生药材物种；二级为分布区缩小、资源处于衰竭状态的重要野生药材物种；三级为资源严重减少的主要常用药材物种。并规定一级保护物种严禁采猎，二级、三级保护物种必须经县级以上医药管理部门会同同级野生动植物主管部门提出计划，报上一级医药管理部门批准，并取得采药证和采伐证后才能进行采猎。凡需进入野生药材资源保护区从事科研、教学、旅游等活动，必须经保护区管理部门批准。凡违反《条例》规定的任何单位和个人，按情节轻重进行处罚。

根据上述《条例》规定，原国家医药管理局会同国务院野生动植物管理部门及有关专家共同制定出第一批《国家重点保护野生药材物种名录》，共收载野生药材物种76种，其中药用动物18种，药用植物58种。在动物物种中，属于一级保护的有虎、豹、赛加羚羊、梅花鹿4种；属于二级保护的有马鹿、林麝、原麝、黑熊、乌梢蛇等14种，以它们为基原的中药共有14种，其中属一级保护的有4种，二级保护的有10种。在植物物种中，属二级保护的有甘草、胀果甘草、杜仲、黄皮树、厚朴、人参等13种；属三级保护的有北细辛、猪苓、连翘、胡黄连、紫草等45种，以它们为基原的中药共有29种，其中二级保护的有7种，三级保护的有数十种。

1993年5月29日国务院颁布实施《关于禁止犀牛角和虎骨贸易的通知》。通知指出：取消犀牛角和虎骨药用标准，今后不得再用犀牛角和虎骨制药。对已生产出的含犀牛角和虎骨成分的中药成方制剂，必须自本通知发布之日起半年内查封，禁止出售。

为了阻止无限度地采挖发菜、滥挖甘草和麻黄草，防止草场退化、沙化和生态环境恶化，2000年6月国务院下发了《关于禁止采集和销售发菜，制止滥挖甘草和麻黄草有关问题的通知》、《关于保护甘草和麻黄草药用资源，组织实施专营和许可证管理制度的通知》。通过贯彻落实上述通知，使发菜、甘草、麻黄草资源得到了保护，也防止了生态环境的进一步恶化。

针对我国生物物种资源丧失和流失问题，2004年3月31日国务院办公厅颁布了《关于加强生物物种资源保护和管理的通知》，强调全面加强生物物种资源保护和管理。

(2) 建立各级各类自然保护区

截至2008年底，全国已建立各种类型、不同级别的自然保护区2538个，保护区总面积约为149万km^2。其中，国家级自然保护区303个，面积为91.2万km^2，分别占全国自然保护区总数和总面积的11.9%和61.2%。有28处自然保护区加入联合国教科文组织"人与生物圈保护区网络"，有20多处保护区成为世界自然遗产地组成部分。自然保护区的建立，使我国85%的陆地生态系统类型、85%的野生动物种群、国家重点保护的300余种珍稀濒危野生动物、60%的高等植物以及130多种珍贵树木的主要分布区域得到了较好保护。我国于1956年在广东省肇庆市建立以保护亚热带季雨林为主的第一个自然保护区——鼎湖山自然保护区。从此，我国自然保护区从无到有，从小到大，逐步形成了类型比较齐全、布局比较合理、功能比较健全的全国自然保护区网络。

纵观我国自然保护区的发展历史，大体上可划分为创建阶段(1956~1965年)、停滞和缓慢发展阶段(1966~1978年)、快速发展阶段(1979~1999年)和跨越式发展阶段(2000~2009年)4个不同时期。

森林公园是我国自然保护事业的新生力量，它是以大面积森林资源为基础的一个森林地域。具有一定规模和质量的自然景观与人文景观的森林公园是以森林资源为依托、供人们进行游憩、健身或进行科学研究、文化教育等活动的场所。公园区域内种类繁多的生物、较高的森林覆盖率，构成了一个较为完整而又相对稳定的森林生态系统，栖息着各种动植物和微生物，维护着一个地区的生态平衡。例如，陕西太白山国家森林公园的建立，保护了区域内1850多种高等植物及大量蕨类、苔藓类植物和微生物，其中珍稀濒危植物26种。自1982年我国第一个森林公园——湖南省张家界国家森林公园建立以来至2000年底，全国共建立各级森林公园1078个，保护森林资源面积达6万 km^2。

最新统计结果显示，中国发展风景名胜事业30年来，已经建立风景名胜区677个，面积9.6万 km^2，其中，国家重点风景名胜区177个。省级风景名胜区452个、市县级风景名胜区48个，总面积占国土面积的1%以上。在这些风景名胜区中，有22个被列入世界生物保护圈，29个被列入世界遗产名录，其中7个被联合国教科文组织列为世界自然遗产或自然与文化双重遗产。在这些风景名胜区范围内，也包含了一些自然保护区，如黄山(黄山风景区)、九寨沟(九寨沟风景名胜区)、武夷山(武夷山风景名胜区)等，它们也是中药资源保护内容的重要组成部分。

3. 中药资源保护方法与对策

中药资源保护和自然资源保护一样，途径较多，主要有就地保护、迁地保护、人工养殖、加强法治与宣传等。

(1) 物种保护等级

目前世界上对生物保护的等级划分标准不统一。1984年10月9日，我国国务院环境保护委员会公布的《中国珍稀濒危保护植物名录》第一册将濒危植物分为三个保护等级：一级保护植物，是指具有极为重要的科研、经济和文化价值的稀有濒危种类；二级保护植物，是指在科研或经济上有重要意义的稀有或濒危种类；三级保护植物，是指在科研或经济上有一定意义的渐危或稀有种类。

根据濒危程度可以把濒危植物分为濒危种、稀有种和渐危种三类。

濒危(临危)种：是指那些在分布区处于绝灭危险的植物。这些种类通常数量比较稀少，地理分布有很大的局限性，仅生存在特殊或脆弱的生态环境或有限的地方。

稀有种：是指那些不是立即有绝灭危险的、我国特有的单型科、单型属或少种属的代表种类。这些种类在分布区内居群不多，数量也稀少，分布于有限的地区，或分布区范围较大，但只是零星分布。

渐危种：是指那些目前还有一定数量的野生资源，但因人为或自然原因所致,分布范围和居群数量减少,如不及时加以保护,很有可能成为稀有种类或濒危种类。

我国于1989年和1999年分别对重点保护野生动植物进行两级分类,并相继公布了《国家重点保护野生植物名录》(第一批)和《国家重点保护野生动物名录》(参见附录Ⅱ)。世界自然保护联盟(IUCN)《红色名录》和《红皮书》是世界保护学家为集中关注受威胁物种而使用最广泛的保护工具书,它们实质上都是受威胁物种的名录。至1994年,《红皮书》和《红色名录》中的濒危物种等级标准已沿用了近30年,其间也做了一些修正。20世纪80年代后期,IUCN在物种生存委员会(SSC)主持下,启动了红色名录濒危等级的修订工作。修订工作的主要目标是增加物种评估过程的客观性和可重复性,同时量化等级分级标准,以使等级划分仅建立在绝灭危险的基础上。IUCN理事会在1994年通过了新的分级标准,从而在全球范围内对物种或物种以下分类单元的绝灭危险进行评估,为物种保护等级确立提供了行之有效的理论指导和依据。

(2) 就地保护

中药资源就地保护,亦称原产地保护,是将中药资源及其生存的自然环境就地加以维护,从而达到保护中药资源的目的。这种保护方法可以使药用动植物在已适应的生长环境中得以迅速恢复和发展。其措施主要有扩大和完善各类自然保护区(含中药资源保护区),以及采用有效的生产保护性手段两种。

A. 建立药用动植物自然保护区和中药资源保护区

自然保护区是指在一定空间范围内,包括陆地和水域,采取有效措施就地保持现有状态,使该地区自然资源得到永久或较长时期的保护并免受破坏而划定的特殊区域。

建立自然保护区,是保护、利用和改造自然综合体及其生态系统和自然资源的战略基础,也是保护珍稀濒危物种最有效的手段之一。在保护区内,可以就地保存药用植物、药用动物种质资源,特别是珍稀、孑遗、濒危的药用动植物种类。自然保护区既是物种的天然基因库,又是开展科学研究的试验基地,同时也是对人类进行文明美学教育的场所。建立各种不同类型的自然保护区是开展自然资源(包括中药资源)保护工作的重要手段之一,是保护自然环境和资源最根本的有效措施。

根据保护的性质和目的,可将中药资源保护区分为以下3种类型。

1) 中药资源综合研究保护区:这类保护区是为科研和教学而划定的综合性保护区,为中药资源绝对保护区。该类保护区要求选择未受或少受人为活动干扰、具有保护意义、中药资源丰富的地区而建立。建立该类保护区的目的是保持自然生态系统和丰富的药用种质资源,供教学、科研和监测之用。保护区的面积视所要维护的生态系统和科研需要而定。保护区可结合自然保护区或单独建立。

2) 中药资源珍稀濒危物种保护区：针对保护珍稀濒危药用动植物物种而建立的保护区。区内可设有研究机构或研究设施。该类保护区可建立在具有原始生态系统的条件下或已开发的地区，保护手段除自然维护外，可结合人工种植(或养殖)，借以扩大野生种群，恢复和发展中药资源。

3) 中药资源生产性保护区：是一类既可在一定程度上维护自然生态系统，又能提供部分中药材产品的中药资源保护区。此类保护区又可分为①轮采轮猎区。根据药用动植物资源的承受能力和中药材的合理采收季节而划定的定时采猎保护区，称为轮采轮猎区。这类区域保护包含两方面的内容：一是根据中药资源的生产能力制定合理的资源保护基数标准和开发利用指标，当该区中药资源达到一定生产能力时，有计划地进行限量开发，当生产能力下降到一定程度时，转为保护状态；二是根据中药材的采收季节，在保证中药材质量的前提下，尽量避开药用动植物的繁殖季节(含药用动物的哺乳季节)、药用部位的成熟时期等易阻碍中药资源发展的阶段而划定的保护区。将上述不利于中药资源的发展和不能保证药材质量的时期划为临时禁猎或禁采季节，借以保护中药资源。②人工粗管散养(植)区。这是一种带有人工维持和发展中药资源的保护区。此类保护区可采取人工繁育、野生放养或种植、粗放型管理等措施来发展中药资源，当资源数量达到一定程度时，适时适量进行采挖和捕猎。③野生改家种或家养研究基地。这是一种保护、研究和开发中药资源的保护地。在维持野生药用资源的基础上，积极开展药用动植物野生改家养、家种的试验研究，试验成功后逐步推广并应用于生产。

B. 采用有效的生产性保护措施

有效的生产性保护措施对中药资源的保护起着重要作用，主要包括抚育更新和合理采收等内容。

1) 抚育更新

抚育更新的目的是在药材的原产地恢复和发展中药资源。例如，各地普遍采用的封山育林、保护林药，在原适应地播种或将药用动物放归山林，控制某地药材的采猎及采猎季节等。就地抚育与建立保护区的主要区别是前者没有明显的保护区界，要求也没有保护区严格。其特点是，药用动植物不脱离原有的适生地，资源自然更新和人工抚育相结合。内蒙古和宁夏等地，在肉苁蓉的产地营造梭梭林，大力发展肉苁蓉的寄主资源；黑龙江的五常、尚志等地，将林蛙放归山林，进行林蛙的半野生半家养等做法，是药用动植物抚育更新取得良好的效果的例证。

2) 合理采收

合理采收主要包括采收方法、采收季节和采收量3个方面。

采收方法：药材的采收除获得药用部位外，还应注意保证其基原的再生能力和资源的良性循环。在药用植物的采收中，边挖边育、挖大留小、挖密留疏等采收方法是目前最值得推广的技术。

采收季节：避开药用动植物的繁殖期，在药用部位有效成分(或主要活性成分)积累到最高程度时，进行适时采收。

采收量：根据每一种药用资源的再生能力进行合理采收，合理的采收量应控制在资源再生量之内，保证药材的常采常生，持续利用。若超负荷采收，资源得不到及时补充和恢复，则会导致资源减少甚至消亡。

(3) 异地保护

异地保护又称迁地保护，即将珍稀濒危药用生物迁出其自然生长地，保存在保护区、动物园、植物园、种植园内，并进行引种驯化研究。通过引种、饲养，在动物园和植物园内不仅保护了许多珍稀濒危物种，而且扩大了种源。

变野生种类为家种或家养种类，发展大规模的种植业和养殖业，也是中药资源异地保护的重要途径之一。数以百计的野生药用动植物，通过引种和野生改家种、家养，既扩大了药用资源，又起到了保护野生资源的作用。

(4) 人工种养殖

人工种养殖即充分利用现代生物技术保存药用动植物的某一器官、组织、细胞或原生质体等，旨在长期保留药用动植物的种质基因，巩固和发展中药资源。

A. 组织培养与快速繁殖

组织培养是采用植物某一器官、组织、细胞或原生质体，通过人工无菌离体培养产生愈伤组织，诱导分化成完整的植株或生产活性物质的一种技术方法。使用组织培养来保护中药资源具有很多优点，它容易控制生长的环境条件，且不受季节或区域的限制，又便于大量繁殖药用植物，还可以消除植株的病毒感染，培养无病毒植株等。组织培养不仅可以长期保存药用动植物的基因材料，而且还是一种增加中药资源的新方法[①]。

我国科学工作者在植物组织培养方面做了大量的工作。据不完全统计，目前用组织培养方法成功地获得试管苗的药用植物约有 200 种，如霍山石斛、当归、白及、党参、菊花、山楂、延胡索、浙贝母、番红花、龙胆、条叶龙胆、川芎、绞股蓝、人参、厚朴、枸杞、罗汉果、三七、西洋参、桔梗、半夏、怀地黄、玄参、云南萝芙木、黄连等。

B. 建立中药资源种质资源库

为了收集和保存药用动植物遗传物质携带体及其本身，使其免于遭受毁灭性的破坏或基因流失，应建立中药资源种质资源库。

建立种质资源库有利于保持药用物种的优良性状，提供丰富的遗传资源和研究材料，培育适合各种生产条件的优良品种。地道药材的优良性状，除了受环境

---

① 可参见第二章第三节相关内容。

因素影响外，主要是由其内在的遗传特性所决定的。在人们长期栽培、养殖、选育和自然条件的影响下，地道药材的优良性状会逐步发生改变或消失。若能长期保存这种优良遗传基因的载体，则可以为研究和维持优良遗传基因提供先决条件。建立中药种质资源库除了能够为将来实现药用生物原料的大规模工厂化生产提供条件之外，在国际交流方面也有着重要的意义。

药用植物的种质资源可以以多种形式建库保存，如种子库、种质资源圃和基因载体物质库等均可以作为种质资源库。在药用动物种质资源保存方面，麝的精液保存已获成功，为实行麝的人工授精、发展优良麝的种群打下了良好的基础。

(5) 加强法治与宣传

随着我国中药产业的快速发展，中药资源面临的压力也空前加大，突出表现为中药资源管理主体不明确，管理体制不健全；中药资源保护法律法规不健全，民众资源保护意识不强；中药资源家底不清，无序利用现象严重；研究经费投入不足，资源保护研究基础薄弱等。因此，要加强普及法律常识教育，宣传国家制定的有关保护野生动植物药材资源和保护一切自然资源的政策和条例，如《中华人民共和国野生动物保护法》、《中华人民共和国森林法》、《中华人民共和国渔业法》、《野生药材资源保护管理条例》等。

要利用一切宣传舆论工具进行大力宣传、教育，做到家喻户晓、人人皆知，增强全民法制意识，自觉地保护自然资源。并应切实贯彻执行有关政策、条例，做到有法必依、执法必严，对违法者应依法进行严肃处理。尽快完善中药资源管理体制，明确中药资源管理主体，健全中药资源管理法规，加强中药资源保护宣传，启动并实施"中药资源保护和可持续利用工程"。

严禁捕猎国家重点保护的野生药用动物。因科研、教学、驯养繁殖、展览等特殊原因需少量捕猎的，应报请有关主管部门审批后，方可捕猎。对非国家重点保护的野生药用动物，应根据市场需求和资源情况，有计划、有组织地进行捕猎，严禁滥捕滥杀。捕猎者应取得捕猎证或狩猎证，并按捕猎证或狩猎证规定的种类、数量、地点和期限进行捕猎。捕猎过程中，严禁使用军用武器、毒药和炸药。

在保护和利用好现有野生资源的基础上，应认真做好野生改家种和家养的研究工作，特别是对于大宗药材及濒危、紧缺品种，更应开展综合研究，进行规范化生产，来解决市场需求与资源紧张的矛盾，达到可持续利用的目的。

中药材是一种特殊商品。在中药产业体系中，它是制药工业原料，又可直接作为药品(如饮片)，其质量高低和活性成分的稳定至关重要。为了保证提高中药材的质量和产量，必须按照《中药材生产质量管理规范》(中药材 GAP)(试行)要求，进行规范化种植和养殖，并建立科学合理的采收和加工操作规程，生产优质无公害的药材，为市场提供充足的药材来源，从而达到保护中药资源的目的。

第三节 中药资源开发与利用

基于中药资源可持续发展的开发利用是保障人民身体健康、造福人类的根本，中药资源的深层次开发和全方位利用应该是经济效益和社会效益双赢。五千年的延续与传承使我们在开发利用中药资源方面积累了宝贵的经验。

1. 历史回顾

我国中药资源开发利用历史悠久，大致可划分为起源时期、古代时期、近代时期和新中国成立后4个时期。

(1) 起源时期(公元前221年以前)

上古时代，我们祖先在采食过程中，通过无数次口尝身受，初步积累了一些关于植物药的知识，形成了原始的食物疗法和药物疗法。氏族公社所进行的狩猎和捕鱼使人们认识了一些既可食用，又能治疗疾病的动物药。

氏族公社后期，人类开始定居生活，随之出现的原始农业生产带来了更多药物知识的累积。火的发现、文字的出现、陶器的应用等，为中药资源的发掘利用创造了条件，药物的来源也由植物、动物发展到矿物及人工制品。春秋时期，药物种类扩大到110多种，甘草、贝母、枸杞子、苍耳子、芹菜和益母草等已成为当时的常用药物。战国时期，药物种类已多达200多种，并被分成补益、生育、美容、预防、毒类、杀虫、兴奋、兽用等10类。先秦时期医和药融为一体，在阐述医理时对药物性质也有初步归纳，为中药理论形成奠定了基础。

(2) 古代时期(公元前221年至公元1840年)

此时期始于秦始皇统一中国。国家统一、经济发达为汇集整理先秦时期大量蕴积的药物开发利用的经验创造了良好的条件。南北朝时期，商品生产与交换的发展更为中药资源开发利用奠定了基础。当时药物专著已逾百种。具有划时代意义的《神农本草经》，不仅是先秦时期中药资源开发利用的经验总结，还是后世本草开发利用的典范。

魏晋时期，药物品种增加到730种(《名医别录》新增365种);《本草经集注》得到增补与完善，初步形成了一套独特的理论体系。至此，我国中药理论体系已显雏形，中药资源的开发利用得到进一步扩大与提高。

唐代雄厚的国力造就了世界上第一部由政府编修并颁布实施的、具有药典性质的药学专著——《唐本草》(又名《新修本草》)。它在已有的本草著作基础上，精选民间新药114种，使药物种数达到850种。较多的药物基原考证和较丰富的临床用药经验使得《唐本草》赢得了中外医药工作者的尊崇。此后70多年，陈藏器收集《唐本草》未载之药692种，撰成《本草拾遗》。至此，唐代开发利用中药资源已达1500多种。

宋代活字印刷技术为医药资料整理、传播提供了良好条件。北宋时期，国家再次大规模调查药物资源，并成立医药编纂出版机构——校正医书局，设立官办的制药厂(惠民制药局)生产中成药。百余年中，三次修订本草，大量增补文献和用药经验，达到历史上官修本草的高潮。官方代表作有《开宝本草》、《嘉祐本草》和《本草图经》。宋代的唐慎微集前人之大成，辑成《经史证类备急本草》(简称《证类本草》)。至此，我国古代开发利用药物资源已达1740余种，极大地丰富了中医药宝库。

金、元时期立足稳定与巩固品种，中药资源开发利用的重点转向将医药理论与具体药物密切结合，形成多层次的中药学理论体系，精炼药效、归纳药理，对后世影响极深。

明代是我国古代史上中药资源开发利用和本草理论发展的鼎盛时期。《本草品汇精要》收载药物1815种，增补46种，以文字简洁精要、彩色实物绘图闻名于世。记载高原地区药物(包括民族药物)的珍贵著作《滇南本草》收载药物448种。举世闻名的《本草纲目》收载药物1892种，图文并茂，不仅提高了本草学编纂技能和水平，更是把古代中药资源的开发利用推向顶峰，开拓了后世中药发展的新局面。

清代商品经济进一步发展，全国性药材集散市场开始出现，中药贸易进一步发展，从而扩大了中药资源开发利用范围。著录和存世的本草近400部，其中《本草纲目拾遗》、《植物名实图考》具有很高的学术价值。与此同时，我国民族药开发利用也得到了很大的发展，如藏族著名药学家帝玛尔·丹增彭措编著的《晶珠本草》于1743年完成，共收载药物2294种，具有浓厚的藏药特色，是我国藏医药学史上一部经典之作。

(3) 近代时期(1840~1949年)

晚清时期，中药材的生产和资源开发利用得益于东北三省以及河北、山西、安徽、河南、四川、贵州、云南和甘肃等省中药材的生产规模。虽然鸦片战争(1840年)前后，西医药渐渐传入我国，外国教会开始在中国开办医院、诊所、药厂并建立了西药房，但国内药品销售仍以中药为主，经营品种仍达500多种。

鸦片战争后，帝国主义列强的侵略加上清政府的腐败致使中药资源的开发利用受到很大影响。抗日战争带来的交通阻塞等使得中药材国内运销和出口中断，中药材产量直线下降。仅以东北地区为例，抗日战争爆发前(1931~1936年)，人参、鹿茸、细辛、五味子、防风、木通、黄芪、甘草等49种主要中药材年产量为8000~11000t，抗战时期(1937~1945年)降至6000~6500t，抗战结束后继续降至1100~2500t。药材商惨淡经营，药店纷纷倒闭，以北方药材集散地祁州(安国)为例，当地原有中药店1500多家，抗战期间仅剩70家。这一时期，中药资源开发利用止步不前，甚至出现了倒退。

(4) 新中国成立后(1949年至今)

1949年10月1日，中华人民共和国成立。新中国为中医药事业发展创造了宽松的氛围，特别是改革开放以来，中医药事业发展更是受到了党和政府的高度重视。

《中共中央关于构建社会主义和谐社会若干重大问题的决定》明确指出"要大力扶持中医药和民族医药发展"。《中药现代化发展纲要》、《中医药创新发展规划纲要》、《中医药国际科技规划纲要》、《国务院关于扶持和促进中医药事业发展的若干意见》、《中医药创新发展规划纲要(2006~2020)》等一系列重大纲要和意见发布，为发展我国中医药事业提供了重大的历史机遇和重要的政策保障。

中华人民共和国成立后，我们曾先后几次开展了全国性的、大规模的中药资源调查。1996年，由国家中医药管理局、卫生部、国家工商行政管理局批准并保留至今的17个标准化、规范化的国家级中药材专业市场更为中药资源的开发利用提供了强有力的原位支撑平台[①]。现如今，中药材生产、经营与管理更加合理、规范，药材市场供求蒸蒸日上，民族药、民间药和海洋药研究的新进展更是拓宽了中药资源的开发利用领域。

2. 中药资源开发利用途径

中药资源应用领域越来越广阔。全方位、多层次的中药资源的开发利用正朝着更深、更广的方向发展[②]。中药资源开发利用途径多种多样。

(1) 从历代医书与本草著作中挖掘新资源

现代分类学证实，相当多的中药为多基原品种，如黄芪、党参、白头翁等，这虽造成了药材品种混乱，但同时也为寻找新药、新资源提供了线索和依据。因此，可以结合我国古代医书、本草著作等(如《神农本草经》、《本草纲目》等本草经典名著)，挖掘整理中药新资源，开发研究新药。

(2) 寻求民族民间药物新资源

我国55个少数民族中，近80%的民族有自己的药物，大约1/3民族有独立的民族医药体系。中国药典收载的鬼臼、毛诃子、余甘子等均为民族药。而许多著名"西药"，如阿托品、奎宁等也是从民间植物药中提取出来的。有着长期临床基础的民族药和民间药多为各民族的多年经验积累，在使用过程中经过了人民群众

---

① 17个中药材专业市场介绍请参见第二章第四节相关内容。

② 以中药材和制药原料为主的一级开发、以开发中成药及保健产品为主的中药制剂和其他天然产品的二级开发、以开发天然化学药品和单体为主的三级开发共同构建了中药资源开发的深度；中药资源开发利用的广度则由以中药为主扩展到以中药资源为原料，开发出中药保健食品、中药化妆品、中药农药、中药兽药、饲料添加剂、中药天然色素以及中药天然香料等诸多产品。

鉴别与评价而流传至今。这中间许多独特的理论体系和浓厚的民族特色，为祖国医药学增添了异彩。我们以它们为线索，补充药理、药效等方面的工作，可为寻找新资源节省大量人力与财力。

(3) 扩大药用部位、充分利用资源

传统药用动植物往往只利用动植物的某个器官、部位而舍弃其他部位，资源浪费较大。而药用动植物的活性成分一般不会仅仅局限在某个部位。因此，通过化学、药理和临床等的对比研究、试验，可以扩大药用部位，从而充分利用资源。

(4) 寻找近缘类群中的新资源

根据"近缘动植物具有相似化学成分"这一化学分类学原理，对多来源动植物可扩展到更高分类等级(如属以上等级)，运用资源化学研究方法，以药效成分为指标进行比较研究，发掘新资源，寻找代用品，以补充稀缺资源。从萝芙木属植物中寻找利血平的国产资源就是一个成功案例。

(5) 利用化学合成、结构修饰和生物技术等扩大新资源

应用活性成分的化学合成、半合成及结构修饰等方法，修饰、改变动植物某一成分，并使之成为所需化合物，以达到缓解原料来源不足、降低成本、获得高效低毒药物的目的。同时，通过组织离体培养技术、器官培养技术、植物次生代谢途径、基因工程技术等生物技术改良药用植物品质，扩大药用植物资源。

除此之外，将废弃物甚至是有害生物开发为新的药物资源，变废(害)为宝，也是中药资源开发利用的可行途径。

3. 中药资源开发利用现状与展望

日新月异的科学技术赋予了中药资源开发利用许多崭新内容。建立在资源可持续发展理念基础上的中药资源开发与利用应该是全方位、深层次的。以下仅以中药化妆品、保健食品等为代表进行简单介绍。

(1) 中药化妆品开发利用

中药化妆品是指含有中药或天然药物成分的化妆品[①]，距今已有两千多年的历史。《神农本草经》记载了人参、五味子、菟丝子、玉竹(葳蕤)、卷柏、络石、肉桂、辛夷、柏子仁、桑寄生、冬瓜子、白芷、当归、藁本、翘根、川椒、桃花、杏仁、细辛等20多种具有美容功效的药物。《备急千金要方》中仅以悦泽、白嫩皮肤和去皱纹为目的处方就有近20个，药用品种亦有120多种。《本草纲目》记载有250多味有美容作用的药物。

[①] 中国《化妆品卫生监督条例》中"化妆品是指以涂擦、喷洒或其他类似方法，散布于人体表面任何部位(皮肤、毛发、指甲和口唇等)，以达到清洁、消除不良气味、护肤、美容和修饰目的的日用化学工业产品"。美国食品与药品管理局(FDA)对化妆品的定义：用于清洁身体、美化外表、增加吸引力、改变外貌的，以擦、洒、喷、灌注等方式使用于人体的物质。化妆品是人们生活的必需品，可以满足人类身心健康和精神文明的需要。

随着时代发展和人民生活水平的提高,美容、健肤受到越来越多人的关注,中药化妆品在人们日常生活中也占据着越来越重要的地位。20世纪80年代,研究人员就已证实在化妆品中添加各种天然原料不仅可以很好地滋润肌肤,而且还具有易吸收、副作用小等特点。天然、无毒、无刺激且长期涂敷无不良反应等特点代表了21世纪化妆品发展的方向,将中医基础理论与现代药理学原理、方法、技术相结合,研究开发中药化妆品,潜在的市场商机巨大。

我国丰富的中药资源为开发这些产品提供了广阔空间。按使用频率计,最常用作化妆品的中药依次有白芷、白附子、茯苓、川芎、细辛、杏仁、防风、玉竹、当归、白术、辛夷、桃仁、瓜蒌根、白瓜子、白及等。许多药用植物,如枸杞、人参、何首乌、黄芪、玄参、天花粉、三七、地黄、白芷、当归、桔梗、泽泻、薏苡、丝瓜等,含有大量蛋白质、氨基酸、维生素、微量元素等,加入化妆品中可以对皮肤或头发起到一定的营养作用。

研究表明:经微孔过滤处理,浓度为12.5μl/ml的丝瓜伤流液对人永生化表皮细胞增殖的促进作用非常显著,将其配制成化妆品,能有效地保持皮肤弹性,起到嫩肤、抗皱等作用。枸杞也因营养价值高、刺激性小而适用于儿童。母菊、黄芩、鼠李、芦苇、当归、薏苡、芦荟等中药具有防晒和抑菌作用,加入化妆品中可以保护皮肤,预防日晒性皮炎、剥脱性皮炎。乌梅、柠檬等含有有机酸,对皮肤角质层有轻微剥脱作用,故有美白作用。川芎活血化瘀,提取物能促进头部血液循环、增加头发营养、润泽头发,起到防脱屑、防脱发作用。黄芩、黄檗、牛膝、白花蛇舌草、虎杖、大黄、决明子、芍药、薄荷等具有显著防腐和抗氧化作用。苍术、丁香、小茴香、肉桂、云木香、薄荷、柏等含有丰富的挥发油,具有特异香味。

药用植物色素兼具营养、治疗等作用,是化妆品色素发展的方向。知母、穿龙薯蓣(穿山龙)、土茯苓、重楼、麦冬、甘草、酸枣等含有较多皂苷类物质,具有较好的乳化作用。

虽然中药化妆品安全性较高,但并不是说所有中药化妆品及其原材料都是无毒无害的。有些药用植物在生长过程中会因为土壤污染或使用农药等原因而含有有害成分,而且在制备、包装、运输、贮存过程中,中药化妆品更容易遭到污染。因此,应本着"秉承中医药理论、传承传统、光大特色、科学研发"的原则,进行中药化妆品毒理试验、皮肤刺激性试验、过敏性与光敏性试验等,以符合国家规定标准。

(2) 保健食品开发

世界各国对于功能食品(functional food)和保健食品(healthy food)的定义、分类略有不同,管理体制也各有差异;我国将功能食品与保健食品视为同一概念并以一套法规(保健食品管理办法)予以管理①。"天然"与"科技"代表了当今保健食品的本质特征。根据食用对象及功能，可将保健食品分为以下两类：以健康人为服用对象，以增进人体健康和各项体能为目的，如婴儿强化食品、抗衰老食品、增强免疫食品、增强智力、体力食品等；以防病治病为目的，如降血脂食品、减肥食品等。

据不完全统计，我国古代留传下来的食疗本草专著就有65部之多，相关著述多达103种。《神农本草经》记载了薏苡、芡实、枣、枸杞、百合、龙眼、核桃、山药、芝麻、莲等许多食治性药用植物。古代食品营养学和食品治疗学专著——唐代著名的《食疗本草》载有医疗作用的食品241种。《本草纲目》收载植物类食疗性药物305种，其中谷物73种、蔬菜105种、果品127种。古代许多传统方剂本身就是食治方，如张仲景的"桂枝汤"。

天然、安全、有效是保健食品的发展方向，我们应该积极发展提取分离各类功能食品的新技术、新工艺和新设备等，以求最大限度地保留其活性，提高它们在保健食品中的稳定性。严格、科学地论证，可以作为保健食品原材料名录，建立、健全包括功效性在内的科学评价指标体系，真正做到研发保健食品有法可依。

2002年3月5日卫生部公布的《关于进一步规范保健食品原料管理的通知》中具体规定了既是食品又是药品、可用于保健食品和保健食品禁用的物品名单。具体如下：

既是食品又是药品的物品(按笔画顺序排列)有丁香、八角茴香、刀豆、小茴香、小蓟、山药、山楂、马齿苋、乌梢蛇、乌梅、木瓜、火麻仁、代代花、玉竹、甘草、白芷、白果、白扁豆、白扁豆花、龙眼肉(桂圆)、决明子、百合、肉豆蔻、肉桂、余甘子、佛手、杏仁(甜、苦)、沙棘、牡蛎、芡实、花椒、赤小豆、阿胶、鸡内金、麦芽、昆布、枣(大枣、酸枣、黑枣)、罗汉果、郁李仁、金银花、青果、鱼腥草、姜(生姜、干姜)、枳子、枸杞子、栀子、砂仁、胖大海、茯苓、香橼、香薷、桃仁、桑叶、桑葚、桔红、桔梗、益智仁、荷叶、莱菔子、莲子、高良姜、淡竹叶、淡豆豉、菊花、菊苣、黄芥子、黄精、紫苏、紫苏籽、葛根、黑芝麻、黑胡椒、槐米、槐花、蒲公英、蜂蜜、榧子、酸枣仁、鲜白茅根、鲜芦根、蝮蛇、橘皮、薄荷、薏苡仁、薤白、覆盆子、藿香；

可用于保健食品的物品(按笔划顺序排列)有人参、人参叶、人参果、三七、土茯苓、大蓟、女贞子、山茱萸、川牛膝、川贝母、川芎、马鹿胎、马鹿茸、马鹿骨、丹参、五加皮、五味子、升麻、天门冬、天麻、太子参、巴戟天、木香、木贼、牛蒡子、牛蒡根、车前子、车前草、北沙参、平贝母、玄参、生地黄、生何首乌、白及、白术、白芍、白豆蔻、石决明、石斛(需提供可使用证明)、地骨皮、当归、竹茹、红花、红景天、西洋参、吴茱萸、怀牛膝、杜

---

① 我国称"营养保健食品"(nutritional and healthy food)，简称"保健食品"。日本称"特定保健用食品"(specific healthy food)或特殊用途(功能)食品(specific functional food)。多数欧美国家称"保健食品"(healthy food)或"营养食品"(nutritional food)，如德国称"改善食品"(performed food)等。

仲、杜仲叶、沙苑子、牡丹皮、芦荟、苍术、补骨脂、诃子、赤芍、远志、麦门冬、龟甲、佩兰、侧柏叶、制大黄、制何首乌、刺五加、刺玫果、泽兰、泽泻、玫瑰花、玫瑰茄、知母、罗布麻、苦丁茶、金荞麦、金樱子、青皮、厚朴、厚朴花、姜黄、枳壳、枳实、柏子仁、珍珠、绞股蓝、胡芦巴、茜草、荜茇、韭菜子、首乌藤、香附、骨碎补、党参、桑白皮、桑枝、浙贝母、益母草、积雪草、淫羊藿、菟丝子、野菊花、银杏叶、黄芪、湖北贝母、番泻叶、蛤蚧、越橘、槐实、蒲黄、蒺藜、蜂胶、酸角、墨旱莲、熟大黄、熟地黄、鳖甲；

保健食品禁用物品(按笔划顺序排列)有八角莲、八里麻、千金子、土青木香、山莨菪、川乌、广防己、马桑叶、马钱子、六角莲、天仙子、巴豆、水银、长春花、甘遂、生天南星、生半夏、生白附子、生狼毒、白降丹、石蒜、关木通、农吉痢、夹竹桃、朱砂、米壳(罂粟壳)、红升丹、红豆杉、红茴香、红粉、羊角拗、羊踯躅、丽江山慈姑、京大戟、昆明山海棠、河豚、闹羊花、青娘虫、鱼藤、洋地黄、洋金花、牵牛子、砒石(白砒、红砒、砒霜)、草乌、香加皮(杠柳皮)、骆驼蓬、鬼臼、莽草、铁棒槌、铃兰、雪上一枝蒿、黄花夹竹桃、斑蝥、硫磺、雄黄、雷公藤、颠茄、藜芦、蟾酥。

(3) 天然色素开发利用

许多药用植物所含的天然色素可以开发利用成为具有保健功能的天然染料和食用色素。

在我国，植物染料应用已有几千年历史。春秋战国时期，我国草染工艺技术就已经相当成熟，并形成包括品种采集、染色工艺、媒染剂使用等一套成熟管理制度。

蓝靛[①]在我国有着悠久的历史，可以说是植物染料中应用最早的一种，秦汉以前种植非常普遍，是驰名世界的中国蓝印花布染色原料。用蓝草经发酵提炼出靛蓝的传统印制工艺在江苏、浙江、云南、四川、贵州、广西等省(自治区)至今沿用，而且作为历史文化产品深受国内外游客喜爱。此外，苗族亮布等也很著名。

茜草、苏木、蓝草、紫草、红花、栀子、槐花、荩草等都是常见染料植物，其中茜草染色始于商周，是我国应用最早的红色染料植物，马王堆一号汉墓出土的深红绢和长寿绣袍，底色就是用茜草染成。豆科苏木也是我国古代著名的红色染料植物。

早在春秋时期，紫草就已普遍使用，紫草宁和茜素相似，须加媒染剂方可使丝、毛、麻等纤维着色，紫草加椿木灰和明矾媒染可得紫红色，因紫草有抗菌消炎、抗病毒、抗肿瘤等多种药理作用，临床用于治疗急、慢性肝炎、肺结核、血小板减少性紫癜、皮肤癌、皮炎、湿疹、银屑病、扁平疣等病症，疗效显著，因此，如果采用紫草染色的面料做成内衣、内裤，对人体皮肤的卫生保健功能可能

---

① 蓝靛是从蓼蓝、菘蓝、木蓝、马蓝等植物中提炼而来，人们统称这些来自不同科属的植物为蓝草。

非常明显。

红花为直接性染料，主要用于染红色。栀子染成的黄色鲜艳明亮。植物染料良好的环境相容性和药物保健功能，引起许多国家染料研究和应用机构关注。我国应加强对天然染料的研发力度，避免低水平重复，满足人们对环保、对美好生活的需求。

食用色素广泛应用于食品、日化、医药等行业。随着现代医学的发展，大多数合成色素被证明有不同程度的毒性而对人体有害，甚至有致癌、致畸作用，因此食用合成色素的使用不断降温，使用范围和用量也受到了限制。

天然食用色素中，不少品种兼有营养和药理的作用，如姜黄可抗肿瘤、辣椒红和菊花黄以及沙棘黄可抗氧化、玉米黄可抗癌并抗氧化、红曲能降血脂、桑葚红有免疫作用、花生衣红有凝血作用、茶绿素有调血脂作用等，因而更受人们青睐。天然色素按原料来源可分为植物色素、动物色素、微生物色素和矿物色素。

我国在天然色素方面研究和应用最多的是植物天然色素，如从高粱壳中提取高粱红，从越橘果皮中提取越橘红以及从红辣椒、红橘皮、黑米、苋菜等中提取红色素，从生产玉米淀粉废弃的玉米黄浆中提取玉米黄食用天然黄色素，从山蚕砂(蚕粪)等中提取的食用天然绿色素，从香蕉皮、葵花子、黑芝麻等中提取的食用天然黑色素。

与目前国外食品着色剂大多以天然色素为主、合成色素为辅相比，我国天然食用色素研究起步较晚，尚处于天然色素与合成色素并存阶段，但我国已把开发天然食用色素作为发展食品添加剂的一个重要方向。

值得注意的是，与合成色素相比，天然色素最大的缺点是稳定性差，稳定化技术研究是实现其工业化及提高产品质量的关键问题。我国天然色素生产厂家大多技术落后、设备简陋，产品稳定性差已经严重影响我国天然色素在国际市场上的竞争力，因此加强对天然色素稳定性的研究已刻不容缓。

(4) 天然香料研发

天然香料是指通过物理分离方法，如蒸馏、萃取、结晶等，从动植物材料中获得芳香性物质。其中来自动物的称动物性香料、来自植物的称植物性香料，而按一定方法将多种香料混合、配制，则得到合成调和香料，也称"香精"。我国天然香料中药资源十分丰富，如姜、菖蒲、月桂、辛夷、五味子、菊花、桂花、金银花、花椒、柠檬、香橙、肉桂、麝香等不仅是常用中药材，也是较好的食用香料或定香剂原料。

天然香料具有调味调香、防腐抑菌、抗氧化等用途，在农业、食品加工业、日用化工等行业占据重要地位。在既能解乏又能减烦的芳香治疗手段得到社会承认的今天，无公害天然香料更是受到了人们青睐。

虽然自然界香料中药资源总体数量较大、种类较多，但具有较高经济价值和实用价值的品种有限,因而产量低、利用难。天然香料研发必须注意保护资源、扩大资源,对那些挖根刨株式的利用,更应作出全面规划,以利于永续利用。在崇尚自然的今天,面对天然香料、香精的强大市场需求,利用我国独特的地理、气候和丰富的水、土、光、热等资源,依托科研力量,引进国外名贵芳香植物品种和高新技术,加大对芳香中药资源芳香性、营养性、药用性与色泽性的综合研发,无疑具有重要现实意义。

(5) 生物源农药研发

虽然使用化学合成农药防治病虫害可使中药材增收显著,但病虫害抗药性、农药残留对药材、环境的污染等问题随之产生,并与中药材 GAP 管理规范相悖。随着中国加入 WTO,因种植业结构调整和农业可持续发展的需要,以及人类对环境保护意识的增强、绿色食品生产要求的提高等,化学合成农药使用受到限制,采用高效、低毒、无公害杀菌(虫)剂成为控制农业生物灾害、保护生态环境、生产无公害农副产品的重要措施。

以环保、广谱、安全的生长调节型生物源农药[①]逐步代替传统、高毒的化学农药,是农药工业发展的必然趋势。较之化学农药而言,生物源农药因具有可自然降解而不污染环境、具多靶标而利于克服害虫抗药性、可促进农作物生长等诸多优点而成为合理型农药的代名词,受到人们越来越多的关注。

我国生物资源丰富,仅药用植物就有 1100 余种。然而,迄今为止,人们仅对其中极少部分做了抗菌(虫)杀菌(虫)活性研究。因此,深入开发具有杀虫、杀菌、除草及生长调节等特性的中药资源,不仅是我国乃至世界农药工业发展的方向,更是保护生态环境、维护人类健康与安全的需要。

(6) 中药饲料添加剂开发

在饲料加工、贮存、调配和使用过程中,为满足动物某些特殊需要而添加的特殊物质统称饲料添加剂。

随着畜禽养殖规模化、集约化迅猛发展,各种化学添加剂频繁地被用作饲料添加剂。它们在大幅提高畜禽生产效率和养殖效益的同时,畜禽及其产品中药物、激素、微量元素等有毒有害物质也严重超标。近年来,一些违禁药品和添加剂的使用,不仅使畜产品质量和食品安全遭受重创,同时也导致严重的经济损失,造成了恶劣的政治影响。研制并生产安全、无毒、无残留的绿色饲料添加剂,是提高畜禽产品质量、增强产品国际竞争力、保障人民健康的需要。

在实际生产中,中药饲料添加剂可分为增强免疫类(如黄芪、党参、茯苓、芍药、白毛夏枯草、一枝黄花、白花蛇舌草、穿心莲、黄连等)、抗微生物类(如菘

---

① 生物源农药主要是指以植物、动物、微生物等生物产生的并具有生物活性的次生代谢产物开发的农药。

蓝、忍冬、连翘、黄连、土槿皮、苦参、白鲜、芦荟、大黄、青蒿、千里光、藿香、香薷、佩兰等)、驱虫类(如使君子、川楝、苦楝、槟榔、苦参、百部、白头翁、马齿苋、大风子、木槿、金钱松、樟脑、藜芦、蒜等)、调味诱食类(如藿香、香薷、香附、香橼、丁香、檀香、花椒、茴香、肉豆蔻、草果、肉桂、松、姜、蒜、橘、菖蒲、芫荽、艾蒿、山楂、乌梅、五味子、马齿苋、辣椒、胡椒、花椒等)、促消化吸收类(如山楂、大麦、粟、橘、藿香、香薷、紫苏、苍术、茯苓、白术、甘草、厚朴、木香、砂仁、肉豆蔻、草豆蔻、石斛、吴茱萸、肉桂、马齿苋、蒲公英、过路黄、茵陈蒿、柴胡、花椒、五味子、乌梅、松萝等)、镇静和催眠类(如侧柏、酸枣、缬草、远志、五味子、何首乌、钩藤、合欢、徐长卿、海州常山、鸡矢藤、菖蒲、啤酒花等)、促繁殖增蛋类(如黄芪、党参、当归、川芎、地黄、何首乌、枸杞、女贞、黄精、芍药、刺五加、石斛、甘草、补骨脂、菟丝子、益智、杜仲、巴戟天、肉苁蓉、香附、蛇床、锁阳等)、催乳类(如王不留行、黄芪、当归、川芎、益母草、通草、续断、蒲公英、茭白、莴苣、马鞭草等)、防霉抗氧化类(如白鲜、射干、蝙蝠葛、黄檗、水天蓼、茴香、花椒、辣椒、石榴、乌梅、白屈菜、半边莲、茵陈蒿、百部、槟榔、青蒿、姜、苦参、蛇床、漏芦、白头翁、贯众、苍术等)等多种类型。应用对象也从鸡、猪、牛、马、羊、兔等常见畜禽发展到鱼、鳖、虾等水产动物以及鹿、蜂、蚕等特种经济动物。

在众多饲料添加剂中，来自中药资源的饲料添加剂既有营养作用，又能增强畜禽免疫功能，具有防病治病、促进畜禽生长发育、改善畜禽产品质量、减少毒副作用，是一类前景广阔、开发潜力巨大的绿色添加剂。

总之，中药资源的特色与优势越来越被世人所重视。如何合理开发与有效利用中药资源是全人类必须面对的永恒主题之一。中药资源一方面被大量破坏、浪费，另一方面资源又严重短缺。如果限制对中药资源的开发，则将影响中医药事业的发展，而实施单纯保护代价则又太大。因此，只有保持中药资源增长量与开发利用量之间的动态平衡，从合理开发和综合利用中药资源着手，在有效缓解资源压力的同时，最大限度地提高资源利用率。在全球一体化的今天，我们应该借鉴发达国家的成功经验，引进现代科学技术和资源发展理念，积极开展国际合作，加强我国中药资源相关研发工作，以保障中药资源的永续利用。

主要参考文献

安徽植物志协作组. 1986–1992. 安徽植物志(第 1–5). 北京: 中国展望出版社
澳门特别行政区民政总署园林绿化部, 中国科学院华南植物园. 2005. 澳门植物志. 澳门: 澳门特别行政区民政总署园林绿化部
鲍荣龙, 何滨海. 2008. 青少年科普教育理论与实践探索. 当代教育论坛, (12): 7–49
蔡青圆, 陈虎彪, 赵中振, 等. 2007. 五指毛桃拮抗毒品可卡因的肝毒性作用及其活性成分研究. 中国中药杂志, 32(12): 1190–1193
查丽杭, 苏志国, 张国政, 等. 2002. 麻黄资源的利用与研究开发进展. 植物学通报, 19(4): 396–405
常成虎. 2006. 珍稀濒危野生药用植物保护初探. 甘肃农业, (3): 99
常宏志. 2008. 陕西药用植物资源的开发与利用. 林业实用技术, (4): 36,37
陈宝国. 2006. 创新型国家的重要基础: 科普教育和继续教育. 马克思主义与现实, (6): 154–156
陈虎彪, 郭岳峰. 2009. 香港凉茶与龟苓膏. 香港: 万里机构得利书局
陈集双, 彭景胜, 杜琪珍, 等. 2000. 香茅叶挥发油化学成分的研究. 中国药学杂志, 35 (7): 462
陈剑声. 2005. 药膳学起源与当今发展琐谈. 药膳食疗, (5): 4–6
陈景堂, 祝丽英, 李存东, 等. 2006. 高等农业院校增设中药学专业的探索与实践. 药学教育, 22(1): 9,10
陈士林, 郭宝林. 2004. 中药资源的可持续利用. 世界科学技术——中医药现代化, (1): 1–8
陈士林, 黄林芳, 肖培根, 等. 2005. 中药资源生物多样性保护问题及对策. 中医药信息, 22(2): 3–5
陈士林, 苏钢强, 邹健强, 等. 2005. 中国中药资源可持续发展体系构建. 中国中药杂志, 30(15): 1141–1145
陈士林, 周应群, 张本刚, 等. 2005. 濒危中药资源动态监测体系构建. 世界科学技术——中医药现代化, 7(6): 1–6
陈士林. 2006. 中药资源可持续利用导论. 北京: 中国医药科技出版社
陈文汇, 公培臣, 刘俊昌. 2009. 国外野生动植物保护培育及利用. 世界林业研究, 22(4): 22–28
陈锡侨, 吴七根. 2003. 澳门中草药 (1 册). 澳门: 澳门大学
陈秀莲. 2002. 肉桂与其伪品阴香的鉴别. 海峡药学, 14 (5): 74,75
程增江. 2007. 保健食品研发困境与突围之路. 中国医药技术禁忌与管理, 1(6): 30–35
储蓉, 郭鸿英. 2004. 贵州省植物园珍稀濒危保护植物的迁地保护初报. 贵州林业科技, 32(4): 38–42
崔月花, 夏铭. 2001. 黄芪培养系统的建立及皂苷合成的研究进展. 中草药, 32(5): 464–466
戴卫波, 梅全喜, 曾聪彦. 2008. 救必应化学成分研究及临床应用进展. 亚太传统医药, 12(4): 137–139
邸瑞琦. 2001. 内蒙古地区黄芪生长的农业气候条件分析. 内蒙古气象, (2): 34–36
丁晨旭, 索有瑞. 2006. 中药鸦胆子化学成分及药理学研究进展. 中成药, 28(1): 117–120
董青松, 欧彪, 陈乾平. 2006. 五指毛桃研究进展. 广西医学, 28(6): 950–952
段金廒, 钱士辉, 史发枝, 等. 2001. 江苏省中药资源生产发展战略研究. 世界科学技术——中药现代化中药资源保护, 3(6): 378–385
段金廒, 钱士辉, 袁昌齐, 等. 2004. 江苏省中药资源区划研究. 江苏中医药, 25(2): 5,6
段金廒, 周荣汉, 宿树兰, 等. 2009. 我国中药资源科学发展现状及展望. 自然资源学报, 24(3): 378–386
段世俭. 2008. 几种中药对金黄色葡萄球菌的抑菌作用研究. 中医药导报, 14(10): 73,74
方成武, 王文全. 2005. 中药资源学. 北京: 科学出版社
冯莉, 万平, 刘子先, 等. 2005. 国内外中医药教育发展现状比较分析. 天津中医学院学报, 24(1): 43–45
冯丽贞, 陈远征, 马祥庆, 等. 2007. 濒危植物沉水樟扦插繁殖. 福建林学院学报, 27(4): 333–336
冯彤, 庞杰, 吴建生, 等. 2006. 银杏叶金银花保健饮料加工工艺. 福建农林大学学报(自然科学版), 35(2):

221–224

付丽红, 尚靖, 刘文丽. 2004. 国际互联网上的中药信息资源及利用. 新疆中医药, 22(1): 55–57
傅俊英, 廖菁. 2007. 中医药科普教育的现状分析及发展战略. 中医药管理杂志, 15(3): 213–215
傅立国. 1989. 中国珍稀濒危植物. 上海: 上海教育出版社: 1,2
高文远, 肖培根. 2008. 生物工程技术与药用植物资源保护. 中草药, 39 (7): 961–964
葛继稳, 吴金清, 朱兆泉, 等. 1998. 湖北省珍稀濒危植物现状及其就地保护. 生物多样性, 16(3): 220–228
顾宝根. 1995. 我国生物农药的生产及应用概况. 天津农林科技, (1): 30,31
关培生. 2003. 岭南采药录. 香港: 万里机构万里书店
关培生. 1995.《生草药性备要》增订. 香港: 聚贤馆文化有限公司
郭夫江, 李援朝. 2006. 鹅掌柴属植物化学研究进展. 天然产物研究与开发, 18 (5): 873–877
郭兰萍, 黄璐琦, 阎洪, 等. 2005. 基于地理信息系统的苍术道地药材气候生态特征研究. 中国中药杂志, 30(8): 565–569
郭兰萍, 黄璐琦. 2001. 南北苍术的 RAPD 分析及其划分的初步探讨. 中国中药杂志, 26(3): 156
郭立伟, 陈小莺. 2004. 中医药膳食疗高新技术化的研究与实践. 东方医疗与保健, (9): 26–28
郭鹏, 张维, 许锡水, 等. 2007. 鸡骨草的研究进展. 现代食品与药品杂志, 17(3): 24, 25
郭巧生. 2009. 药用植物栽培学. 北京: 高等教育出版社
郭巧生. 2009. 药用植物资源学. 北京: 高等教育出版社
国家药典委员会. 2010. 中华人民共和国药典(2010年版1部). 北京: 中国医药科技出版社
2006. 国家中医药管理局发言人答记者问(摘要). 中国高校科技与产业化, 11:48,49
何经亮, 林文津. 2006. 中药资源开发利用研究现状及进展. 海峡药学, 18(1): 108–111
贺善安. 1998. 中国珍稀植物. 上海: 上海科学技术出版社: 1,2
胡晨霞. 2007. 广东习用清热类药材的研究概况. 现代食品与药品杂质, 17 (5): 25–27
胡敏. 2002. 福建省稀有濒危植物保护价值及对策. 福建地理, 17(4): 34–37
胡晓茹, 许旭东, 杨峻山. 2008. 草珊瑚的研究概况. 中国药学杂志, 43 (10): 721–723
胡莹, 胡仪, 胡箭卫. 2009. 西北药用蜜(粉、胶)源植物资源的开发利用. 中国蜂业, 60(1): 31,32
黄骥, 裴盛基, 王元忠. 2005. 云南黄连自然资源及其保护问题的研究. 中草药, 36(1): 112–115
黄景华. 2008. 合理开发利用中药资源推动闽南中药产业发展. 海峡药学, 20(8): 181,182
黄璐琦, 陈美兰, 肖培根. 2004. 中药材道地性研究的现代生物学基础及模式假说. 中国中药杂志, 29(6): 494–496
黄璐琦, 郭兰萍, 崔光红, 等. 2005. 中药资源可持续利用的基础理论研究. 中药研究与信息, 7(8): 4–7
黄仕训, 骆文华, 唐文秀, 等. 2002. 石山稀有濒危植物迁地保护适应性研究(简报). 广西植物, 22(2): 136–139
黄应钦. 1995. 广西列入第一批国家珍贵树种简介. 广西林业科学, 24(4): 211–214
霍云谦, 刘桂茹. 2005. 中国甘草的组织培养研究进展. 农业生物技术科学, 21(9): 64–67
贾玉华, 刘果厚, 周峰冬, 等. 2006. 四合木扦插繁殖的研究. 内蒙古农业大学学报, 27(2): 71–74
蒋建敏, 许实波, 江润祥. 2000. 三冬茶治疗咽炎的药效学研究. 中药材, 23 (10): 630–632
蒋向辉, 佘朝文, 李定亮. 2007. 藤三七的组织培养与快速繁殖. 植物生理学通讯, 43(6): 1151
蒋志刚, 马克平, 韩兴国. 1999. 保护生物学. 杭州: 浙江科学技术出版社
解晓红, 李江辉, 冯文龙, 等. 2004. 丹参组培快繁技术研究. 中药材, 27(7): 474, 475
孔凡真. 2008. 药膳食疗的现状与对策. 东方药膳, (7): 6,7
赖江山, 李庆梅, 谢宗强. 2003. 濒危植物秦岭冷杉种子萌发特性的研究. 植物生态学报, 27(5): 661–666
黎小伟, 姜建萍, 李军. 2008. 鸭脚木皮的生药学研究. 中药材, 31(4): 514,515
李飞. 1991. 资源生态学. 地球科学进展, 6(4): 61–67
李火根, 方升佐. 2001. 山茱萸的栽培技术及开发前景. 林业科技开发, 15(1): 38,39
李庆生. 2009. 中药研究及其资源开发应注意医药结合疗效优先. 云南中医学院学报, 32(1): 1–4
李薇, 梁倩影, 喻良文, 等. 2008. 药用动物规范化养殖研究中的关键问题. 中草药, 39(12): 1899–1901

李先琨. 1997. 广西植物优先保护评价. 广西科学院学报, 13(3): 9–16
李玉衡. 2008. 必须重视药用植物资源可持续发展——专访著名药用植物学家、中国工程院肖培根院士. 热门话题, 2(17): 6
李月琴, 雷汀菲, 林莎. 2007. 濒危植物琪桐的组织培养技术研究. 安徽农业科学, 35(18): 5369–5372
林宏英, 吴建梅, 张文生. 2006. 鸦胆子油的研究进展. 中国实验方剂学杂志, 12(4): 65–69
林锦仪, 李勇. 1999. 药用植物的栽培技术. 北京: 中国林业出版社
刘德良, 张琴. 2001. 珍稀濒危植物榉树扦插繁殖研究. 西北林学院学报, 16(1): 37–39
刘刚. 2005. 我国开发的主要植物源农药种类及其在农作物病虫害防治中的应用. 北京农业, (12): 37
刘华钢, 黄秋洁, 赖茂祥. 2007. 中药两面针的研究概况. 时珍国医国药, 18 (1): 222,223
刘屏, 王昌恩. 2004. 我国中药资源基础研究的现状与热点. 中国科学基金, (1): 5–9
刘屏, 吴镭. 2002. 当前我国中药基础研究的重要领域与热点. 中国中药杂志, 27(7): 489–501
刘绍华, 覃青云, 唐献兰, 等. 2005. 两面针的药学研究与开发利用. 广西科学院学报, 21 (2): 130–133
刘卫新. 2003. 湖北省中药资源研究. 湖北林业科技, (增刊): 12,13
刘雯华. 2000. 高等中医药院校扩大招生规模刍议. 中国高教研究, (6): 45
刘贤旺, 赖学文. 1996. 草珊瑚及其栽培. 中国野生植物资源, (4):45–47
刘贤旺, 刘峰. 1996. 试论中药资源的合理开发与利用. 江西中医学院学报, (增刊): 23–25
刘小雄, 颜立红, 刘享平. 2001. 珍稀植物优先保护分级指标的研究. 湘潭师范学院学报, 23(2): 42–46
刘心纯, 冼建春. 2001. 岭南采药录与今南方习用中药的关系. 中药材, 23(11): 715–717
刘艳清, 汪洪武, 鲁湘鄂. 2007. 阴香茎及叶挥发油化学成分的气相色谱-质谱联用分析比较. 时珍国医国药, 18(10): 2383–2385
楼之岑, 秦波. 1995. 常用中药材品种整理和质量研究(第二册). 北京: 北京医科大学中国协和医科大学联合出版社
卢颖, 王文全. 2006. 地理信息系统(GIS)在中药资源研究中的应用探讨. 北京中医药大学学报, 29(4): 246–249
陆善旦, 扬福顺, 赵性德, 等. 1990. 鸡骨草野生变家种栽培技术研究. 中国中药杂志, 15(10): 12–14
陆时万, 徐祥生, 沈敏健. 1991. 植物学(上册). 北京: 高等教育出版社
陆兆华, 叶万辉, 乔滨杰, 等. 1994. 我国道地药材的产区分布和区划. 国土与自然资源研究, (1): 54–60
罗山鹰, 张小安, 张赐安. 1999. 创建有中医特色的花园式校园. 广东园林, (3): 21,22
马柏林, 邓师勇, 张北生, 等. 2008. 鸡骨草化学成分的研究. 西北林学院学报, 23 (5): 152,153
马冬君. 2005. 刺五加的开发利用与栽培技术. 黑龙江农业科学, (5): 56,57
马桂新. 2007. 环境教育学. 北京: 科学出版社
马均, 马明东. 2007. 曼地亚红豆杉组培快繁技术的简化. 林业科技, 32(6): 1,2
马琪, 宋大鲁, 芮荣. 2009. 犬皮肤真菌病的中药治疗研究现状与前景. 畜牧与兽医, 41(2): 100–102
马小军, 肖培根. 1998. 种质资源遗传多样性在药用植物开发中的重要意义. 中国中药杂志, 23(10): 579
毛春英. 1998. 园林植物栽培技术. 北京: 中国林业出版社
毛夏, 蒋明康, 郑龙翔. 1994. 珍稀濒危植物评价分级专家系统研究. 农村生态环境学报, 10(3): 18
梅新娣, 张富春, 曾幼玲. 2004. 濒危植物盐桦的组织培养及快速繁殖. 植物生理学通讯, 40(6): 714
孟宪军, 刘顺航, 王平. 2008. 中药资源的综合利用与可持续发展. 中国中西医结合杂志, 28(5): 463–465
穆胜玉, 宋孝霞. 2006. 青蒿组织培养体系建立的研究. 重庆科技学院学报(自然科学版), 8(4): 21–25
聂红. 2002. 浅谈中药资源的开发与可持续利用. 江苏中医药, 23(6): 4,5
牛文元. 1987. 现代应用地理学. 北京:科学技术出版社: 314–322
欧林德, 谭兴贵. 2001. 中华药膳食疗研究 50 年. 药膳食疗, (2): 2–6
潘超美, 徐鸿华, 彭红英, 等. 2004. 九节茶资源调查与开发前景. 中药材, 27 (8): 556,557
潘心禾, 刘日林, 斯金平, 等. 2007. 肿节风药材资源现状及其可持续利用的研究. 中草药, 38 (3): 474–477
彭补掘, 黄贤金, 濮励杰, 等. 2008. 资源科学概论. 北京: 科学出版社
朴炫春, 刘继生. 2006. 东北刺人参组培快繁的可行性研究. 延边大学农学学报, 28(1): 10–13
乔宛虹. 2008. 毛冬青的药理作用及临床应用研究概况. 中国现代药物应用, 2 (5): 104,105

邱功宪. 2009. 中药资源的科学发展战略. 法治与社会, 5(下): 230
区结成. 2005. 当中医遇上西医——历史与省思. 北京: 生活·读书·新知三联书店
任凤芝, 栾新慧, 赵毅民. 2001. 酸枣仁药理作用及其化学成分的研究进展. 基层中药杂志, 15(1): 46,47
任俊银, 周小峰. 2001. 金银花保健食品的研究. 食品研究与开发, 22(1): 63,64
任跃英, 丛林. 2003. 人参资源现状及可持续发展战略. 人参研究, 4(9): 9,10
沈建斌. 2006. 黄连资源的利用与研究进展. 现代医药卫生, 22(7): 1038,1039
施雅风, 崔之久, 李吉均. 1989. 中国东部第四纪冰川与环境问题. 北京: 科学出版社: 1–98
石玉林. 2006. 资源科学. 北京: 高等教育出版社
史青, 聂淑琴, 黄璐琦. 2002. 柴胡属植物化学成分及药理研究新进展. 中国实验方剂学杂志, 8(5): 53–56
斯金平, 童再康, 曾燕如, 等. 2002. 厚朴种质资源评价与利用研究. 中药材, 25(2): 79–81
隋克洲, 刘少娟, 张德山. 2004. 昆嵛山野生茎叶类中药植物资源调查. 山东中医杂志, 23(4): 235,236
孙辉, 张晓琦, 蔡艳, 等. 2009. 救必应的化学成分研究. 林产化学与工业, 29(1): 111–114
孙凯. 2005. 绿色食品生产与植物源农药. 农业与技术, 25(6): 31–34
孙万国. 1996. 中国药膳的类型和理论基础. 食品科学, (1): 56–58
孙永强, 田永祯, 盛晋华, 等. 2008. 干旱荒漠区肉苁蓉人工接种技术研究. 干旱区资源与环境, (9): 167–171
孙宇章, 郭兰萍, 黄璐琦, 等. 2007. 多变量统计方法在中药资源生态学研究中的应用. 中国中药杂志, 32(13): 1257–1260
孙宇章, 黄璐琦, 郭兰萍, 等. 2006. 遥感技术在中药资源调查中的应用. 中国现代中药, 8(9): 7–10
滕艳芬, 王峥涛, 余国奠. 2004. 丹参的药用资源研究进展. 中国野生植物资源, 20(2): 1–4
田辉, 辛宁, 陈明伟, 等. 2008.《壮药资源学》的教学实践探讨. 广西医学, 30(11): 1829,1830
屠鹏飞. 2006. 生药学的发展及其研究思路. 中国天然药物, 4(6): 411–419
万德光, 裴瑾. 2002. 中药资源开发利用与保护探析. 成都中医药大学学报, 25(1): 1,2
万德光, 张艺, 孟宪丽, 等. 1996. 系统动力学在中药资源发展战略研究中的方法论意义. 中国中医药信息杂志, 3(2): 7,8
万开元, 陈防, 陈树森, 等. 2006. 珍稀濒危植物迁地保护策略中植物营养问题的探讨. 生物多样性, 14(2): 172–180
汪辉, 胡晓琴. 2009. 浅析经济适用住房小区景观设计——以南京摄山星城小区一期项目为例. 住宅科技, (10): 42–45
汪雪. 2005. 从代价论角度看可持续发展. 运城学院学报, 23(1): 37–39
王邦富, 吴仁龙. 2008. 宁化县药用植物资源现状与开发利用对策. 林业勘察设计(福建), (2): 201–203
王德群, 彭华胜, 韩邦兴. 2004. 安徽省中药资源优势和永续利用. 安徽中医学院学报, 23(1): 51–53
王广平, 张少辉. 2006. 用3S技术推动中药资源信息化管理. 中国现代中药, 8(2): 4–7
王晖, 陈政, 郑艳, 等. 2007. 中药资源学的教学实例——安徽师范大学校园药用植物资源调查. 安徽农学通报, 13(10): 61–66
王建华, 王汉中, 张民, 等. 2002. 枸杞多糖延缓衰老的作用. 营养学报, 24(2): 189–194
王琴, 温其标. 2006. 银杏种仁中活性成分及其药理作用的研究进展. 现代食品科技, 22(1): 164–167
王三根, 梁颖. 2003. 中药青蒿的生态生理及其综合利用. 中国野生植物资源, 22(4): 47–50
王维生. 2009. 药膳应用原则之———因人施膳. 家庭医药, (18): 16
王文全. 2006. 中药资源学. 北京: 中国中医药科技出版社
王晓玲, 马明芳, 丁立生. 2008. 两面针的化学成分研究. 中国药学杂志, 43(4): 253–256
王英典, 刘宁. 2004. 植物生物学实验指导. 北京: 高等教育出版社
王玉来, 滕晶. 2007. 我国中药资源的困境及对策之思考. 中华中医药学刊, 25(4): 465,466
王峥涛. 2006. 中药质量标准研究进展与展望. 中国天然药物, 4(16): 403–410
王宗训. 1989. 中国资源植物利用手册. 北京: 中国科学技术出版社: 1–280
威廉·科克汉姆. 2000. 医学社会学. 北京: 华夏出版社: 269
魏胜利, 王文全, 王海, 等. 2003. 我国中西部地区甘草资源及其可持续利用的研究. 中国中药杂志, 28(3): 202–206

温尚开. 1995. 两面针的研究概况. 中草药, 26(4): 215–217
翁维建. 1981. 药膳食谱集锦. 北京: 人民卫生出版社
吴安湘, 金晓玲, 熊芳. 2006. 珍稀濒危植物组织培养研究进展. 西北植物学报, 26(1):211–216
吴德康. 2003. 中药鉴定学实验指导. 北京: 中国中医药出版社
吴国芳, 冯志坚, 马炜梁, 等. 1992. 植物学(下册). 北京: 高等教育出版社
吴镭, 叶鑫生, 江虎军, 等. 2000. 加强我国重要生物资源的保护和持续利用. 中国科学基金, (6): 344–346
吴伟. 2007. 生物技术在保护和利用中药资源方面的应用与发展. 时珍国医国药, 18(2): 495,496
吴小巧, 黄宝龙, 丁雨龙. 2004. 中国珍稀濒危植物保护研究现状与进展. 南京林业大学学报(自然科学版), 28(2): 72–76
吴永彬, 冯志坚. 2006. 华南农业大学树木园稀有濒危植物和国家重点保护植物的迁地保护. 华南农业大学学报, 27(3): 118–121
夏德芬. 1999. 简论晶珠本草的体制特点及文献价值. 中国藏学, (2): 139–141
肖培根, 肖小河. 2000. 21世纪与中药现代化. 中国中药杂志, 25(2): 67
肖培根. 2004. 中药资源与科学发展观. 中国中药杂志, 29(5): 385,386
肖小河, 肖培根. 2005. 关于中药资源的基本形势、科学保护与再调查的几点看法. 中国中药杂志, 30(2): 85–88
谢宗万. 1997. 中国中药资源丛书评介. 中国中药杂志, 22(11): 700,701
徐伏牛. 2002. 论"药食同源"与保健食品开发. 安徽预防医学杂志, 8(3): 142,143
徐国钧. 1990. 生药学. 北京: 人民卫生出版社: 146–549
徐良, 岑丽华, 郑雪花, 等. 2005. 中药材鸡骨草GAP栽培研究. 湖南中医杂志, 22(3): 109–111
徐淑琴, 刘超荣. 2009. 科普教育全民化的重要性与方法探讨. 广东科技, (5): 67–70
许再富, 陶国达. 1987. 地区性的植物受威胁及优先保护综合评价方法探讨. 云南植物研究, 9(2): 193–202
许再富. 1995. 中国植物园多样性迁地保护的现状和对策: 保护中国的生物多样性. 北京: 中国环境科学出版社
宣新中. 2007. 开发药膳产业大有可为. 中国药业, 16(18): 20
薛达元, 蒋明康, 李正方, 等. 1991. 苏浙皖地区珍稀濒危植物分级指标的研究. 中国环境科学, 11(3): 161–166
薛达元, 郑允文. 1994. 我国自然保护区有效管理评价指标研究. 农村生态环境, (10): 6–9
闫志峰, 张本刚, 陈士林, 等. 2006. 濒危中药资源系统评价保护体系的构建. 世界科学技术——中医药现代化, 8(5): 16–21
杨继. 1999. 植物生物学. 北京: 高等教育出版社
杨青雅, 劳英. 2005. 生物技术在中药鉴别及优良品种培育和生产中的应用. 中国西医结合杂志, 25(7): 669–672
杨瑞卿, 肖扬. 2000. 太白山国家级自然保护区的生态评价. 地理学与国土研究, 16(1): 75–78
杨文宇, 万德光. 2008. 四川桑类中药的资源构成及开发利用策略研究. 中国中药杂志, 33(24): 2871–2874
杨秀梅, 李枫. 2008. 中国野生动物园发展中的突出问题及可持续发展对策. 野生动物杂志, 29(3): 152–156
杨自聪, 乔正直. 1987. 合理利用中药资源, 广开山区致富之路. 资源开发与保护杂志, 3(1): 35–37
姚新生. 2002. 借鉴国际传统药物发展经验推动中药现代化进程. 世界科学技术——中药现代化, 4(3): 6
尹小英, 李石蓉, 李琴, 等. 2009. 药用植物樟的研究概况. 江西中医学院学报, 21(6): 87–90
于浩, 张景云, 李玉梅. 2006. 农药应用中存在的问题及发展趋势. 现代化农业, (1): 7–10
余伯阳. 2002. 中药与天然药物生物技术研究进展与展望. 中国药科大学学报, 33(5): 359–362
俞孔坚. 2007. 节约型城市园林绿地理论与实践. 风景园林, (1): 55–64
于永福. 1999. 中国野生植物保护工作的里程碑:国家重点保护野生植物名录(第一批)出台. 植物杂志, (5): 3
渔农自然护理署香港植物标本室, 中国科学院华南植物园. 2004. 香港植物名录. 香港: 香港特别行政区政府渔农自然护理署
岳凤先, 汪芳. 1999. 21世纪的世界药学——中药学占主导地位的药学. 世界科学技术——中药现代化, 1(3): 29–32

张春江, 吕飞杰, 陶海腾. 2008. 槟榔活性成分及其功能作用的研究进展. 中国食物与营养, 14(6): 50–53
张冬梅. 2006. 中药资源的开发与利用. 中医药导报, 12(1): 74,75
张恩迪, 李冰. 2004. 中药资源与濒危野生动植物保护. 上海: 上海中医药大学出版社: 1–16
张恩迪, 郑汉臣. 2000. 中国濒危野生动植物资源的保护. 上海: 第二军医大学出版社: 2–8
张芳, 张永清, 于晓. 2004. 生物技术在中药资源研究中的应用及其前景. 现代中药研究与实践, 18(1): 59–61
张贵君. 2007. 中药鉴定学. 北京: 科学出版社
张海波. 2002. 中医食疗之源流探讨. 浙江中医学院学报, (2): 18,19
张蓬涛, 李香云. 2002. 西北干旱区野生植物及野生药材资源保护中的资源法规分析. 干旱区地理, 25(1): 35–39
张永斌. 2001. 山茱萸保健食品的开发与利用. 农牧产品开发, (1): 25,26
张永清, 司建宁, 何宝银. 2002. 我国麻黄资源现状及开发利用对策探讨. 世界科学技术——中药现代化, 4(4): 63–68
章银柯, 江燕, 冯玉. 2008. 论植物园在珍稀濒危植物资源保护中的作用. 防护林科技, (1): 72,73
赵建民. 2003. 药膳消费的社会层面及其商品学意义. 药膳食疗, (5): 3–5
赵明强, 丁家宜, 刘峻, 等. 2001. 人参毛状根生物合成熊果苷的研究. 中国中药杂志, 26(12): 819–822
赵杨景, 杜力军. 2002. 道地与非道地当归栽培土壤的理化性质. 中国中药杂志, 27(1): 19–22
赵玉敏, 宫汝淳, 秦禹. 2003. 动物类药材的药用价值. 人参研究, 15(1): 30–32
郑汉臣, 蔡少青. 2003. 药用植物学与生药学(第四版). 北京: 人民卫生出版社
郑汉臣. 2003. 生药资源学. 上海: 第二军医大学出版社: 6,7,172–179
郑汉臣. 1999. 药用植物学(第三版). 北京: 人民卫生出版社: 120–300
郑明善, 全炳武, 金明植, 等. 2001. 北五味子的栽培与利用概述. 延边大学农学报, 23(2): 130–134
郑帅, 郑艳, 刘张林. 2009. 中国药膳的发展与思考. 现代药物与临床, 24(2): 95–97
郑艳, 巩劼, 郭新弧, 等. 2004. 安徽九华山药用植物资源及评析体系初探. 西北植物学报, 24(1): 75–82
郑艳, 王良信, 王晖, 等. 2009. 师范院校生物学专业开设"中药资源学"的探讨. 安徽师大学报(自然版), 32(3): 261–264
郑艳. 2008. 对师范大学的定位及其学科专业课程设置的思考. 教师教育研究, 20(118): 87–89
郑艳. 2009-11-02. 师范院校应开设中药资源教育课程. 中国中医药报 (第三版)
中国保健协会. 2006. 营养保健师培训教材. 北京: 人民卫生出版社
中国科学院植物研究所. 1976–1983. 中国高等植物图鉴(第1–5). 北京: 科学出版社
中国科学院中国植物志编辑委员会. 1991–2004. 中国植物志(第20、第23、第31、第39、第43、第45、第54卷). 北京: 科学出版社
钟虹, 李立军. 2009. 动物场馆环境绿化设计探析. 镇江高专学报, 22(3): 58–61
钟小清, 徐鸿华. 2000. 五指毛桃的品种考证. 中药材, 23(6): 361,362
周凤琴, 张永清, 张芳, 等. 2006. 山东金银花种质资源的调查研究. 山东中医杂志, 25(4): 268–271
周立. 2001. 充分利用吉林省中药资源优势实现中药现代化的思考. 长春中医学院学报, 17(3): 5,6
周丽莉. 2007. 药膳饮食的发展与展望. 烹调知识, (11): 34,35
周荣汉. 1993. 中药资源学. 北京: 中国医药科技出版社: 5
周维权. 2004. 中国古典园林史(第二版). 北京: 清华大学出版社
周先容. 2006. 四川省珍稀濒危植物优先保护序列的研究. 生命科学研究, 6(1): 94–97
周繇. 2006. 长白山区珍稀濒危植物优先保护序列的研究. 林业科学研究, 19(6): 740–749
朱昌雄, 杨怀文. 2005. 我国生物农药产业发展的热点问题分析与建议. 现代化工, 25(12): 1–5
朱俊义, 夏广清, 顾地洲, 等. 2007. 东北刺人参组培快繁及种质保存技术. 东北林业大学学报, 35(11): 9,10
庄兆祥, 李宁汉, 刘启文. 1981–2000. 香港中草药(第1–8). 香港: 商务印书馆
左铮云. 2005. 鸦胆子油药理作用研究概览. 实用中西医结合临床, 5(6): 88–90

附录Ⅰ 植物学基础知识

药用植物占中药资源构成的80%以上。在描述植物药的识别特征时，常用到一些植物学名词和专业术语。为方便非专业人士理解，本附录特别给出以下常见的专业名词及插图供大家学习、参考。

根据茎干质地，种子植物分为木本植物和草本植物两类。根据茎干形态，木本植物分为乔木、灌木和半灌木三类，其中落叶的称为落叶植物，四季中不出现落叶或枯萎的称为常绿植物；草本植物分为一年生、二年生和多年生三类。凡茎干细长不能直立，匍匐地面或攀附他物而生长的木本和草本植物统称藤本植物，包括草质藤本，如牵牛、红薯等；木质藤本，如葡萄、紫藤等(附图-1)。根、茎、叶构成种子植物的营养器官，花、果实、种子构成种子植物的繁殖器官。

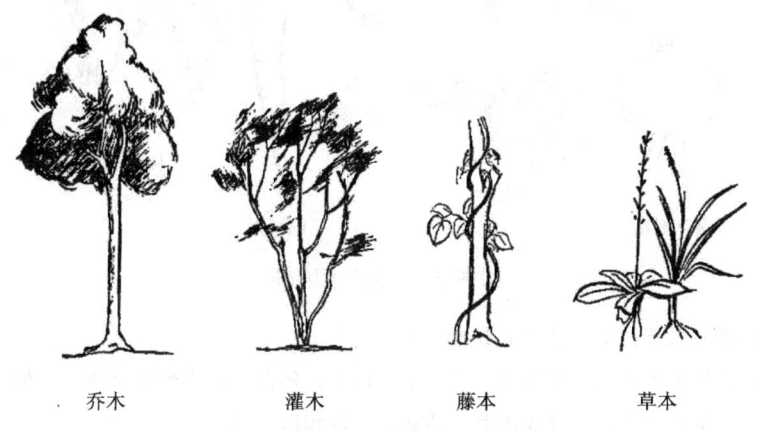

乔木　　　　灌木　　　　藤本　　　　草本

附图-1　种子植物生长习性

1) 乔木：植株一般高大，主干显著而直立，在距地面较高处的主干顶端，由繁盛分枝形成广阔树冠的木本植物，如女贞、槐等。

2) 灌木：植株较矮小，无显著主干，近地面处枝干丛生的木本植物，如木槿、南天竺、茶等。灌木和乔木的区别，不是内部结构的不同，而是生长型的不同。

3) 半灌木：外形类似灌木，但地上部分为一年生，越冬时枯萎死亡的木本植物，如金丝桃、黄芪和某些蒿属植物。

4) 一年生植物：在一个生长季完成全部生活史，包括从种子萌发、开花结实，直至枯萎死亡，如水稻、玉米、高粱、大豆、黄瓜、烟草、向日葵。

5) 二年生植物： 在两个生长季内完成全部生活史。第一年种子萌发，仅长出根、茎、叶等营养器官，越冬后第二年才开花结实直至枯萎死亡，如白菜、胡萝卜、菠菜、冬小麦、洋葱、甜菜等。

6) 多年生植物： 生存期超过两年以上。地上部分每年生长季节末死亡，地下部分(根或地下茎)为多年生，如薄荷、菊、鸢尾、百合等。

1. 根

根生长在土壤、水中(少数生长在空气中称为气生根)，有吸收养料、水分及固定植物等作用(附图-2)。

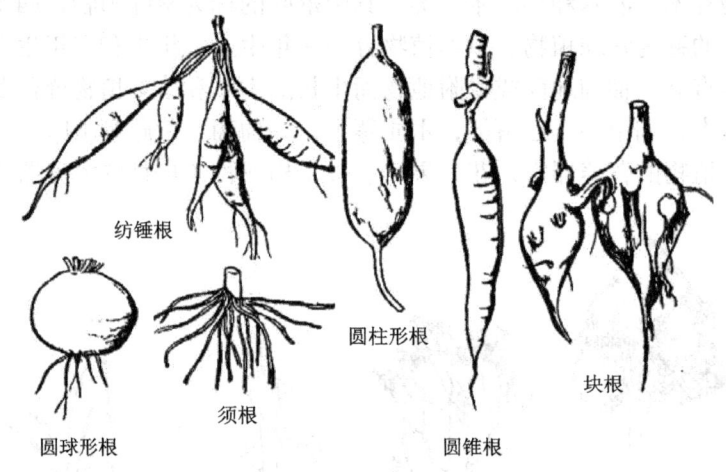

附图-2 不同类型的根

主根： 根的主干，由种子中的胚发育而来。

侧根： 主根生长达到一定长度，在一定部位上，侧向地从内部生出许多支根。

须根： 由茎基部产生的许多细长呈须状、粗细相同的根。

变态根： 由于功能改变引起的形态和结构都发生变化的根，包括贮藏根、气生根等类型。

贮藏根： 根肉质化，贮藏有大量的营养物质。其中，**肉质直根：** 由主根发育而成，如萝卜，人参等；**块根：** 由侧根和不定根发育而成，如甘薯，大丽菊。

气生根： 生活在空气中的根。其中，**支柱根：** 从茎干上或近地表的茎节上，长出一些不定根，它向下深入土中，能起到支持植物直立生长的作用，如玉米和榕树的根；**攀援根：** 从藤本植物的茎藤上长出，用它攀附于其他物体上，如常春藤和络石的根；**呼吸根：** 对呼吸所必需的气体交换易于进行的、具有特殊的通气构造的根，如红树的根；**寄生根：** 通过根发育出的吸器，伸入寄主植物的根或茎中以获取营养物质，如菟丝子的根。

2. 茎

植物体地上部分的躯干，下与根相连，上与叶、花、果实相连。主要有输导、贮藏和支撑等作用。常见有匍匐茎、缠绕茎和攀援茎。茎的变态包括地上茎的变态和地下茎的变态(附图-3)。树皮的颜色、纹理、叶痕(叶脱落后留在茎枝上的疤痕)、皮孔和芽是冬季识别木本药材的重要依据。

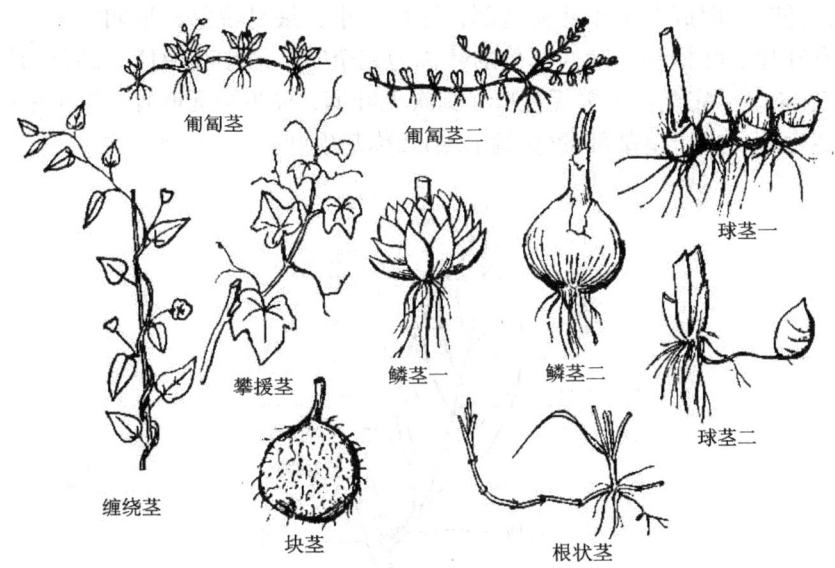

附图-3　茎的变态

匍匐茎：贴地面生长，如草莓、连钱草。
缠绕茎：茎细长不能直立，缠绕在它物上，如牵牛花、党参。
攀援茎：茎细长，不能直立，常借助卷须、吸盘等攀援它物上，如南瓜、野豌豆等。
地上茎变态：
叶状枝：是形如叶状并执行叶功能的绿色茎，如假叶树和竹节蓼的茎。
茎卷须：是部分茎枝特化而成的卷须状攀援结构，如黄瓜的卷须。
枝刺：有些植物的部分侧枝特化为刺状结构，坚硬而锐利，如皂荚、山楂的茎。
肉质茎：茎绿色，肥大多浆液，薄壁组织特别发达，适于贮存水分，如仙人掌的茎。
地下茎变态：
根状茎：水平生于地下的植物茎，如竹、莲。
块茎：为节间短缩的横生茎，外形不一，常肉质膨大呈不规则的块状，贮藏一定的营养物质，如马铃薯。

球茎：节间明显，有显著的顶芽，如荸荠、慈姑。
鳞茎：节间极度缩短，顶端有一个顶芽，称鳞茎盘，如洋葱、大蒜。

3. 叶

植物制造营养、蒸腾水分的主要器官，包括叶片、叶柄、托叶3部分。叶片为光合作用和蒸腾作用的主要部分；叶柄为支持叶片并使叶片有一定角度、位置的部分；托叶一般成对生于叶柄基部，绿色、小，最易脱落，早期保护幼叶。

具有叶片、叶柄和托叶3部分的叶称为完全叶；缺少其中任一部分的称不完全叶(附图-4)。不完全叶主要无托叶，其次无叶柄，极少数无叶片。生于茎或枝上的叶称茎生叶，生于茎基部的(根的上端)叶称基生叶。

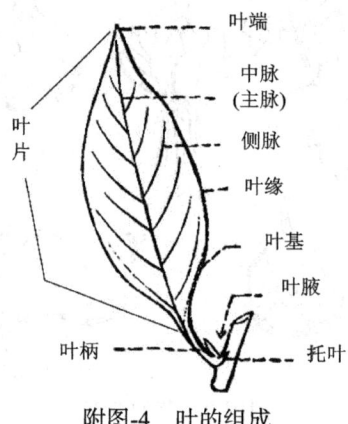

附图-4　叶的组成

(1) 叶端、叶基和叶缘

叶的先端、基部和边缘形状各异(附图-5~附图-7)。

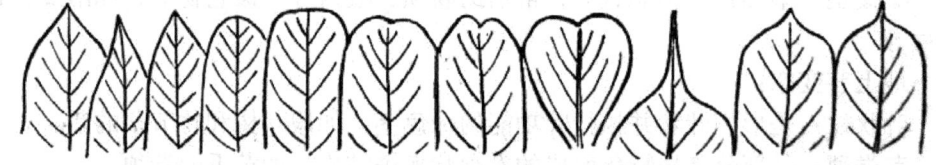

附图-5　叶的先端(从左至右：短尖、渐尖、钝、浑圆、截头、微凹、微缺、倒心形、芒尖、锐尖、凹尖)

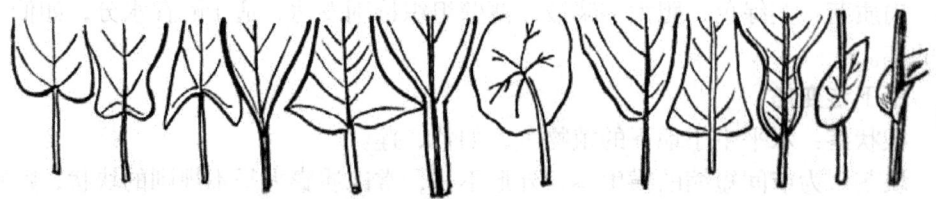

附图-6　叶的基部(心形、耳形、箭形、楔形、戟形、下延、盾形、斜形、截形、翼形、穿茎、抱茎)

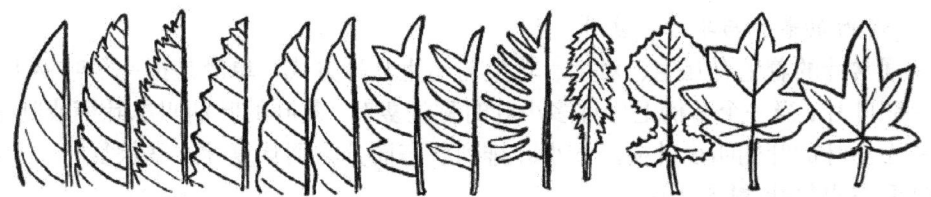

附图-7　叶缘形态(全缘、锯齿、重锯齿、齿状、钝齿状、波状、羽状分裂、羽状深裂、篦状深裂、倒向羽裂、琴状分裂、掌状分裂、掌状深裂)

(2) 叶片的形状与分裂

常见叶片的形状有线形、披针形、矩或长圆形、椭圆形、卵形、圆形、菱形、楔形、箭形、匙形、心形、倒披针形、倒卵形、倒心形、盾形、戟形、肾形等(附图-8)。

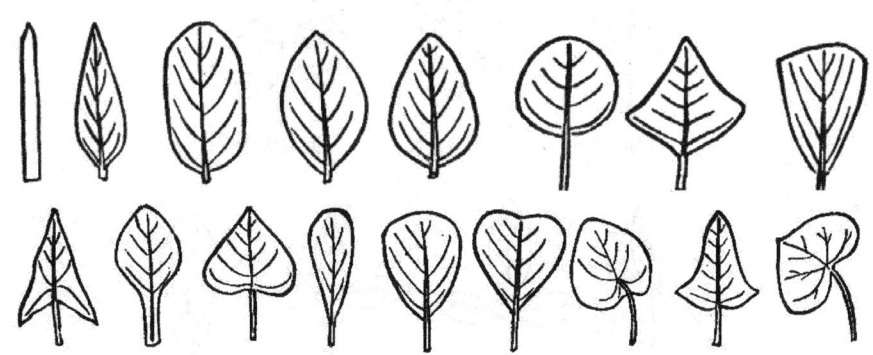

附图-8　叶片的形状

叶片的分裂有以下几种(附图-9)。
1)浅裂：叶裂深度不超过叶片宽度的 1/4。
2)深裂：叶裂深度超过叶片宽度的 1/4。
3)全裂：叶裂深度几乎达到主脉，形成数个分裂片。

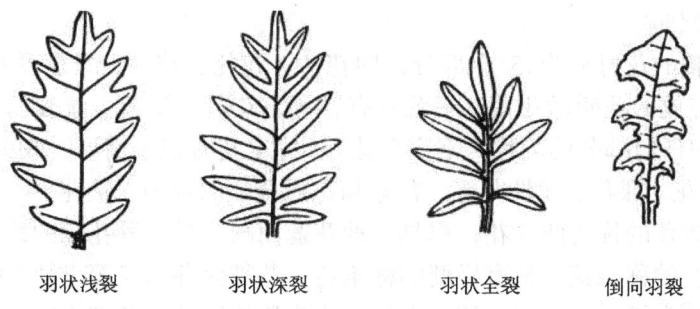

羽状浅裂　　羽状深裂　　羽状全裂　　倒向羽裂

附图-9　叶片的分裂

(3) 叶的着生与单叶、复叶

通常叶的着生有互生、对生、轮生与丛生几种方式。**单叶**是指一个叶柄上只生一张叶片；当一个叶柄上生许多小叶时称为**复叶**。复叶的叶柄叫**总叶柄**或**叶轴**，每一个小叶的叶柄叫**小叶柄**。依小叶排列状态而分为羽状复叶、掌状复叶、单身复叶和三出复叶(附图-10)。

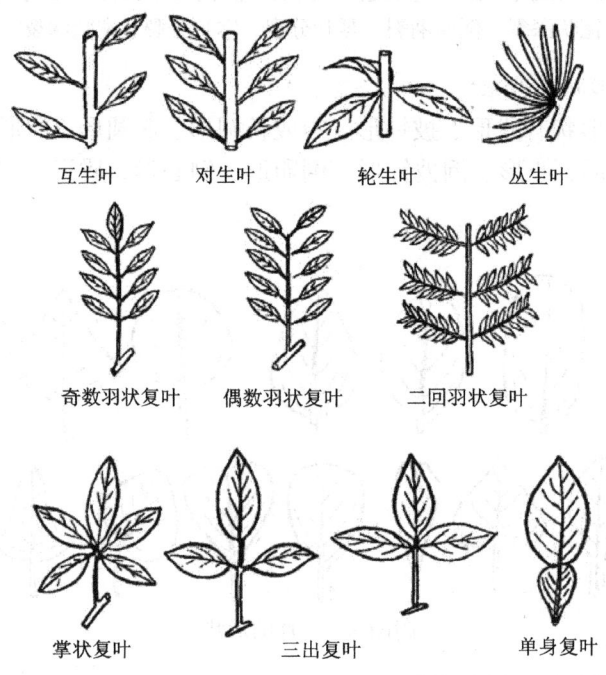

附图-10　叶的着生与复叶的类型

4. 花

种子植物的繁殖器官，经过传粉、受精后可结成果实和种子。

(1) 花的组成

一朵完整的花可分为 5 个部分，即花柄、花托、花被、雄蕊群和雌蕊群(附图-11)。未开放的花叫做花蕾。一朵具有花萼、花冠、雄蕊、雌蕊的花称为完全花；缺少其中任何部分的均称为不完全花，不完全花有很多情形，如单性花(雄花、雌花)、单被花、裸花、无性花等。花萼和花冠全缺的称为无被花。一朵花上同时兼备雌蕊和雄蕊的称为两性花；单具一种花蕊而缺乏另一种花蕊的称为单性花，其中只有雌蕊的称雌花，只有雄蕊的称雄花；花被保存而花蕊全缺的称无性花或中性花。雌花和雄花生于同一植株上的，称为雌雄同株；分别生于两植株上的，称为雌雄异株；在同一植株上，两性花和单性花都存在的，称为杂性同株，如槭、柿等。

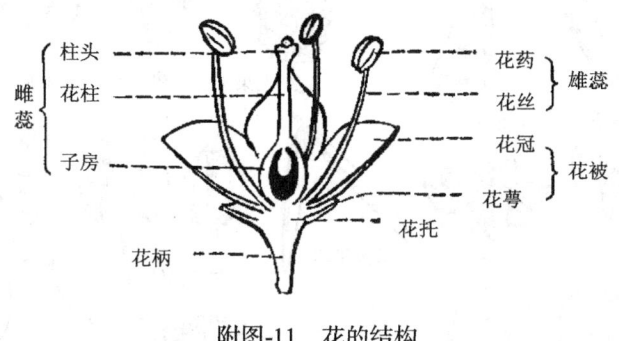

附图-11　花的结构

(2) 花序

多朵花在总花柄(梗)上有规律的排列方式叫做花序(附图-12)。

5. 果实

果实通常由雌蕊受精后发育而成。果实按来源可分为真果和假果；按形成果实的雌蕊数或花数分为单果、聚合果和复果(也称聚花果或花序果)；按果皮性质分为肉果和干果。种子通常包藏在果实里(附图-13)。

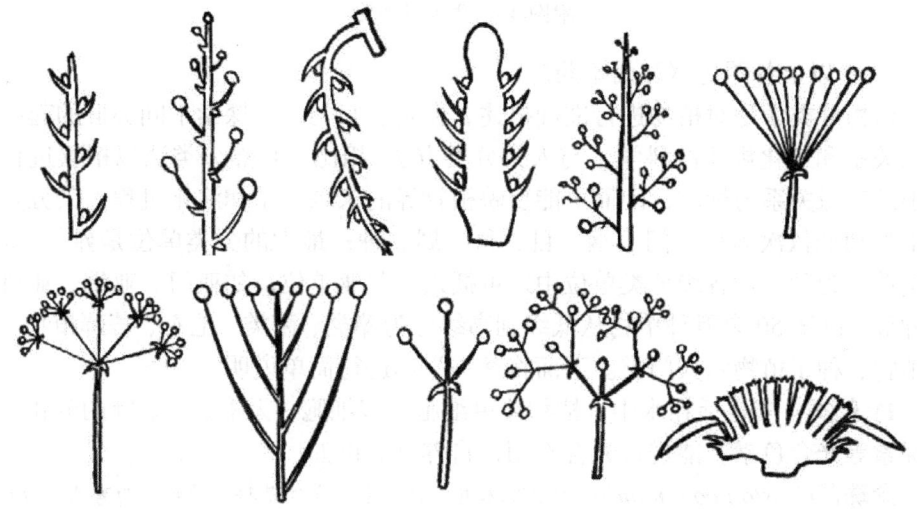

附图-12　花序类型(从上左至下右：穗状花序、总状花序、柔荑花序、肉穗花序、圆锥花序、伞形花序、复伞形花序、伞房花序、聚伞花序、二歧聚伞花序、头状花序)

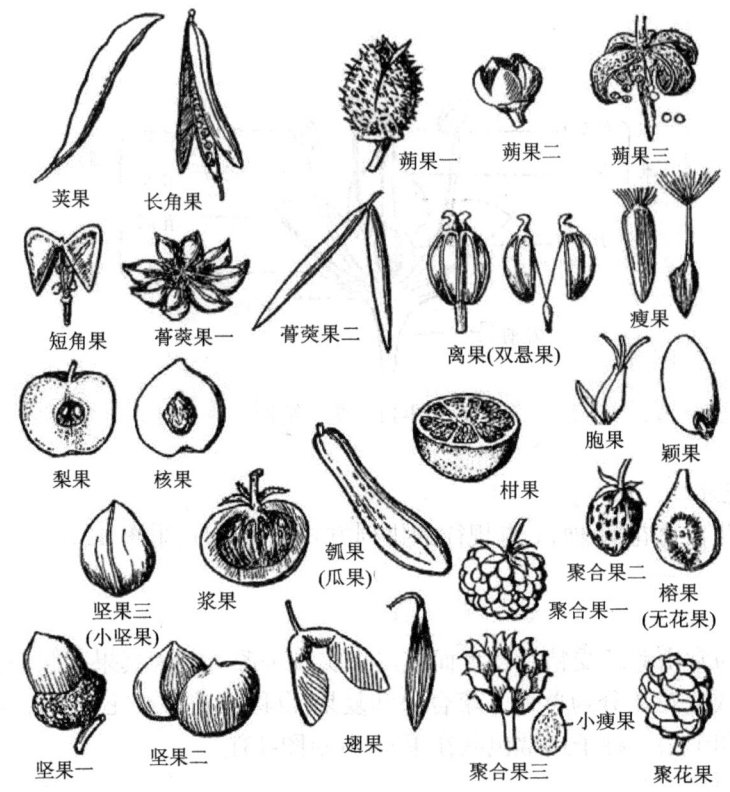

附图-13 果实的类型

(注：以上各图仿《江西草药》)

植物分类学是对植物进行准确描述、命名、归类，并探索不同类群的起源、亲缘关系和进化规律的科学。与人为分类方法[①]相比，自然分类法以植物进化过程中的亲缘关系为标准，因而更能反映植物界的亲缘关系和演化过程。其分类单位由高到低依次为界、门、纲、目、科、属、种；最大的分类单位是界[②]，基本分类单位为种，在各级分类单位中还可插入一些亚单位，如亚门、亚纲、亚科、亚种等。已知50余万种植物从低级到高级分为藻类、菌类、地衣、苔藓植物、蕨类植物、种子植物六大门类。下面将逐一举例进行简单说明。

1) 藻类：多生活在水中。植物体单细胞或多细胞，无根、茎、叶的分化。含叶绿素等光合色素，能进行光合作用，自养型。例如：

念珠藻(*Nostoc commune*)：习称地木耳，葛仙米，念珠藻科。植物体为弯曲不分枝的

[①] 人为分类方法：为方便起见，人们按照自身的目的或已有的认知，选择植物的一个或几个特征作为分类标准，忽略植物种间的亲缘关系及在系统发育中的地位的一种分类方法，如《本草纲目》中的分类。

[②] 林奈提出的两界系统，即把生物界划分成植物界和动物界。

念珠状丝状体，外被胶质鞘，许多丝状体再集合成群，被呈球形、状似木耳的总胶质鞘所包围，蓝绿色。可食用和药用；有清热收敛、益气明目的功效。

2) **菌类**：无根、茎、叶分化，一般无光合色素，依靠现存的有机物质生活，异养型。菌类真菌门药用种类较多。例如：

冬虫夏草(*Cordyceps sinensis*)：麦角菌科。药材为寄生在蝙蝠蛾科昆虫——蝙蝠蛾幼虫上的子座和幼虫体的干燥复合体。具有滋肺补肾、益精气之功效。

3) **地衣**：该类植物是由真菌与藻类结合而成的共生复合体。例如：

松萝(*Usnea diffracta*)：松萝科。药材为松萝的干燥地衣体。具止咳平喘、通络活血、清热解毒的功效。

4) **苔藓植物**：一类小型多细胞绿色植物，自养型、陆生，配子体发达、孢子体退化，配子体上有多细胞的精子器和颈卵器。例如：

地钱(*Marchantia polymorpha*)：地钱科。地钱全草药用。具有清热解毒、祛瘀、生肌的功效。

5) **蕨类植物**：生活史中有独立的孢子体和配子体，是较高等的孢子植物和较原始的维管植物。具有明显的世代交替，无性生殖产生孢子，孢子体远比配子体发达，并有根、茎、叶的分化和较原始的输导系统。有性生殖器官具有精子器和颈卵器，产生孢子而不产生种子。例如：

海金沙(*Lygodium japonicum*)：海金沙科。海金沙全草及孢子囊穗供药用。有利尿止血功效，能治水肿、筋骨疼痛；鲜草捣汁调茶油，治烫火伤。

6. 种子植物门

根据统计，药用植物资源中绝大多数为种子植物。该门植物孢子体极其发达，配子体极端退化。根据植物的心皮和胚珠的生长情况又分为裸子植物和被子植物。

裸子植物：植物体发达、木本，多为乔木、灌木。叶为针形、条形或鳞片状，有的为扇形或羽状分裂，一般无托叶。维管束具次生构造，为无限外韧型维管束。木质部中的输导组织具管胞而无导管(仅麻黄科及买麻藤科具导管)；韧皮部中有筛胞而无筛管及伴胞。配子体退化缩小，完全寄生在孢子体上。世代交替明显，孢子体(植物体)占优势。受精作用不需要在有水的条件下进行。胚珠裸露，产生种子：受精后胚珠形成种子，种子无果皮包被，子叶2至多枚。雌雄同株或异株，大小孢子叶分别聚集成大小孢子叶球。大孢子囊及其外围结构形成胚珠，小孢子囊形成花粉囊，小孢子形成花粉粒。具多胚现象：一个雌配子体上的几个或多个颈卵器的卵细胞同时受精，或一个受精卵在发育过程中胚原组织分裂为几个胚。例如：

苏铁(*Cycas revoluta*)：俗称铁树，苏铁科。种子入药，能理气止痛、益肾固精；叶入药能收敛止痛、止痢；根入药能祛风、活络、补肾。

被子植物：具有真正的花，由花被、雄蕊群和雌蕊群等构成，能适应虫媒、鸟媒、风媒、水媒等传粉条件。胚珠包藏在心皮形成的子房内而受到良好的保护，将来发育成种子和果实。具双受精现象：在受精过程中，一个精子与卵细胞结合形成合子(受精卵)，另一个精子与两个极核结合，发育成三倍体的胚乳。这种为幼胚发育提供营养的胚乳具有双亲的特性，能为新生植物提供较强的活力。孢子体高度发达，配子体极度退化，具有多种习性和类型，如水生或陆生，自养或寄生，木本或草本，藤本，直立或匍匐，常绿或落叶，一年生、二年生或多年生。根据子叶的数目细分为双子叶植物纲和单子叶植物纲，如下表：

双子叶植物纲(木兰纲)	单子叶植物纲(百合纲)
胚具 2 片子叶(极少 1、3 或 4)	胚内仅含 1 片子叶(或有时胚不分化)
主根发达，多为直根系	主根不发达，由多数不定根形成须根系
茎内维管束环状排列，具形成层	茎内维管束散生，无形成层，常不加粗
叶具网状脉	叶常具平行脉或弧形脉
花部通常 5 或 4 基数，极少 3 基数	花部常 3 基数，极少 4 基数，绝无 5 基数

(1) 双子叶植物

毛茛科(Ranunculaceae)：草本植物，偶为灌木或木质藤本。叶互生，常分裂或复叶。花常两性，辐射对称，雄蕊多数，分离；雌蕊 1 至多数，分离。蓇葖果，瘦果。例如：

黄连：黄连(*Coptis chinensis*)、峨眉野连(*Coptis omeiensis*)、云连(*Coptis teetoides*)、三角叶黄连(*Coptis deltoidea*)的干燥根茎。具有清热燥湿、泻火解毒之功效。

蓼科(Polygonaceae)：草本植物，茎节常膨大，单叶互生，全缘；托叶膜质，鞘状包茎，称托叶鞘。坚果，三棱形或凸镜形。例如：

荭草(*Polygonum orientale*)：根或茎、叶入药、能舒筋活血。

石竹科(Caryophyllaceae)：草本植物，茎节膨大；单叶对生，常在基部连成一横线；花辐射对称，特立中央胎座，蒴果。例如：

异叶假繁缕(*Pseudostellaria heterophylla*)：药材太子参，块根入药。能补益脾肺，益气生津。

十字花科(Cruciferae)：一年生、二年生或多年生草本植物，叶全缘或羽状深裂；花两性，排成总状花序；呈十字形花冠，雄蕊 6 个，为四强雄蕊；侧膜胎座；果实为角果(分长角果和短角果)。例如：

板蓝根：菘蓝(*Isatis tinctoria*)的根，苦，寒；有清热解毒、凉血消肿、利咽之功效。

蔷薇科(Rosaceae)：草本、灌木或乔木；单叶或复叶，常有托叶；花两性，辐射对称；花托突起，或下陷成壶状、杯状，或平展为浅盘状；花瓣常为 5 片；

雄蕊常多数，并与花萼、花瓣联合着生于花托边缘，形成蔷薇型花；果实为核果、梨果、瘦果、蓇葖果等。例如：

地榆(sanguisorba officinalis)：根入药能凉血止血、解毒敛疮。

豆科(Leguminosae)：常有根瘤；叶互生，有托叶，叶枕发达；花两性，5基数；花萼5裂，结合；花瓣5片，辐射对称至两侧对称；雄蕊常10个，以9与1或5与5的方式结合成2组，称为二体雄蕊；胚珠多数；荚果。例如：

甘草：包括甘草(*Glycyrrhiza uralensis*)、胀果甘草(*G. inflata*)或光果甘草(*G. glabra*)的根及根茎。有解毒、祛痰、止痛、解痉以及抗癌等药理作用。

黄芪：蒙古黄芪(*Astragalus membranaceus* var. *mongholicus*)、膜荚黄芪(*A. membranaceus*)的根，具有补气固表、利水退肿、脱毒排脓、生肌等功效。

芸香科(Rutaceae)：木本植物，通常有刺；复叶或单身复叶，常有透明油点；花两性，辐射对称；花盘发达，在雄蕊内方；柑果、蓇葖果等。例如：

黄柏：黄皮树(*Phellodendron chinense*)或黄檗(*P. amurense*)的干燥树皮。前者习称"川黄柏"，后者习称"关黄柏"。入药能清热燥湿，泻火除蒸，解毒疗疮。

大戟科(Euphorbiaceae)：乔木、灌木或草本植物，常含乳状汁。具各种不同习性，偶有似仙人掌科或石楠型植物。花序为聚伞花序、杯状花序，或总状花序和穗状花序；子房上位，常3室，每室有一两个悬垂胚珠。蒴果，少数为浆果或核果。例如：

巴豆(*Cronton tiglium*)：干燥成熟果实入药，能泻寒积，通关窍，逐痰，行水，杀虫。

伞形科(Umbelliferae)：草本植物，叶常为羽状复叶或裂叶，叶柄基部膨大成鞘状；伞形或复伞形花序，花序常有总苞；花瓣5片，分离，有上位花盘；双悬果，果实有肋或翅。例如：

当归(*Angelica sinensis*)：根入药。能补血活血，调经止痛，润肠通便。

唇形科(Lamiaceae)：多草本植物，茎方形，四棱，单叶对生或轮生，常含挥发性芳香油，有香味。花冠2唇形，合瓣，雄蕊4，二强，有时退化成2个(鼠尾草属)，果实为4个小坚果。例如：

藿香(*Agastaches rugosa*)：地上部分入药。能祛暑解表、化湿和胃。

茄科(Solanaceae)：常草本植物，花两性，辐射对称，稀两侧对称，花萼合生常5裂，结果时常增大而宿存；花冠常5裂；子房位置偏斜，中轴胎座，胚珠多数。浆果或蒴果。例如：

白英(*Solanumy lyratum*)：干燥全草入药。能祛风利湿，凉血解毒。

菊科(Compositae)：草本植物，有的具乳汁。单叶，多互生，头状花序，萼片变为冠毛或鳞片，聚药雄蕊；二心皮构成子房，下位子房。瘦果。例如：

青蒿(*Artemisia annua*)：干燥地上部分入药。能清热解暑、除蒸、截疟。

(2) 单子叶植物

天南星科(Araceae)：草本植物，有根茎或块茎。肉穗花序；花序为一大型总苞片——佛焰苞所包，故又称佛焰花序，果实通常为浆果。例如：

魔芋(*Amorphophalus konjac*)：根入药。能解毒消肿。

百合科(Liliaceae)：多为草本植物，常具根状茎、鳞茎或球茎。茎直立或攀援状。花两性，多为虫媒花，常3基数；花被花瓣状，裂片6个，排成2轮；雄蕊常6个，常为3室的中轴胎座。蒴果或浆果。例如：

知母(*Anemarrhena asphodeloides*)：干燥根茎入药。能清热泻火，生津润燥。

禾本科(Gramineae)：一年生、二年生或多年生草本。茎常称为禾秆，圆柱形，节与节间区别明显，节间常中空。单叶互生，成2列，叶鞘包围秆，边缘常分离。叶片常狭长，叶脉平行。花序由多数小穗组成。颖果。例如：

薏苡仁(*Coix lacroyma-jobi. var. ma-yuen*)：种子入药。能健脾渗湿，除痹止泻。

兰科(Orchidaceae)：多年生草本植物，陆生、腐生或附生。常有根状茎或块茎，花常组成穗状、总状，两性，两侧对称；花粉常结成花粉块，或为四合花粉或单粒花粉；子房下位，1室，蒴果，成熟时开裂为顶部仍相连的3~6果片。种子极多，微小。例如：

天麻(*Gastrodia elata*)：干燥块茎入药。具平肝、息风、止痉功效。用于治疗头痛眩晕、肢体麻木、小儿惊风、癫痫抽搐、破伤风等。

金钗石斛(*Dendrobium nobile*)：茎入药。能养阴清热，益胃生津。用于热病伤津，口渴舌燥、病后虚热、胃病、干呕、舌光少苔。

附录Ⅱ 相关公约与政策法规

保护与发展两者密不可分。为突出可持续发展，联合国环境规划署(United Nations Environment Programme, UNEP)、国际自然与自然资源保护联盟(IUCN)和世界自然基金会(WWF)于20世纪80年代共同制定了《世界自然保护纲要》(*World Commission on Environment and Development*, 1987)。现将国际上有关生物资源保护公约简单介绍如下。

1) 《国际植物保护公约》(*International Plant Protection Convention*, IPPC)。该公约是联合国粮食和农业组织(FAO)通过的有关植物保护的多边国际协议，于1951年12月6日在意大利罗马签订，1952年5月1日生效，1979年和1997年，FAO分别对IPPC进行了2次修订。该公约的目的是确保全球农业安全，并采取有效措施防止有害生物随植物和植物产品传播和扩散，促进有害生物的控制。我国于2005年10月20日向FAO递交了经1997年修订的《国际植物保护公约》的加入书，成为公约第141个缔约方。

2) 《濒危野生动植物种国际贸易公约》(*Convention on International Trade in Endangered Species of Wild Fauna and Flora*, CITES)。该公约又称《华盛顿公约》，于1973年3月3日由21个国家的全权代表在华盛顿受命签署，1975年7月1日正式生效。公约的宗旨是通过各缔约国政府间采取有效措施，加强贸易控制来切实保护濒危野生动植物种，确保野生动植物种的持续利用不会因国际贸易而受到影响。中国于1981年1月8日申请加入该公约，同年4月8日该公约对我国生效。截至2004年10月，中国连续3次当选为该公约的常委会副主席国。

3) 《生物多样性公约》(*Convention on Biological Diversity*)。由联合国环境规划署发起的政府间谈判委员会第七次会议于1992年6月1日在内罗毕通过，由签约国于1992年6月5日在巴西里约热内卢举行的"联合国环境与发展大会"上签署并于1993年12月29日正式生效的具有法律约束力的国际性公约，其目的在于保护地球生物资源。该公约是第一份有关生物多样性方面的国际性公约，生物遗传多样性第一次被包括在国际公约中，生物多样性保护第一次受到人类的共同关注，给减缓生物多样性的锐减带来了光明与希望。包括中国在内的近两百个国家在公约上签字并正式成为生物多样性公约缔约国。

除上述国际公约外，尚有《保护野生动物中迁徙物种公约》(简称波恩公约，1983年，德国波恩)、《关于特别是作为水禽栖息地的国际重要湿地公约》(也称拉姆萨尔公约，1971年，伊朗拉姆萨尔)、《保护南极海洋生物资源公约》(简称南极公约，1980年，澳大利亚)、《保护世界文化和自然遗产公约》(简称世界遗产公约，1972年，联合国)、《亚洲和太平洋区域植物保护协定》(1955年，联合国)等其他国际公约。

为加大生物资源规范化保护与利用的力度，我国也颁布了一系列的政策法规，其中与中药资源保护有关的主要法规有：

1) 《国家重点保护植物名录》、《中国植物红皮书》及《中国珍稀濒危保护植物名录》。 在调查研究、反复审计的基础上，原国务院环境保护领导小组办公室会同中国科学院植物研究所等单位组织全国有关专家于1980年确定了我国第一批《国家重点保护植物名录》，1982年汇编成册，并据此组织编写了《中国植物红皮书》第一册。1984年10月9日国务院环境保护委员会在《中国环境报》上公布了我国第一批《中国珍稀濒危保护植物名录》。1987年国家环保总局、中国科学院植物研究所对该名录进行了修订。名录共收载保护植物354种，列入一级保护的有8种，二级保护的143种，三级保护的203种；其中药用植物有161种，属一级保护的4种，属二级保护的29种，属三级保护的128种。

2) 《野生药材资源保护管理条例》。 为保护与合理利用野生药材资源、适应人们医疗保健的需要，国务院于1987年10月30日公布了此《条例》，并于同年12月1日起施行。这是我国以法律形式明确中药资源保护的第一部专业性法规。它的正式实施使中药资源保护与管理有法可依，丰富和完善了资源保护的内容，对维护生态平衡、保护和合理利用中药资源，有着极其重要的意义。《条例》共二十六条，将国家重点保护的野生药材物种分为三级。

3) 《国家重点保护野生药材物种名录》。 根据上述《条例》规定，国家医药管理局会同国务院野生动植物管理部门及有关专家共同制定出了第一批《国家重点保护野生药材物种名录》，并于1987年10月30日颁布并实施。该名录共收载了野生药材物种76种，其中药用动物18种，药用植物58种。在动物物种中，属于一级保护的有虎、豹、赛加羚羊、梅花鹿4种；属于二级保护的有马鹿、林麝、原麝、黑熊、乌梢蛇等14种；以它们为基原的中药共14种，其中一级保护的有4种，二级保护的有10种。在植物物种中，属二级保护的有甘草、胀果甘草、杜仲、黄皮树、厚朴、人参等13种；属三级保护的有北细辛、猪苓、连翘、胡黄连、紫草等45种；以它们为基原的中药共29种，其中二级保护的有7种，三级保护的有22种。

4) 《中华人民共和国自然保护区条例》。 自然保护区对保护珍稀濒危动植物种类有着极其重要的意义。为了加强保护珍稀濒危野生动植物，依法划出一定面积予以特殊保护和管理的区域，这些区域是有代表性的自然生态系统，区域内珍稀濒危野生动植物物种分布较集中。该条例于1994年10月9日颁布、同年12月1日实施。截至2007年8月，我国共有303个国家级自然保护区。

5) 《中国生物多样性保护行动计划》。 针对当前和今后一段时间全国生物多样性保护与持续利用的需求，根据《生物多样性公约》的原则和义务，1994年我国正式发布了《中国生物多样性保护行动计划》。该计划提出了包括26项行动方案在内的7个领域的目标，规定优先保护6种蕨类植物(无药用植物)、17种裸子植物(含2种药用植物)，128种被子植物(含17种药用植物)，合计151种植物(其中药用植物19种)。

6) **《中华人民共和国野生植物保护条例》。**为了保护、发展和合理利用野生植物资源，保护生物多样性、维护生态平衡，国务院于1996年9月30日发布了《中华人民共和国野生植物保护条例》，并于1997年1月1日起施行。条例中的野生植物是指原产地天然生长的珍贵植物和原产地天然生长并具有重要经济、科学研究、文化价值的濒危、稀有植物。该条例明确规定国家对野生植物资源实行保护，受保护的野生植物分为国家重点保护和地方重点保护两类。国家重点保护野生植物又分一、二两级。国家重点保护野生植物名录由国务院林业行政主管部门、农业行政主管部门及国务院环境保护、建设等有关部门制定，报国务院批准并公布；国家重点保护野生植物以外的地方重点保护野生植物名录由各省、自治区、直辖市人民政府制定并公布，报国务院备案。

7) **《中华人民共和国植物新品种保护条例》。**为保护植物新品种权，鼓励培育和使用植物新品种，促进农业、林业的发展，1997年3月20日由国务院发布《中华人民共和国植物新品种保护条例》，并于1997年10月1日起施行。条例共八章四十六条，内容涉及植物新品种权的内容和归属、授予新品种权的条件、新品种权的申请、受理办法与审批机关，并明确了新品种权的保护期限以及对侵权行为的处罚等。条例中所称的植物新品种是指经过人工培育或者对发现的野生植物加以开发，具备新颖性、特异性、一致性和稳定性并有适当命名的植物品种，这其中也包括草本药材新品种。

8) **《国家重点保护野生动物名录》及《国家重点保护野生植物名录》。**1989年和1999年我国分别对重点保护野生动植物进行两级分类，并相继公布了《国家重点保护野生植物名录》(第一批)和《国家重点保护野生动物名录》。

9) **《关于禁止采集和销售发菜，制止滥挖甘草和麻黄草有关问题的通知》、《关于保护甘草和麻黄草药用资源，组织实施专营和许可证管理制度的通知》。**为阻止无限度采挖发菜、滥挖甘草和麻黄草等而导致草场退化、沙化等(严重生态环境)破坏，国务院和原国家经贸委分别于2000年6月和2001年下发了上述两通知。通过贯彻落实通知精神，在保护发菜、甘草、麻黄草资源的同时保护生态环境。除上述国家级政策、法规外，各省区也出台了相应保护中药资源的法规，如《黑龙江省野生药材资源保护条例》、《西藏自治区冬虫夏草采集管理暂行办法》、《青海省人民政府关于禁止采集和销售发菜、制止滥挖甘草和麻黄草等野生药用植物的通知》、《海南省自然保护区管理条例》、《云南省珍贵树种保护条例》、《辽宁省野生珍稀植物保护暂行规定》等。

附录Ⅲ 中药资源野外调查技术规程

本技术规程适用于我国中药资源野外调查，调查对象为我国重要的和珍稀濒危的药用植物。调查的目的是了解它们的主要分布区、蕴藏量、自然更新和人工更新状况，同时结合 3S 技术，题写调查技术报告，最终为野生中药资源保护和合理开发利用提供依据。

引用标准

1. 《中药材生产质量管理规范》(GAP)
2. 《野生抚育药材 GAP 检查认证标准》(草案)
3. 《中华人民共和国药典》2005 年版(一部)
4. 《中华人民共和国地图》
5. 《中国植被》

技术操作规程

第一条 组织调查队

中药资源调查队设队长 1 人，副队长 1 人或 2 人，专业技术人员 3~5 人，采集调查人员 2~4 人。

第二条 制订调查计划

包括：调查队的目的和任务，调查范围和主要内容，调查的要求和具体方法，日程安排，经费来源和使用计划，调查的总结和验收，成果处理等。

第三条 资料查阅和座谈讨论

在进行中药资源调查前，应搜集和查阅有关资料。查阅的资料：调查地区的自然地理情况(包括卫星遥感资料)、农业、林业、气象、植物、动物情况及有关地方病的资料。并应在调查前召开有当地中药材收购部门和采药人员参加的座谈会。

第四条 制订调查路线，编制工作日程表

调查路线的制订应参考植被图、行政区划图，同时考虑交通工具等问题。那些深山僻壤和人们难以到达的地区，不应作为重点调查的对象。

第五条 种类调查

1. 调查方法

1.1 路线调查 在调查范围内按照不同方向选择几条具有代表性的线路，沿着线路进行调查,并记载药用植物的种类、采集标本、观察生境、目测多度等。

1.2 样地调查 在调查范围内选择不同地段,按照不同的群落类型设置样地,在样地内进行细致的调查研究。样方:草本植物为 $1\sim4m^2$,灌木为 $16\sim40m^2$,乔木为 $100\sim1000\ m^2$。

2. 自然环境的调查与记载

调查地区的范围、所在行政区及经纬度、地形、地势、气候、土壤、群落类型,可以借助于卫星遥感片进行。

第六条 蕴藏量调查

1. 投影盖度法

计算药用植物样方投影盖度和1%盖度药用植物的质量,求出所有样方的投影盖度和 1%盖度药用植物质量平均值,乘积则是单位面积某种药用植物的蓄积量。计算公式为

$$D = X \cdot Y$$

式中,D 为样方上某种药用植物平均蓄积量(单位:g/m^2);X 为样方上某种药用植物的平均投影盖度(单位:%);Y 为1%投影盖度药用植物平均质量(单位:g)。

投影盖度适用于成植丛的灌木或草本植物(调查种类是群落中占优势的植物),即适用于很难分出单株的药用植物。

2. 样株法

调查记录样方药用植物株数和单株药用植物平均质量,乘积为单位面积药用植物蓄积量,计算公式为

$$W = X_1 \cdot Y_1$$

式中,W 为样方药用植物平均蓄积量(单位:g/m^2);X_1 为样方内平均株数(单位:n/m^2);Y_1 为单株药用植物的平均质量(单位:g)。

样株法适用于木本植物,单株生长的灌木和大的或稀疏生长的草本植物。

第七条 资源更新调查

1. 自然更新调查

1.1 固定样方设置

固定样方在选定的样地上设置。样方面积和产量调查时选用的样方面积应一致,数目不少于 30 个。

1.2 自然更新观测

观测在固定样方进行。观测内容包括:自然环境记载、群落类型、种在群落中的地位、群落演替、种在年度中的盖度和数量变化、生长节律变化。

2. 人工更新试验调查

人工更新试验在选择好的适宜调查植物生长的地段，采取人工播种或栽植幼苗的方法进行。人工更新样方的面积，草本植物为 $1m^2$，灌木为 $4m^2$，乔木为 $100m^2$。样方的试验记录有样方面积、群落类型、海拔、坡向、坡度、土壤情况、照度和伴生植物。

在样方上进行播种或人工移栽幼苗后，应逐年记录其生长发育情况，特别要调查样方内苗的增长数目，并定期测量它们的增长量以及达到采收标准的年限。

第八条 资源监测调查

1. 主要中药资源使用情况调查。包括：使用的种类、生产厂家、年消耗数量等。

2. 企业在某一地区一种中药资源的采收(收购)地区、资源量情况。

3. 企业是否采取了保护野生资源的措施。包括：采收年限、资源更新状况、人工恢复资源的措施。

第九条 种质资源评价

1. 种质评价

对调查的药用植物进行分类学、分布学、生态学评价。包括：名称(中文名、拉丁学名)、生长状态、采收部位、物候期等。提出更新时选用种子、种苗的标准。

2. 生态环境和群落类型评价

评价包括：地理分布、气候条件、土壤条件等。同时要搞清楚有该药材的群落类型、占有的面积以及在群落中的地位。

3. 最大持续产量的质量评价

包括生产效率、经济效率和生态效率三项指标。具体计算公式如下：

生产效率：生产效率=年实际采收量/年允收量

经济效率：经济效率=年实际采收量/年总消耗量

生态效率：生态效率=(年允收量−年实际采收量+资源恢复量)/年实际采收量

第十条 术语

1. 蕴藏量：某一时期内一个地区某种野生药材总蓄积量。

2. 经济量：某一时期内一个地区某种野生药材有经济效益那部分的蕴藏量，即只包括达到采收标准和质量标准的那部分量。

3. 年允收量：在一年内允许采收的量，即不影响其自然更新和保证可持续利用的采收量。

4. 最大持续产量：不危害环境生态，可持续生产(采收)的最大产量。

5. 年允收量的计算

蕴藏量=单位面积产量×总面积

经济量=蕴藏量×比率

年允收量=经济量×比率

年允收量=经济量×可采收年限/(更新周期+采收周期)

附录Ⅳ 可用于园林设计的中药资源参考名录

读者可参考附表1选择合适的药用植物和动物用于庭园设计。

附表1 可用于园林设计的常见药用植物与动物

类群及分类地位			生长习性与观赏性	繁育与栽培/饲养管理	药用部位与功效
裸子植物					
		侧柏 *Platycladus orientalis* 柏科侧柏属	常绿乔木，树形丰满	播种繁殖为主，也可扦插或嫁接；喜光但耐阴性很强，既耐寒，亦耐热，对土壤要求不严；能吸收一定数量的硫和汞，阻尘和隔音效果良好	嫩枝和叶：苦、涩，微寒，有小毒。能凉血止血、化痰止咳、生发乌发；柏子仁(种仁)：甘、平。能养心安神、润肠通便
		红豆杉 *Taxus chinensis* 红豆杉科红豆杉属	常绿灌木或乔木；树形优美、丰满	可育种、组织培养、人工扦插繁殖。喜阴植物，夏天应适当遮光；土质宜用疏松、富含腐殖质、肥沃、微酸性的土壤(pH5~6.5)。浇水应一次性浇透	地上部分：利尿消肿，治疗肾脏病、糖尿病、肾炎浮肿、小便不利、淋病等
		银杏 *Ginkgo biloba* 银杏科银杏属	高大落叶乔木，树形丰满	播种、扦插、分株、嫁接繁殖；为深根性、阳性树种，喜光，耐干旱，对土壤的适应性强，酸性土、中性土或钙质土均能生长。对大气污染有一定的抗性	白果(种子)：甘、苦，平，有小毒。能敛肺平喘、收涩止带 叶：甘、微苦，平。能益心敛肺、活血化瘀
被子植物	双子叶植物	鱼腥草 *Houttuynia cordata* 三白草科三白草属	多年生草本植物；白色花苞片花苞花瓣状	根茎繁殖，分株繁殖。喜温暖潮湿环境，忌干旱。耐寒，怕强光，在-15℃可越冬。以肥沃的沙质土壤及腐殖质壤土生长最好，不宜于黏土和碱性土壤栽培	全草：辛、寒，具有清热解毒、消痈排脓、利尿通淋作用，并能提高人体免疫调节功能
		海风藤 *Piper futokadsura* 胡椒科胡椒属	常绿攀援藤本，全株有特殊香气	种子、压条繁殖；适合在沙地生长	根、藤茎：辛、苦，微温；能祛风除湿、行气止痛
		垂柳 *Salix babylonica* 杨柳科柳属	落叶乔木；枝细弱下垂	扦插为主，也可用种子繁殖；喜光，较耐寒，特耐水湿，喜温暖湿润气候及潮湿深厚之酸性及中性土壤，但亦能生于土层深厚之高燥地区	枝、叶、树皮、根皮：苦，寒；具清热解毒、祛风利湿功效

附录Ⅳ 可用于园林设计的中药资源参考名录

续表

类群及分类地位	生长习性与观赏性	繁育与栽培/饲养管理	药用部位与功效
无花果 *Ficus carica* 桑科榕树属	落叶灌木或乔木	扦插繁殖为主，也可分株、压条繁殖；喜光，向阳，喜肥，不耐寒，不耐涝，较耐干旱，喜温暖湿润的海洋性气候，对土壤要求不严，在典型的灰壤土、多石灰的沙质土、潮湿的亚热带酸性红壤以及冲积性黏壤土上都能正常生长，抗盐碱能力强，在盐碱地上也能良好地生长结果	果实：甘，平；能清热生津、健脾开胃、解毒消肿
薜荔 *Ficus pumila* 桑科榕树属	常绿攀援或匍匐灌木	播种或扦插。常攀援在城墙石缝中	茎、叶：酸，平；能祛风利湿、活血解毒
何首乌 *Polygonum multiflorum* 蓼科蓼属	多年生草本或藤本植物	播种、扦插繁殖；喜温暖湿润向阳或半荫的环境，不耐干旱和积水，在土层深厚、疏松肥沃、排水良好、富含腐殖质的沙质土壤中生长良好，低洼、盐碱、积水、黏性过重土地不宜栽培，忌连作	块根：苦、甘、涩，温；能解毒消痈、润肠通便 夜交藤(藤茎)：甘、微苦，平；能养心安神、通络祛风
牛膝 *Achyranthes bidentata* 苋科牛膝属	多年生草本植物	分根、茎枝扦插或组织培养。适应性较强，但不能选择盐碱地、重黏土地、涝洼地和土层薄的地块；喜温暖气候，适宜生长于干燥、向阳、排水良好的沙质土壤，土层深厚、土壤疏松肥沃利于根深入生长	根：性平，味苦、酸。生用散瘀血，消痈肿。熟用补肝肾，强筋骨
川牛膝 *Cyathula officinalis* 苋科杯苋属	多年生草本植物	种子、芦头繁殖；喜寒凉湿润的自然环境。宜栽培于土层深厚，土质肥沃、富有机质的黏壤土及排水良好的坡地或平地，过于瘠薄的沙土，不宜栽培。低暖地区种植，冬季易发病烂根，或只开花不结子。不宜连作	根：甘、微苦，性平；能逐瘀通经、通利关节、利尿通淋
马齿苋 *Portulaca oleracea* 马齿苋科马齿苋属	一年生肉质草本植物	播种、扦插繁殖；耐热，较耐阴，耐涝，喜向阳、温暖、肥沃的生长环境	全草：酸，寒；能清热解毒、散血消肿

续表

类群及分类地位	生长习性与观赏性	繁育与栽培/饲养管理	药用部位与功效
莲 *Nelumbo nucifera* 睡莲科莲属	宿根水生花卉	播种、分藕繁殖；喜温、喜湿、怕干，喜相对稳定的静水，喜光，极不耐阴，强光下生长发育快、开花早，弱光下生长缓慢、开花迟、花量少，对土壤适应性强，抗氟性强，对二氧化硫有一定抗性	莲子(种子)：甘，平；能补脾止泻、益肾固精，养心安神 莲子心(绿色胚芽)：苦，寒；能清心除烦、止血涩精 荷叶(叶)：苦，平；能清热解暑、升发清阳、凉血止血 藕节(根茎节部)：甘、涩，平；能散瘀止血 荷梗(叶柄、花柄)：苦，平；能解暑清热、理气化湿
木通 *Akebia quinata* 木通科木通属	落叶或半常绿藤本	播种、压条繁殖；喜半荫环境，稍畏寒。在向南温暖之处冬季不完全落叶。宜栽培于富含腐殖质的酸性、中性壤土。常生长在山麓谷地的林缘或灌丛中，常攀援树上	果实(预知子)：苦，寒；能疏肝理气，活血止痛，利尿，杀虫
大血藤 *Sargentodoxa cuneata* 木通科大血藤属	落叶木质藤本	种子、压条繁殖；以土壤富含腐殖质、排水良好、呈酸性的山坡地或疏林空旷地栽培最为适宜	红藤(藤茎)：苦，平；能清热解毒、活血止痛
阔叶十大功劳 *Mahonia bealei* 小檗科十大功劳属	常绿灌木	播种、扦插、分株繁殖；为暖温带植物，具有较强抗寒能力。不耐暑热，属阴性植物。较耐旱，怕水涝，极不耐碱，在干燥的空气中生长不良，喜排水良好的酸性腐殖土	叶：苦，凉；能清热补虚、止咳化痰 功劳木(茎干)：苦，平；能清热、燥湿、解毒
南天竹 *Nandina domestica* 小檗科南天竹属	常绿灌木	播种、分株繁殖，也可扦插繁殖；喜温暖湿润气候，喜光，耐阴，强光下叶色变红，不耐寒，不耐旱，对土壤要求不严，在微酸性的腐殖土中生长特别良好，为钙质土壤指示植物	根：苦，寒；能清热解毒、化痰止咳、祛风除湿 果实：酸、甘，平；能敛肺止咳、清肝明目

续表

类群及分类地位	生长习性与观赏性	繁育与栽培/饲养管理	药用部位与功效
(白)玉兰 *Magnolia denudata* 木兰科木兰属	落叶乔木	嫁接、压条、扦插、播种等方法繁殖(嫁接和压条两种方法最常用)。要求土壤肥沃、不积水。有较强的耐寒能力，在-20℃的条件下可安全越冬	辛夷(花蕾)：辛、温；功能温肺益气、温经通络
厚朴 *Magnolia officinalis* 木兰科木兰属	落叶乔木，树形丰满	种子繁殖，也可分蘖、压条、扦插繁殖；为喜光的中生性树种，幼龄期需荫蔽，喜凉爽、湿润、多云雾、相对湿度大的气候环境，在土层深厚、肥沃、疏松、腐殖质丰富、排水良好的微酸性或中性土壤上生长较好	干皮、根皮及枝皮：苦、辛、温，能燥湿消痰、下气除满
五味子 *Schisandra chinensis* 木兰科五味子属(习称北五味子)	落叶木质藤本	种子繁殖为主，也可分株、扦插、压条繁殖；喜凉爽、湿润气候，极耐寒，不耐水湿地和干旱贫瘠，黏湿的土壤，宜在肥沃、湿润、疏松、土层深厚、含腐殖质多、排水良好的暗棕壤土中生长	果实：酸、甘，温；能收敛固涩、益气生津、补肾宁心
五味子 *Kadsura longipedunculata* 五味子科南五味子属(习称南五味子)	常绿木质藤本	种子繁殖为主；喜湿润、阴凉、低气温的环境，常缠绕在其他植物上生长，适宜在富含腐殖质的特质壤土栽培	果实：酸、甘，温；能收敛固涩、益气生津、补肾宁心
紫玉兰 *Magnolia liliflora* 木兰科木兰属	落叶灌木或小乔木	播种、嫁接、扦插、压条、分株繁殖；喜光，不耐阴，较耐寒，喜疏松肥沃、湿润、排水良好的酸性、微酸性土壤，忌黏质土壤，不耐盐碱	辛夷(花蕾)：辛，温；能祛风散寒、通鼻开窍
蜡梅 *Chimonanthus praecox* 蜡梅科蜡梅属	落叶灌木	嫁接、扦插、压条、分株繁殖；喜温暖气候，喜阳光，略耐阴，较耐寒，耐干旱，忌水湿。适合疏松、深厚及排水良好的中性或弱酸性沙质壤土，忌黏土和盐碱土	花蕾：微酸、涩，平；功能开郁和中、化痰解毒
垂盆草 *Sedum sarmentosum* 景天科景天属	多年生肉质草本	分株、扦插繁殖；属耐阴植物，极抗寒，耐高温，抗干旱和潮湿，喜温和、湿润气候，适应能力强，宜生长在肥沃疏松土壤	全草：凉、甘、淡、微酸，微寒；能利湿退黄，清热、消肿、解毒

续表

类群及分类地位	生长习性与观赏性	繁育与栽培/饲养管理	药用部位与功效
佛甲草 Sedum lineare 景天科景天属	多年生肉质草本	分株、扦插繁殖；为多浆植物，耐热、耐旱、耐寒、耐瘠，适应性极强，不择土壤。有良好的隔热作用	全草：甘、寒；能清热、消肿、解毒
海桐 Pittosporum tobira 海桐花科海桐花属	常绿灌木或小乔木	播种、扦插繁殖；为亚热带树种，喜温暖湿润的海洋性气候，喜光，亦较耐阴。耐修剪，萌芽力强，对土壤要求不严；抗二氧化硫等有害气体的能力强	皮：苦、辛、平；能祛风渗湿、疏通经络
枫香 Liquidambar formosana 金缕梅科枫香属	落叶大乔木，树形丰满	播种繁殖；喜光，幼树稍耐阴，喜温暖湿润气候，耐干旱瘠薄土壤，不耐水涝，在湿润、肥沃而深厚的红黄壤土上生长良好	路路通(果序)：苦、平；能祛风活络、利水通经 白胶香(树脂)：苦、辛、平；能活血消肿，生肌止痛
杜仲 Eucommia ulmoides 杜仲科杜仲属	落叶乔木，树形丰满	播种繁殖；为阳性树种，较耐寒，喜温暖湿润的气候，对土壤的适应性强，在酸性土壤(红壤、黄壤)、中性土壤、微碱性土壤及钙质土壤上都能生长	树皮：甘、温；能补益肝肾、强筋壮骨、安胎保胎
法国梧桐 Platanus orientalis 悬铃木科悬铃木属	落叶大乔木	播种、扦插繁殖；耐干旱，抗逆性强，生长迅速，耐移植，耐修剪。对城市环境适应性特别强，具有超强的吸收有害气体、抵抗烟尘、隔离噪声能力	梧桐籽(果实)：甘、平、无毒；能补气养阴、明目平肝、乌黑须发
玫瑰 Rosa rugosa 蔷薇科蔷薇属	落叶直立丛生灌木	播种、分株、扦插繁殖；为温带树种，喜光，喜阳，耐寒，耐旱，对土壤要求不严，但以中碱性为宜，适宜栽植在通风、向阳及浇灌、排水条件好的田间地边	花：甘、微苦，温；能行气解郁、和血止痛
欧李 Prunus salicina 蔷薇科李属	落叶灌木，树形丰满	播种、扦插繁殖；适应性较强，喜阳耐寒，抗旱耐阴，对土壤要求不严，一般土地均可生长	郁李仁(种仁)：甘、苦、辛、平。能润燥滑肠、下气利水

续表

类群及分类地位	生长习性与观赏性	繁育与栽培/饲养管理	药用部位与功效
枇杷 *Eriobotrya japonica* 蔷薇科枇杷属	常绿小乔木，树形丰满	播种繁殖为主，也可嫁接繁殖；为亚热带树种，喜温暖湿润，畏寒，对土壤适应性较广，以排水良好、土层深厚、含有机质丰富的壤土为宜	果实：甘、微酸，凉；能润肺止咳、生津止渴、和胃降逆。叶：苦，微寒；能清肺止咳、降逆止呕
桃 *Amygdalus persica* 蔷薇科桃属	落叶小乔木，树形丰满	嫁接繁殖；喜光，耐旱，畏涝，较耐寒，不耐碱土，亦不喜土质过于黏重，选择排水、通风良好、土层深厚的沙质微酸性土壤最为理想	桃仁(种仁)：甘、苦，平。能活血祛瘀、润肠通便、止咳平喘。桃胶(树脂)：甘、苦，平，能和血、通淋、止痢
木瓜 *Chaenomeles sinensis* 蔷薇科木瓜属	落叶灌木或小乔木	分株、扦插、种子繁殖，选阳光充足、土质肥沃、湿润且排水良好的地方栽植，也可利用田边地角、山坡地、房前屋后种植，育苗地宜选疏松肥沃的砂壤土	果实：舒筋活络、祛痰止痢、化湿和胃
国槐 *Sophora japonica* 豆科槐属	落叶乔木，树形丰满	播种、扦插繁殖；为暖温带深根树种，喜光稍耐阴，不耐湿，耐旱耐寒，在低洼积水处生长不良，对土壤要求不严，较耐瘠薄，石灰及轻度盐碱地上也能正常生长，在湿润、肥沃、深厚、排水良好的沙质土壤上生长最佳	槐花：苦，微寒。能凉血止血、清肝泻火。槐米(花蕾)：甘，寒。能凉血止血、清肝降火。槐实(果实)：苦，寒。能清热泻火、凉血止血
合欢 *Albizzia julibrissin* 豆科合欢属	落叶乔木，树形丰满；观花、观叶、观果	播种繁殖；为阳性树种，喜生于温暖湿润的环境，耐严寒，耐干旱及瘠薄，夏季树皮不耐烈日，在沙质土壤上生长较好。对氯化氢、二氧化氮抗性强，对二氧化硫、氯气有一定的抗性	树皮：甘，平；能活血消肿、解郁安神。花：甘，平；能解郁安神
密花豆 *Spatholobus suberectus* 豆科崖豆藤属	攀援状乔木、灌木、高大木质藤本	播种、扦插或分株繁殖；耐阴蔽、耐寒、耐旱，但不耐涝，对土壤要求不高，但以沙质土壤为佳，适宜在排水良好、土层深厚、肥沃地块种植	鸡血藤(藤茎)：苦、微甘，温；能行血、活血、调经、舒筋活络

续表

类群及分类地位	生长习性与观赏性	繁育与栽培/饲养管理	药用部位与功效
云实 *Caesalpinia decapetala* 豆科云实属	落叶攀援灌木	扦插、播种繁殖；喜温暖向阳，在排水良好、土层深厚的沙质土壤栽植较好	种子：辛，温，有毒；能止痢、驱虫 根：辛，温；发表散寒，祛风活络
紫藤 *Wisteria sinensis* 豆科紫藤属	落叶攀援缠绕性大藤本植物	播种、扦插、压条、分株、嫁接繁殖，以播种、扦插为主；为暖带及温带植物，喜光，耐寒，喜深厚、肥沃、排水良好、疏松的土壤，有一定的抗旱能力。对二氧化硫、氯气和氟化氢有较强的抗性	茎皮、花、种子：甘、苦，温；能止痛、杀虫
花椒 *Zanthoxylum bungeanum* 芸香科花椒属	落叶灌木或小乔木	播种繁殖；喜光、耐寒、耐旱，不耐涝，耐强修剪，适宜在温暖湿润及土层深厚肥沃壤土和沙壤土种植	花椒(果皮)：辛，温。能温中止痛、杀虫止痒 椒目(种子)：苦、辛，温；能利水消肿、祛痰平喘
金橘 *Fortunella margarita* 芸香科金橘属	常绿灌木或小乔木	嫁接繁殖；喜光，稍耐阴，不耐寒，不耐旱，喜湿润凉爽，适宜土壤深厚、肥沃的微酸性沙质土壤	果实：辛、甘，温；能理气解郁、化痰止咳
芸香 *Ruta graveolens* 芸香科芸香属	多年生草本	播种、扦插繁殖；喜热，耐阴，耐旱，栽培以日照充足、通风良好、排水良好的沙质土壤或土质深厚壤土为佳	臭草(全草)：苦、辛，寒；能祛风退热、利尿消肿、活血解毒
椿 *Ailanthus altissima* 苦木科臭椿属	落叶乔木，树形丰满	播种繁殖；喜光，不耐阴，耐寒，耐旱，不耐水湿，适应性强，除黏土外，各种土壤都能生长，宜生于深厚、肥沃、湿润的沙质土壤。对烟尘与二氧化硫的抗性较强	臭椿子(果实)：苦、涩，凉；能清热燥湿、止痢止血 臭椿皮(根皮、树皮)：能清热燥湿、涩肠止血、止带杀虫
楝 *Melia azedarach* 楝科楝属	落叶乔木，树形丰满	播种繁殖；喜光，不耐庇荫，喜温暖、湿润气候，耐寒力强，对土壤要求不严，在酸性、中性、钙质土及盐碱土中均可生长，喜生于肥沃湿润的壤土或沙壤土。对二氧化硫抗性较强	苦楝子(果实)：苦，寒，有小毒；能行气止痛、杀虫止痒 苦楝皮(干皮、根皮)：苦，寒，有毒；能杀虫、疗癣

续表

类群及分类地位	生长习性与观赏性	繁育与栽培/饲养管理	药用部位与功效
黄栌 *Cotinus coggyria* 漆树科黄栌属	落叶灌木或小乔木，树形丰满	播种繁殖为主，压条、根插、分株繁殖也可；喜光，耐半荫，耐寒，耐干旱瘠薄，不耐水湿，以深厚、肥沃而排水良好之沙壤土生长最好。对二氧化硫有较强抗性	根：辛、苦，凉；能清热利湿、散瘀解毒 枝、叶：辛、苦，寒，能清热解毒、活血止痛
葡萄 *Vitis vinifera* 葡萄科葡萄属	落叶木质藤本植物	扦插、嫁接、压条繁殖，也可种子繁殖；喜光植物，对土壤的适应性较强，除了沼泽地和重盐碱地外，其余各类型土壤都能栽培，而以肥沃的沙壤土最为适宜	果实：甘、酸，平；能补气益血、滋阴生津、强筋健骨、通利小便
木芙蓉 *Hibiscus mutabilis* 锦葵科木槿属	落叶灌木或小乔木	扦插、分株、播种繁殖，以扦插为主；为深根性植物，喜阳，略耐阴，不耐寒，忌干旱，耐水湿，喜温暖、湿润环境，对土壤要求不高，瘠薄土地亦可生长	花：微辛；凉；能清热解毒、消肿排脓、凉血止血 叶：辛，平；能凉血解毒、消肿止痛
木槿 *Hibiscus syriacus* 锦葵科木槿属	落叶灌木或小乔木	扦插、播种繁殖，以扦插为主；喜阳光，耐半荫，耐寒，对土壤要求不严，较耐瘠薄，能在黏重或碱性土壤中生长，唯忌干旱，生长期需适时适量浇水，经常保持土壤湿润。抗烟尘，抗氟化氢等有害气体	花：苦，寒；能清热凉血、解毒消肿 朝天子(果实)：甘，平；能清肺化痰、解毒止痛
梧桐 *Firmiana simplex* 梧桐科梧桐属	落叶乔木	播种、扦插、分根繁殖；为深根性植物，根肉质，不耐水渍，喜碱，喜光，喜温暖气候，不耐寒，适生于肥沃、湿润的沙质土壤，对多种有毒气体都有较强抗性	种子：甘，平；能清热解毒，顺气和胃、健脾消食、止血。 花：甘，平；能利湿消肿、清热解毒。 (去掉栓皮的)树皮：甘、苦，凉；能祛风除湿、活血通经。 根：甘，平；能祛风除湿、调经止血，解毒疗疮。 叶：苦，寒；能祛风除湿、解毒消肿；降血压

续表

类群及分类地位	生长习性与观赏性	繁育与栽培/饲养管理	药用部位与功效
茶 *Camellia sinensis* 山茶科山茶属	常绿灌木或小乔木植物	种子、扦插、压条繁殖；喜温暖、潮湿、荫蔽的生长环境，土质疏松、排水良好的沙质土壤或砂质黏土为佳，最适宜茶树生长的土壤酸度pH为5.5	嫩叶或叶芽：苦、甘，微寒；能收敛、利尿、提神
金丝桃 *Hypericum chinense* 藤黄科金丝桃属	半常绿灌木	播种、扦插、分株繁殖；喜光，耐阴，有一定耐寒能力，对土壤适应性强，耐旱，耐瘠薄，忌低洼积水，根系发达，萌芽力强，耐修剪	果与根：苦，凉；能清热解毒、祛风消肿
结香 *Edgeworthia chrysantha* 瑞香科结香属	落叶灌木	分株、扦插繁殖；为暖温带树种，喜温暖，耐寒性略差，忌积水，在排水良好的肥沃壤土生长较好，忌栽于碱地	根：甘，温；能舒筋活络、消肿止痛 花：甘，温；能祛风明目
石榴 *Punica granatum* 石榴科石榴属	落叶灌木或小乔木，在热带则为常绿树	扦插、分株、压条繁殖；喜光，有一定耐寒能力，较耐瘠薄和干旱，怕水涝，喜湿润肥沃的石灰质土壤	果皮：酸、涩，温；能涩肠止泻、止血、驱虫
喜树 *Camptotheca acuminata* 蓝果树科喜树属	落叶乔木	播种繁殖；暖地速生、深根性树种，喜光，不耐严寒干燥，喜土层深厚、湿润而肥沃的土壤，萌芽率强，较耐水湿，在酸性、中性、微碱性土壤均能生长，在石灰岩风化土及冲积土生长良好。在干旱瘠薄地种植，生长瘦长，发育不良。抗二氧化硫能力较强	果实、根皮：苦，寒；能破血化瘀、治癌散结
八角金盘 *Fatsia japonica* 五加科八角金盘属	常绿灌木或小乔木	播种、扦插或分株繁殖，亚热带树种，喜温暖湿润环境，耐阴性强，也较耐寒。喜湿怕旱，以排水良好而肥沃的微酸性土壤为宜，中性土壤亦能适应。对二氧化硫抗性较强	根皮：辛，微温，能活血化瘀、化痰止咳、散风除湿、止痛
常春藤 *Hedera nepalensis* 五加科常春藤属	常绿攀援藤本	以播种、扦插繁殖为主，也可压条繁殖；极耐阴，也能生长在全光照环境中，能耐短暂低温，对土壤和水分要求不严，喜温暖、湿润、疏松、肥沃的土壤	全株：苦、辛，温；能祛风利湿，活血消肿

续表

类群及分类地位	生长习性与观赏性	繁育与栽培/饲养管理	药用部位与功效
北沙参 *Glehnia littoralis* 伞形科珊瑚菜属	多年生草本	播种繁殖；喜温暖湿润气候，抗旱耐寒，忌强烈阳光、水浸、连作，适宜在平坦的沿海沙滩或排水良好的沙土和沙质土壤中生长，对肥力要求不严，抗碱性强，是盐碱土的指示植物	根：甘、微苦，微寒；能养阴清肺、益胃生津
山茱萸 *Cornus officinalis* 山茱萸科山茱萸属	落叶灌木或小乔木	播种繁殖；性喜温暖湿润气候，稍能耐寒，对土壤要求不严，耐瘠薄，在土壤肥沃、湿润、深厚、疏松、排水良好的沙质土壤中生长良好	果肉：酸、涩，微温；能补益肝肾、涩精固脱
杜鹃 *Rhododendron subflumineum* 杜鹃花科 杜鹃花属	小灌木花卉	扦插或嫁接繁殖。喜酸性土壤，在钙质土中生长差甚至不生长；喜凉爽、湿润、通风的半荫环境，既怕酷热又怕严寒，生长适温为12~25℃	根：活血化瘀、止痛、消肿、平喘止咳、祛风利湿 叶、花：清热解毒、化痰止咳、平喘、止痒
桂花 *Osmanthus fragrans* 木犀科木犀属	常绿灌木或小乔木	播种、压条、嫁接和扦插繁殖；为亚热带树种，喜温暖湿润，宜在土层深厚、排水良好、肥沃、富含腐殖质的偏酸性沙质土壤中生长，喜洁净通风环境，不耐烟尘危害	花：辛，温。能散寒破结、化痰止咳
连翘 *Forsythia suspensa* 木犀科连翘属	落叶灌木	扦插、播种、分株繁殖；喜温暖湿润和光照充足的环境，耐寒，耐旱，忌水涝，对土壤和气候要求不严格，在排水良好、富含腐殖质的砂壤土上生长良好	果实：苦，微寒；能清热解毒、消肿散结、疏散风热
女贞 *Ligustrum lucidum* 木犀科女贞属	常绿灌木或小乔木，树形丰满	播种、扦插繁殖；为亚热带、深根性树种，须根发达，生长快，萌芽力强，耐修剪，喜光耐阴，耐寒，耐水湿。喜温暖湿润气候，对土壤要求不严，但以沙质土壤或黏质壤土为宜。对大气污染的抗性较强，对二氧化硫、氯气、氟化氢及铅蒸气均有较强抗性，也能忍受较高的粉尘、烟尘污染	女贞子(果实)：甘、苦、凉。能滋补肝肾、明目乌发

续表

类群及分类地位	生长习性与观赏性	繁育与栽培/饲养管理	药用部位与功效
夹竹桃 *Nerium indicum* 夹竹桃科夹竹桃属	常绿大灌木	扦插繁殖为主,也可分株和压条繁殖。喜充足光照、温暖湿润气候条件,稍耐寒,适应性强,栽培管理粗放。系喜肥植物,盆栽除施足基肥外,在生长期每月应追施一次肥料	叶、树皮:苦,寒,有毒;能强心利尿,祛痰定喘、镇痛、散瘀止痛
络石 *Trachelospermum jasminoides* 夹竹桃科络石属	常绿藤本	扦插、压条法繁殖;耐旱耐湿,喜半荫湿润环境,对土壤要求不严,但以排水良好的砂壤土最为宜	络石藤(茎、叶):苦,凉;能祛风通络、化瘀止血
马蹄金 *Dichondra repens* 旋花科马蹄金属	多年生草本	播种、分株繁殖;耐阴,耐湿,稍耐旱,只耐轻微的践踏,一旦建植成功便能够旺盛生长	小金钱草(全草):苦,辛,凉;能清热解毒,利水活血
牵牛 *Pharbitis nil* 旋花科牵牛属	一年生缠绕草本	播种繁殖;属深根性植物,耐高温酷暑,较耐干旱盐碱,喜气候温和、光照充足、通风适度环境,对土壤适应性强,地栽土壤宜深厚,最好直播或尽早移苗,大苗不耐移植	牵牛子(种子):苦,寒,有毒;能泻水通便、消痰涤饮、杀虫攻积
丹参 *Salvia miltiorrhiza* 唇形科鼠尾草属	多年生草本植物;观花、叶	用种子、扦插、分根繁殖;选择向阳、土层深厚、排水良好的沙质土壤栽培	根及根茎:性微寒;味苦;具有祛瘀止痛,活血通经,清心除烦功效
冬凌草 *Rabdosia rubescens* 唇形科香茶菜属	多年生草本或亚灌木	种子、扦插繁殖;属阳性耐阴植物,略喜阴,抗寒性强,适宜温度为25~30℃,萌蘖力强,耐干旱,适应性强,对土壤要求不严;土层深厚、土壤肥沃、沙质土壤、pH6.5~8.0,生长最佳	全草:苦、甘、微寒;能清热、解毒、活血止痛
枸杞 *Lycium chinense* 茄科枸杞属	落叶灌木	播种、扦插、压条、分株繁殖;喜光,稍耐阴,较耐寒,耐干旱,喜干燥凉爽气候,适应性强,耐碱性土壤,喜疏松、排水良好的沙质土壤,忌黏质土及低湿环境	果实:甘、平;能滋补肝肾、益精明目、养血补血 地骨皮(根皮):甘、寒;能凉血清热、清肺降火

续表

类群及分类地位	生长习性与观赏性	繁育与栽培/饲养管理	药用部位与功效
地黄 *Rehmannia glutinosa* 玄参科地黄属	多年生草本植物	根茎、种子繁殖；为喜光植物，在稍干燥、疏松、肥沃、排水良好的壤土或沙土里生长良好，在过黏或过沙的土壤及低洼易涝积水和盐碱地不宜种植，对土壤酸碱度要求不严，pH6~8均可种植	鲜地黄(新鲜块根)：甘、苦，寒；能清热生津、凉血止血。生地黄(干燥块根)：甘、寒；能清热凉血、养阴生津
栀子 *Gardenia jasminoides* 茜草科栀子属	常绿灌木	种子、扦插、压条、分株繁殖；喜温暖湿润气候，好阳光但又不能经受强烈阳光照射，适宜生长在疏松、肥沃、排水良好、轻黏性酸性土壤中	果实：苦，寒；能泻火除烦、清热利尿、凉血解毒
金银花 *Lonicera japonica* 忍冬科忍冬属	半常绿缠绕木质藤本	种子、扦插繁殖；喜光，耐寒，耐旱，耐涝，喜温和湿润气候，对土壤要求不严，耐盐碱，但以土层深厚疏松的腐殖土栽培为宜	金银花(花蕾)：甘、寒；能清热解毒、疏散风热 忍冬藤(茎枝)：甘、寒；能清热解毒、疏风通络
瓜蒌 *Trichosanthes kirilowii* 葫芦科栝楼属	多年生攀援型草本植物	分根繁殖为主，也可播种繁殖；为深根性植物，需阳光充足，喜温暖潮湿环境，较耐寒不耐干旱，忌积水，喜肥，土质以壤土或沙壤土为好	全瓜蒌(果实)：甘、寒；能润肺化痰、散结滑肠 瓜蒌仁(种子)：甘、寒；能润肺化痰、滑肠通便 瓜蒌皮(果皮)：甘、寒；能润肺化痰、利气宽胸 天花粉(根)：甘、微苦，微寒；能养胃生津、清热消肿
桔梗 *Platycodon grandiflorus* 桔梗科桔梗属	多年生草本植物	种子繁殖为主，也可扦插、分株繁殖；为深根性植物，耐微阴，耐寒，喜凉爽湿润环境，土壤以土层深厚、肥沃、排水良好、富含腐殖质的沙质土壤为佳，低洼、积水之地不宜种植	根：苦、辛，平；能宣肺祛痰、利咽排脓
南沙参 *Adenophora stricta* 桔梗科沙参属	多年生草本植物	播种或分株繁殖；耐寒、喜疏松、肥沃、稍湿润的土壤	根：甘，微寒；能养阴清肺、补气生津

续表

类群及分类地位		生长习性与观赏性	繁育与栽培/饲养管理	药用部位与功效
单子叶植物	川木香 *Vladimiria souliei* 菊科川木香属	多年生草本植物	扦插、压条、嫁接繁殖均可。忌潮湿、积水，喜排水良好、肥沃的沙质土壤，喜阳光，较耐寒，可露地栽培，冬季可耐-5℃左右的低温	根：辛、苦，温；能行气止痛、和胃消胀、止泻
	菊花 *Dendranthema morifolium* 菊科菊属	多年生草本植物	扦插、分株、嫁接、组织培养繁殖；为阳性植物，喜凉爽较耐寒，地下根茎耐旱，忌积涝，喜地势高、土层深厚、富含腐殖质、疏松肥沃、排水良好的土壤，在微酸性至微碱性土壤中皆能生长	头状花序：甘、苦，微寒；能散风清热、平肝明目
	百合 *Lilium brownii* var. *viridulum* 百合科百合属	多年生球根草本花卉	播种、分小鳞茎、鳞片扦插、分株芽繁殖；为长日照植物，耐阴，耐寒，耐干旱，喜温暖稍带冷凉而干燥的气候，最忌酷热和雨水过多，宜选向阳、土层深厚、疏松肥沃、排水良好的沙质土壤栽培，低湿地不宜种植	肉质鳞茎：甘，微寒；能养阴润肺、清心安神
	暗紫贝母 *Fritillaria unibracteata* 百合科贝母属	多年生草本植物	宜选排灌方便、土层深厚的肥沃沙壤土，过黏过砂均不适宜栽培	鳞茎：性微寒；味苦、甘。清热润肺，化痰止咳。用于肺热燥咳，干咳少痰，阴虚劳嗽，咯痰带血
	麦冬 *Ophiopogon japonicus* 百合科沿阶草属	多年生常绿草本植物	分株法繁殖；稍耐寒，怕高温，喜温暖湿润气候，喜荫蔽的环境，宜生长在土质疏松、肥沃、排水良好的中性或微碱性的壤土或沙质土壤，过砂过黏或酸性土壤中生长不良	块根：甘、微苦，微寒；能养阴生津、润肺清心
	天门冬 *Asparagus cochinchinensis* 百合科天门冬属	多年生长绿半蔓生草本	播种、分株繁殖；不耐寒，忌积水，喜温暖湿润的气候，宜生长在疏松肥沃、排水良好的土壤	块根：甘、苦，寒；能滋阴润燥、清肺生津
	山药 *Dioscorea opposita* 薯蓣科薯蓣属	多年生草本植物，可作攀援栅栏的垂直绿化材料	芦头、株芽繁殖；深根植物，对气候条件要求不严，喜温暖，也耐寒。凡向阳温暖的平原或丘陵地区，土壤深厚，排水良好，疏松肥沃的沙质土壤均能生长良好。吸肥力强，需钾肥较多，忌连作	根茎：甘，平；能补脾养胃，生津益肺，补肾涩精

续表

		类群及分类地位	生长习性与观赏性	繁育与栽培/饲养管理	药用部位与功效
		鸢尾 *Iris tectorum* 鸢尾科鸢尾属	多年生宿根性直立草本植物	分株、播种繁殖。喜阳光，耐寒性较强，耐半荫及干旱，对土壤要求不严，要求适度湿润，排水良好，富含腐殖质、略带碱性的黏性土壤	根茎：味苦、辛，性寒；能消积、破瘀、行水、解毒
		射干 *Belamcanda chinensis* 鸢尾科射干属	多年生直立草本	宜生长在阳光充足、排水良好、肥沃的沙质壤土上	根茎：苦，寒；能清热解毒、消痰利咽
		半夏 *Pinellia ternata* 天南星科半夏属	多年生宿根草本花卉	块茎、株芽繁殖；喜温和潮湿的气候和荫蔽的环境，怕干旱及强光照射，耐寒，喜湿润、肥沃、土层深厚的沙壤土，含水量在40%~50%，酸碱性以中性为宜	块茎：辛，温；能燥湿化痰、降逆止呕、消痞散结，外用消肿止痛
		白芨 *Bletilla striata* 兰科白芨属	多年生草本植物	常用分株繁殖。春季新叶萌发前或秋冬地上部枯萎后，掘起老株，分割假鳞茎进行分殖，每株可分3~5株，每株须带顶芽。亦可采用播种繁殖，但因种子细小，发育不全，需用培养基无菌接种，操作复杂，故罕用	块茎：味苦、甘、涩，性微寒；有收敛止血，消肿生肌功效
脊椎动物	鱼纲	鲤鱼 *Cyprinus carpio* 鲤科	鱼体梭形略扁，背部灰黑，腹部浅白色或淡灰色，侧线下方及近尾处金黄色。鳞片较大	卵生；属于底栖杂食性鱼类，饵谱广泛，吻骨发达，常拱泥摄食。亲鱼培育池塘水深约1.2m，避风向阳，注排水方便，每亩放150~200kg。人工繁殖时，为防止其自行交配产卵应将雌雄分开。放前用生大石灰或漂白粉进行消毒；可投喂豆饼、蚕蛹、鱼粉等高蛋白饲料	全体（除去内脏）：甘、平；能补脾健胃、利水消肿、通乳下气
	爬行纲	鳖 *Trionyx sinensis* 鳖科	体呈椭圆、卵圆或近圆形，头尖吻长，背面隆起，灰褐色或黑绿色，腹面灰白色。观体态	卵生；以肉食为主的杂食性动物，养鳖池应建造在阳光充足、环境安静之处，土质应为黏土或壤土，水源水质须良好洁净	鳖甲（背甲）：咸，微寒；能滋阴潜阳、软坚散结、清退低热
		乌龟 *Chinemys reevesii* 龟科	体呈扁圆形，腹背均有坚硬的甲，头形略方。观体态	卵生；水陆两栖，群居，肉食性，适应性强。人工繁殖可进行自然孵化和人工孵化，稚龟和成龟应区别饲养	龟板（腹甲）：甘、咸，寒；能益阴补血

续表

类群及分类地位		生长习性与观赏性	繁育与栽培/饲养管理	药用部位与功效
鸟纲	乌梢蛇 *Zaocys dhumnades* 游蛇科	体背绿褐色或棕黑色及棕褐色;背部正中有一条黄色的纵纹;头颈区别显著	卵生;5~10月常在农耕区水域附近活动。行动迅速而敏捷,主食蛙类、小鱼及蜥蜴、鼠类等;性较温顺;人工饲养条件下,5~7月产卵13~17枚;卵壳粗糙,乳白色或略带粉红色	除去内脏干燥全体:甘、咸,平;能祛风、通络、止痉
	鸽 *Columba livia* 鸠鸽科	头、颈、胸和上背为石板灰色,在颈、上背、前胸闪耀金属绿紫色,下体自胸以下为鲜灰色。体形丰满	卵生;以植物性食料为主,习惯吃生料,人工喂养也可适应熟食。白天活动,晚间归巢栖息。鸽子反应机敏,对周围的刺激反应十分敏感;具有很强的记忆力,对固定的饲料、饲养管理程序、环境条件和呼叫信号均能形成一定的习惯,甚至产生牢固的条件反射	鸽蛋(卵):甘、咸,平;能补肾益精、补助阳气
	乌鸡 *Gallus domesticus* 雉科	个体矮小,头小、项短、喙、眼、脚、皮肤、肌肉、骨头和大部分内脏乌黑色	卵生;性成熟较晚,一般受环境、营养、出雏季节影响较大;雄鸡14~18周龄开啼,但是要到20周龄才能配种;雌鸡24~27周龄开产,31~33周龄才能到产蛋高峰;产蛋高峰期短,一般在4周左右,最高产蛋率65%;就巢性强,一般产蛋15~20枚即就巢1次,年产蛋75~140枚	除去内脏全体:甘、平;能补肝益肾、养血补气
哺乳纲	麝 *Moschus moschiferus* 麝科	形似鹿,但体形较小;头部长,颈短。体背、体侧毛色较深,深棕色或灰褐色、黑褐色;腹面毛色浅,多为黄白色或黄棕色	胎生;属于草食性动物,且食性较广;每天严格定时、定量喂食,充分供应饮水,并且要得到充足的运动,饲养场要有充足的光照和良好的卫生	麝香(成熟雄体香囊中的干燥分泌物为天然香料):辛,温;能开窍醒神、活血散结、止痛、催产
	梅花鹿 *Cervus nippon* 鹿科	雄鹿有角,雌鹿无角。耳大直立。颈细长,颈和胸部下方有长毛。尾短,臀部有明显白斑。四肢细长。冬毛厚密,棕灰色或棕黄色,有白色斑点,夏季白斑更明显。腹部毛白色,四肢毛色较淡,背部有深棕色的纵纹	胎生;以树叶、草、果实、种子、地衣、苔藓、灌木、花朵、水草、树皮、嫩枝、树苗为食;圈养、放养两种养殖方式。一般以圈养为主,梅花鹿为季节性发情动物。秋季配种,幼鹿2周岁时性成熟。配种方式有单公群母式、群公群母式、单公单母定时配对式以及人工授精式等。8~10月交配	鹿茸(尚未骨化而带茸毛的幼角):甘、咸,温热;能温肾补阳、益精生血、补髓健骨、调节冲任、托疮透毒 鹿角(已骨化的老角)咸,温;能行血、消肿、益肾 鹿血(血):咸,热;能养血益精、行血祛瘀、消肿疗伤 鹿胎(胎盘):甘、咸,温;能益肾壮阳,补虚生精

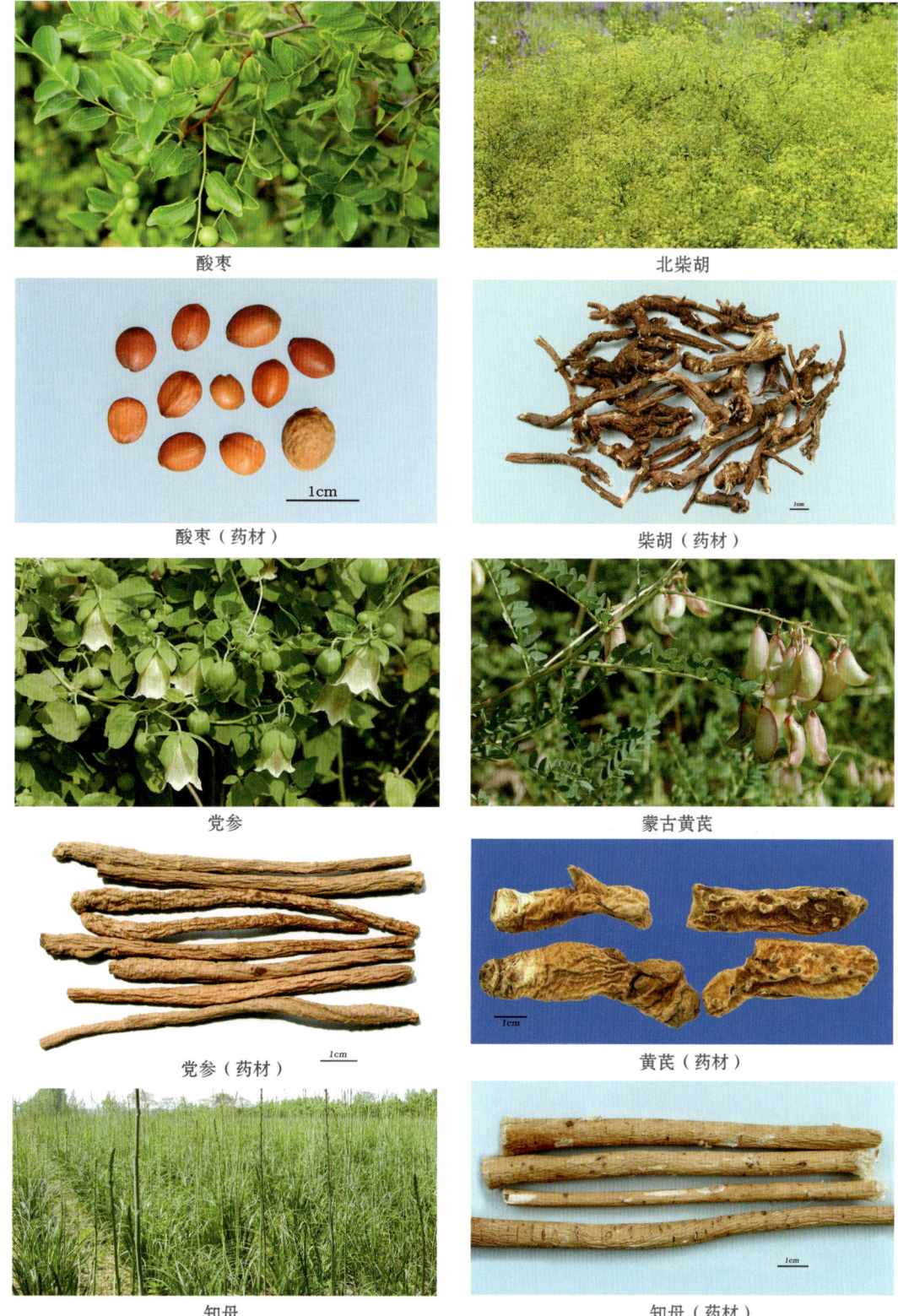

酸枣　　　　　　　　　　　　　北柴胡

酸枣（药材）　　　　　　　　　柴胡（药材）

党参　　　　　　　　　　　　　蒙古黄芪

党参（药材）　　　　　　　　　黄芪（药材）

知母　　　　　　　　　　　　　知母（药材）

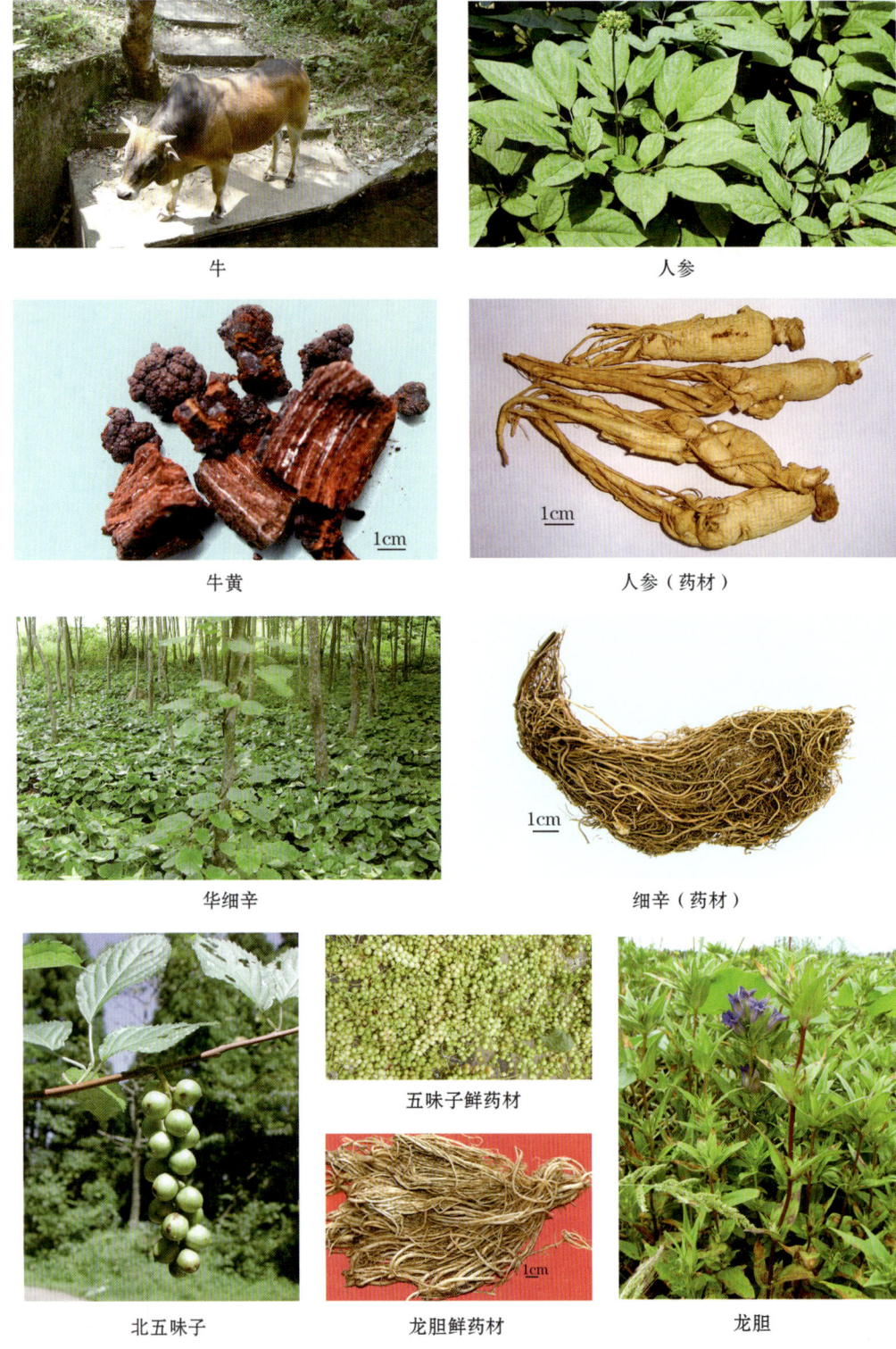

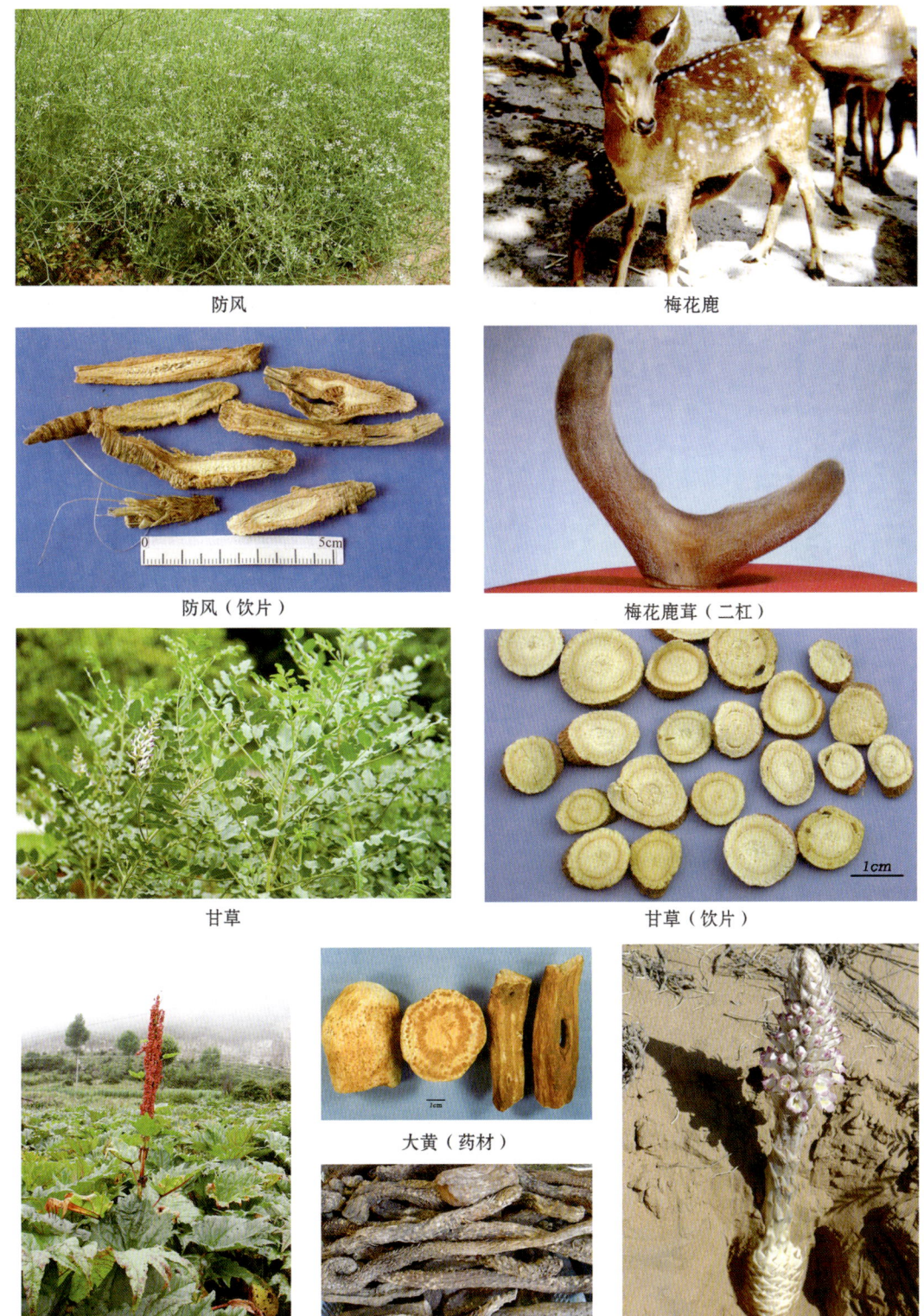

防风　　　　　　　　　梅花鹿

防风（饮片）　　　　　梅花鹿茸（二杠）

甘草　　　　　　　　　甘草（饮片）

掌叶大黄　　　肉苁蓉（药材）　　　肉苁蓉

大黄（药材）

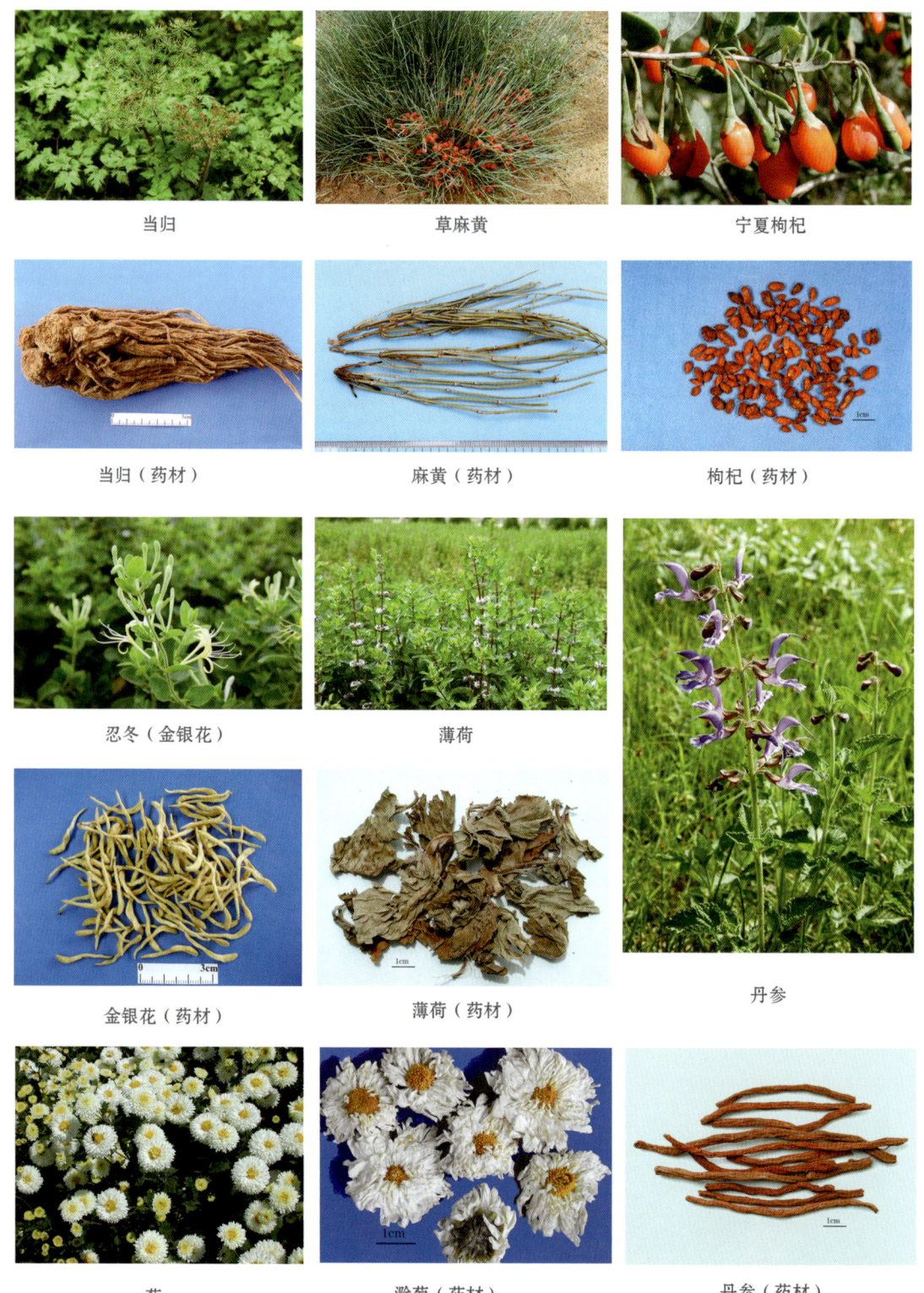

当归　　草麻黄　　宁夏枸杞

当归（药材）　　麻黄（药材）　　枸杞（药材）

忍冬（金银花）　　薄荷　　丹参

金银花（药材）　　薄荷（药材）

菊　　滁菊（药材）　　丹参（药材）

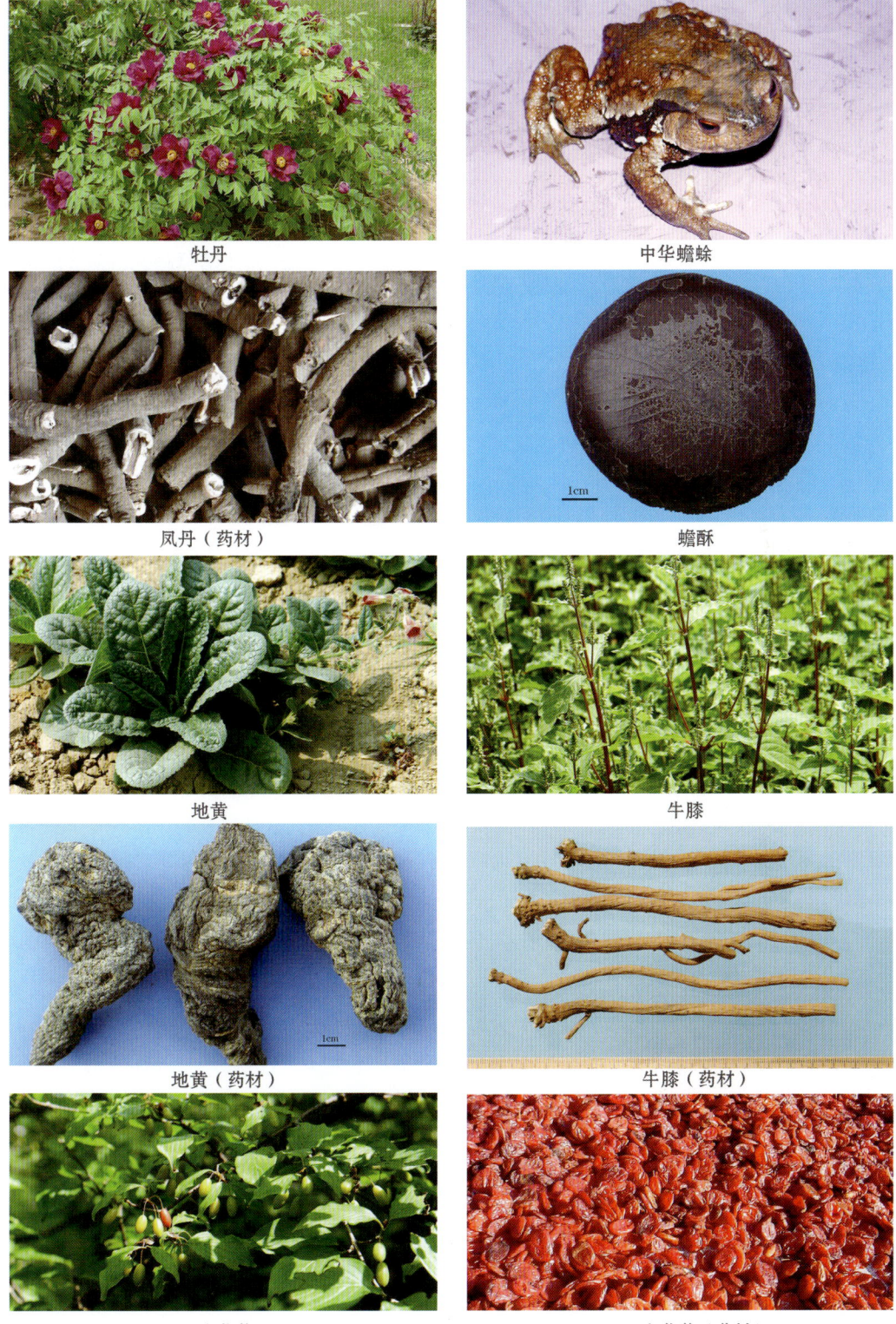

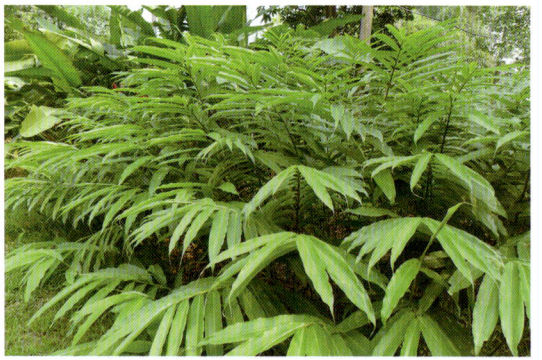
阳春砂

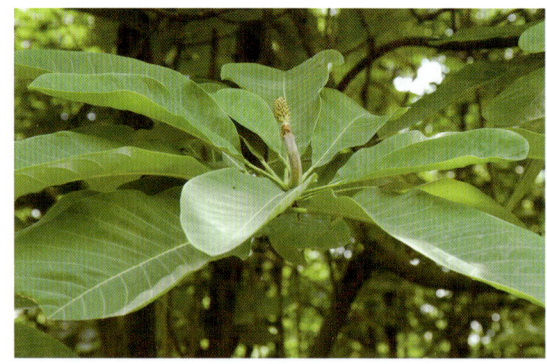
厚朴

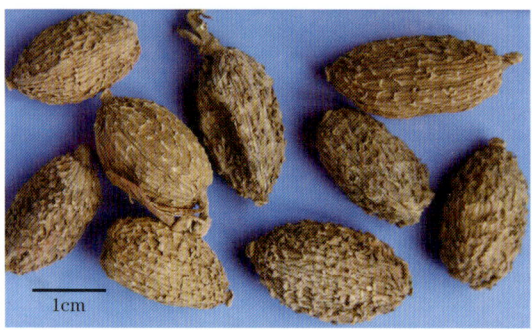
砂仁（药材）

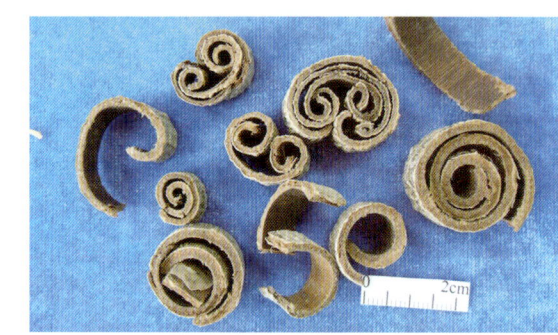
厚朴（饮片）

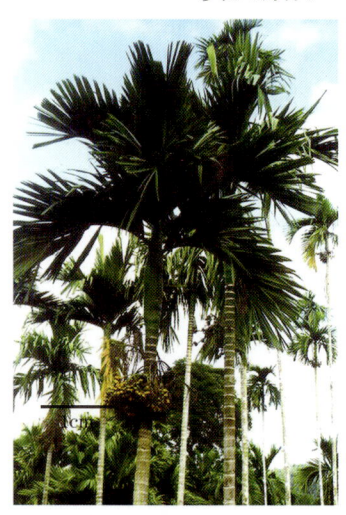
槟榔

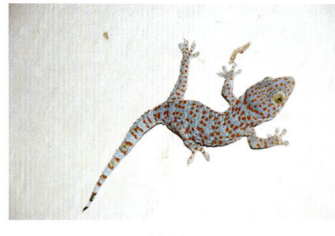
蛤蚧

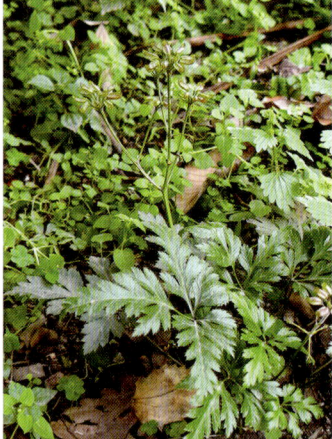
黄连

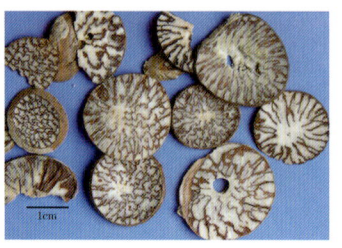
槟榔（饮片）

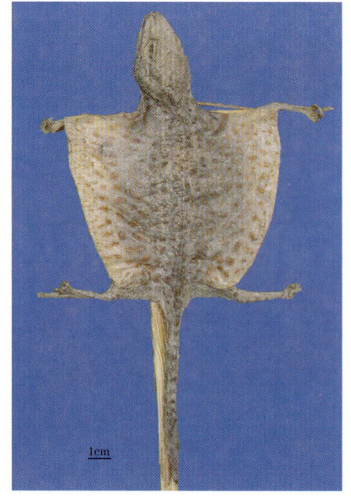
蛤蚧（药材）

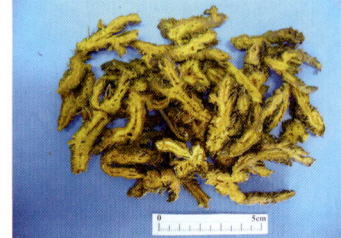
味连（饮片）

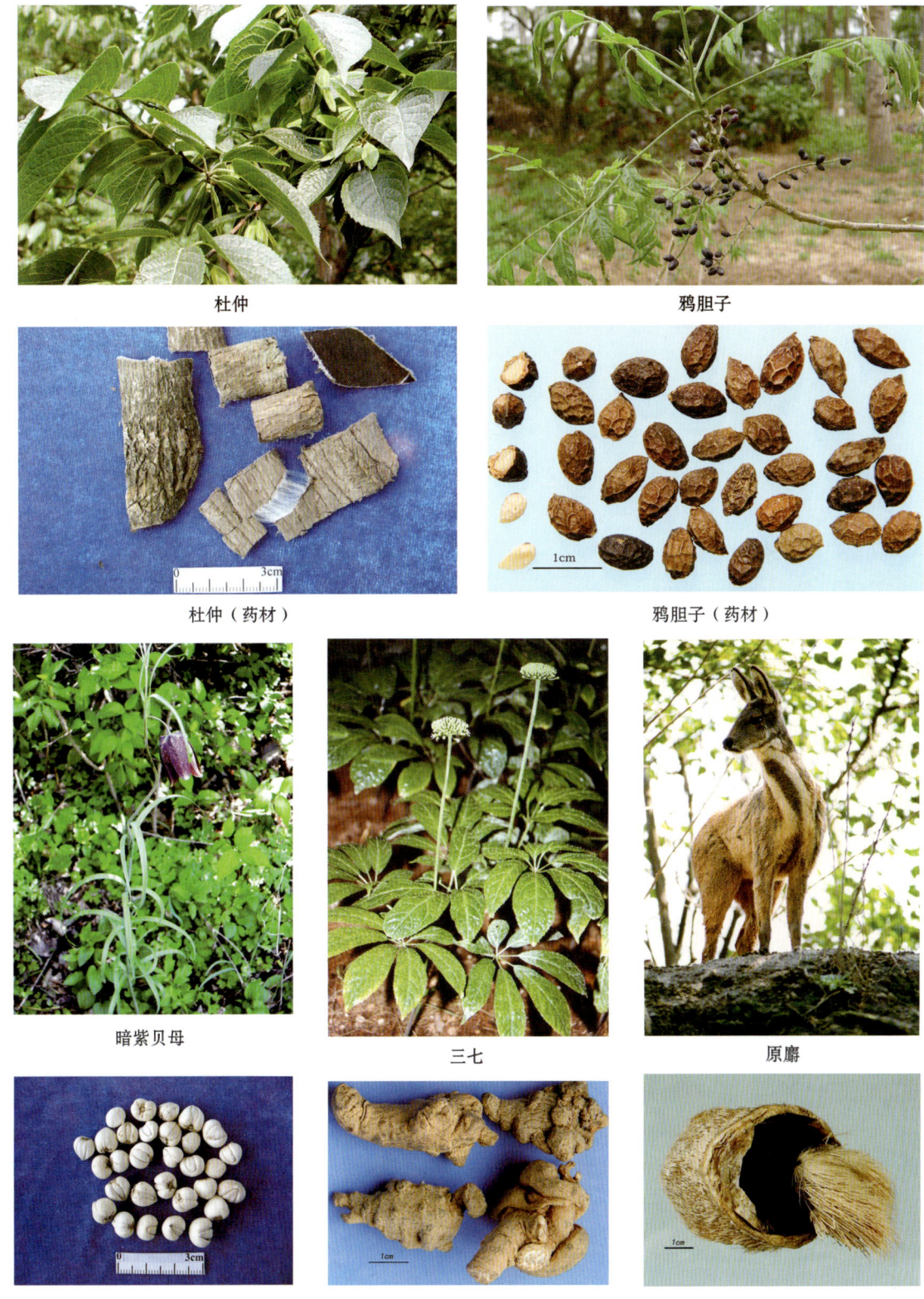

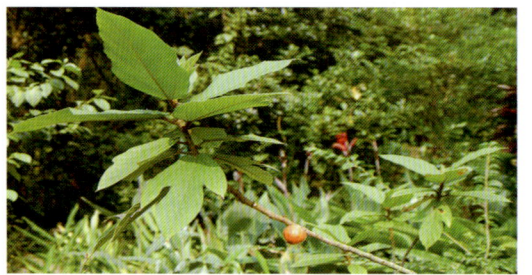
粗叶榕（五指毛桃）

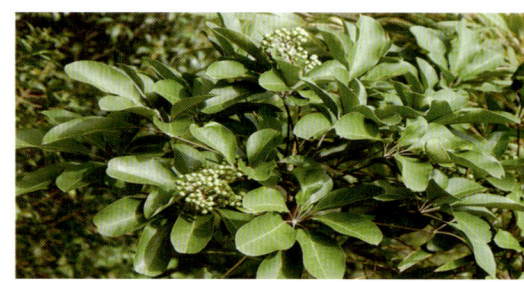
鸭脚木

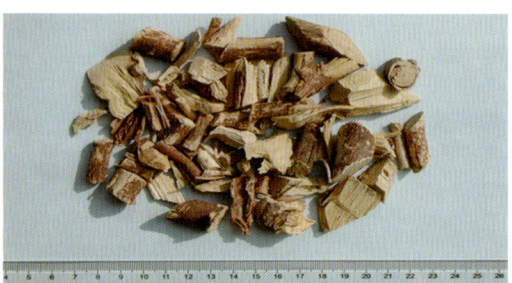
五指毛桃（药材）

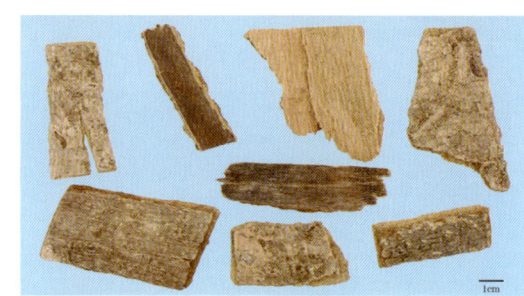
鸭脚木（药材）

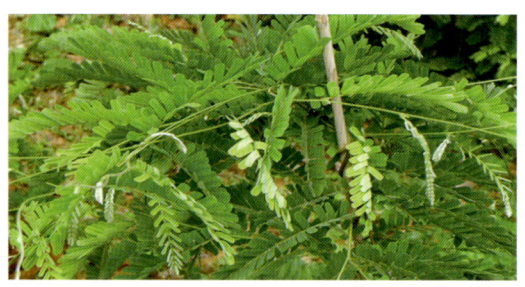
广东相思子（鸡骨草）

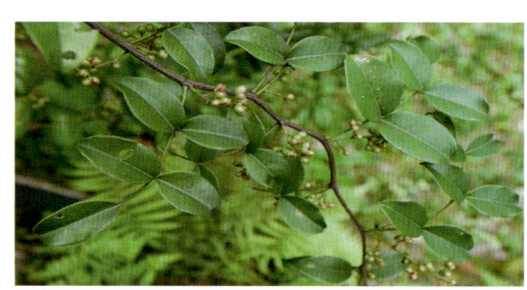
两面针

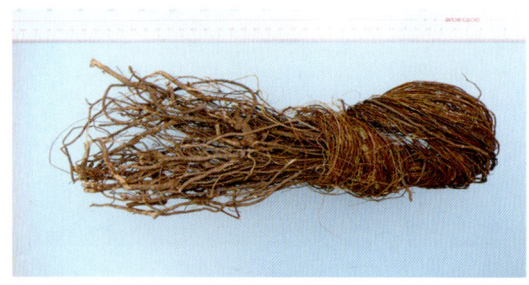
鸡骨草（药材）

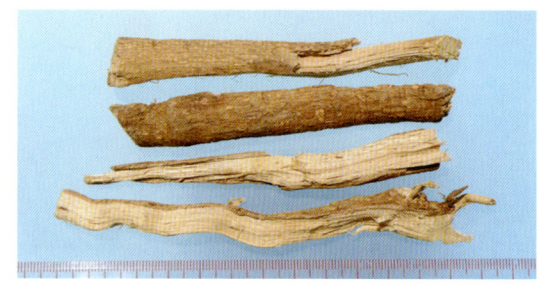
两面针（药材）

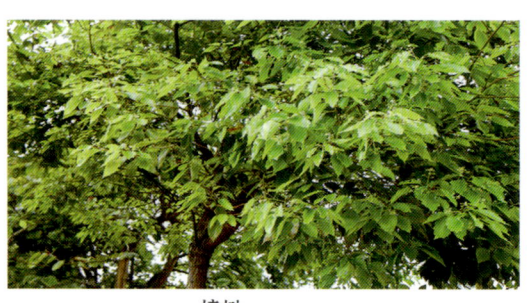
樟树

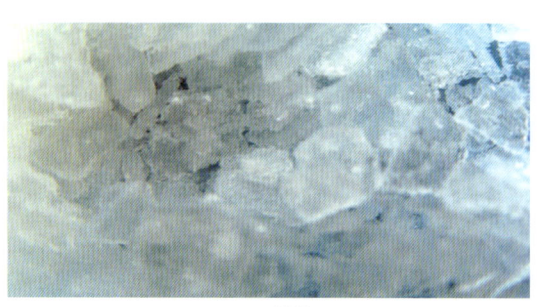
樟脑